이제
괜찮아질 겁니다

이제 괜찮아질 겁니다

초판 1쇄 인쇄 | 2025년 2월 14일
초판 1쇄 발행 | 2025년 2월 21일

지은이 | 이만희
발행인 | 박보영
펴낸곳 | 도서출판 해뜰서가

디자인 | 아르케 DnP

등록번호 | 제2023-000093호
주소 | 서울시 종로구 종로 321 2층 A11호
전화 | 070-4300-1861
팩스 | 050-4246-1861
이메일 | haeddle0120@naver.com

ISBN 979-11-985283-3-9 (13510)

ⓒ 이만희
All rights reserved.

* 값은 뒤표지에 있습니다. 잘못된 책은 바꾸어 드립니다.

해뜰서가는 작가와 독자가 행복한 책을 만듭니다.
이 책의 모든 법적 권리는 지은이와 도서출판 해뜰서가에 있습니다.
저작권법에 의해 보호받는 저작물이므로
저자와 본사의 허락 없이 무단 전재, 복제, 전자출판 등을 금합니다.

이제
괜찮아질 겁니다

이만희 지음

해뜰
서가

프롤로그

얼마든지
건강한 몸과 마음으로
살아갈 수 있습니다

사람의 몸은 참으로 오묘합니다. 뇌와 오장육부를 비롯한 수많은 기관이 유기적으로 연결돼 정교하게 움직이고 있고, 마음하고도 영향을 주고받습니다. 이 복잡하고 정교한 시스템이 조화롭게 균형을 이루어야 우리 몸이 건강할 수 있습니다.

몸의 균형이 깨지는 이유는 다양합니다. 한의학에서는 기혈이 원활하게 순환하고 음양이 조화를 이룰 때 건강할 수 있다고 보는데요. 어떤 이유로든 기혈과 음양의 균형이 깨지면 면역시스템에도 문제가 생깁니다. 결국 모든 질병은 기혈과 음양의 불균형과 이로 인한 면역력의 저하로 인해 생긴다고 봐도 과언이 아닙니다. 그래서 한방에서는 불균형의 원인을 찾아 바로잡는 치료를 기본으로 합니다. 시간은 조금 더 걸려도 병의 뿌리를 완전히 뽑아 재발하지 않도록 하는 것이 한방치료의 핵심입니다.

증상과 원인치료는 함께 해야 합니다. 당장 독감으로 고열이 나고, 온몸이 쑤시고 아프다면 증상을 달랠 수 있는 치료가 병을 견디는 데 도움이 될 수 있습니다. 하지만 또다시 독감에 걸리지 않으려면 면역시스템을 강화해 독감 바이러스가 몸에 들어와도 견뎌낼 수 있는 몸을 만들어두어야 합니다. 아예 독감 바이러스가 침투하지 못하도록 개인위생을 철저히 하는 것도 당연히 중요합니다. 면역시스템이 튼튼하면 어지간한 병은 다 이겨낼 수 있습니다. 심지어 현대의학으로 고치기 어려운 난치병도 면역기능을 강화한 한방치료로 좋아진 사례가 많습니다.

한방에서는 한약, 침, 약침, 추나요법 등으로 불균형을 초래한 근본적인 원인을 파악하고 환자의 상태를 고려해 면역시스템을 강화하는 치료를 합니다. 우리 몸이 본래 가지고 있는 회복력을 강화시켜주는 방식이므로 독한 약성에 의한 부작용이나 후유증에 대한 부담이 크지 않습니다.

부작용을 낮추고 우리가 타고난 회복력을 강화시키는 방법으로 질환을 이겨내는 것도 중요하지만, 그에 앞서 관심을 가져야 할 것은 질환에 걸리지 않는 몸을 만드는 것입니다. 우리 몸과 마음을 괴롭히는 대부분의 병은 잘못된 생활습관이 원인인 경우가 많습니다. 허리디스크, 척추관협착증, 오십견, 퇴행성 관절염 등 대부분의 관절질환은 생활습관과 밀접한 관련이 있습니다. 당뇨병, 고혈압, 고지혈증과 같은 대사증후군은 물론 오장육부와 관련된 질병 역시 잘못된 생활습관이 만든 대표적인 질병입니다. 암과 치매, 뇌혈관질환도 마찬가지입니다. 따라서 잘못된 생활습관을 교정하기만 해도 대부분의 질병은 호전되기 마련입니다.

이 책은 일상에서 흔히 발생하는 가벼운 질병부터 암과 치매, 뇌졸중, 심근경색과 같이 생명을 위협하고 삶의 질을 떨어뜨리는 60여 가지의 질병에 대한 원인과 증상, 한방치료법, 생활요법 등을 정리했습니다.

요즘에는 많은 분들이 질병에 대한 해박한 지식을 가지고 있습니다. 인터넷이나 유튜브 등을 통해 정보를 쉽게 접할 수 있기 때문이죠. 하지만 환자들을 진료하다 보면 부정확하거나 편향된 정보를 바탕으로 몸 관리를 해서 상태를 더 악화시키는 경우를 종종 접하게 됩니다. 균형감 있고 올바른 정보를 원하는 분들, 백세건강을 꼭 이루고 싶은 분들, 부작용 없이 자연회복력을 강화시키고 싶은 분들, 만성질환으로 인해 몸 관리를 한층 더 신경 써야 하는 분들을 위해 이 책을 쓰게 되었습니다.

치료는 질병을 제대로 이해하는 것부터 시작됩니다. 이 책에서는 한의학에서 검증된 내용을 바탕으로 질환의 원인을 분석하고, 불균형을 어떻게 바로 잡을 수 있는지를 안내했습니다. 도움이 되는 한방치료 외에도 일상에서 스스로 할 수 있는 관리법도 소개했습니다.

약과 음식은 근원이 같다는 '약식동원'이라는 말이 있습니다. 병이 나면 진료를 받고 내 몸에 맞는 한약을 먹는 것이 좋지만, 평소 몸에 좋은 음식과 차 등으로 건강을 관리하는 것도 중요합니다. 각

질병별로 도움이 되는 차나 음식 그리고 식이요법을 소개했으니 참조하면 좋겠습니다. 질병을 예방하고 치료하는 데 도움이 되는 올바른 생활요법, 집에서 스스로 해볼 수 있는 스트레칭, 지압법 등도 정리해두었습니다.

이 책에 정리한 대로 평소 꾸준하게 내 몸과 마음을 돌보고 관리한다면 노화를 늦추면서 오래도록 건강하게 사는 것은 결코 꿈이 아닐 것입니다. 때때로 몸이 시름시름 아프거나 어딘가 모를 불편감을 겪었고 큰 병에 걸릴지도 모른다는 불안감이 자꾸 들고 이 때문에 마음 상하는 일이 많았다면, 이제부터는 부작용 부담 적은 한방홈케어를 통해 건강한 몸과 마음을 만들어보면 좋겠습니다.

독자 여러분이 늘 이 책을 곁에 두고 필요할 때마다 볼 수 있는 '평생한방주치의'로 삼아주기를 희망합니다. 끝으로 항상 곁을 지켜주며 마음을 써준 아내 신경숙 원장과 사랑하는 가족, 스승님이신 겸재 정동주 선생님, TBS 오인환 PD, OBS 김현아 PD, 경인방송 박성용 PD에게 무한한 감사를 드립니다. 아울러 이 책의 탄생을 도와준 박보영 대표에게 고마움을 전합니다.

이만희

차 례

프롤로그 4

Part 1 뇌·심혈관 건강

〈뇌〉

01 긴장성 두통_머리가 조이는 것처럼 자주 아파요 ·············· 21
    스트레스가 주요 원인인데 자세도 살펴봐야 하는 이유•21 수축된 근육
    풀어주는 침 치료•22 경추로 인한 두통, 자세 교정이 필수!•23

02 편두통_진통제를 먹어도 두통이 가라앉지 않아요 ············ 26
    단순 두통과 편두통, 어떤 차이가 있을까•26 한방에서 두통을 구분하는
    방법과 치료법•28 고단한 뇌에 휴식과 숙면을 선물하자•30
    나에게 맞는 편두통 치료법이 있다•32

03 알츠하이머_치매를 최대한 늦출 수 있는 방법이 있을까요? ······ 35
    자꾸 깜빡깜빡, 치매일까 건망증일까•35 노화&유전과 관련성 있는
    알츠하이머•37 가족의 따뜻한 말 한마디가 명약이다•38
    증상 늦추는 데 도움이 되는 한약과 침 치료•39

04 혈관성 치매
    _뇌혈관질환이 있으면 치매에 걸릴 위험이 큰가요? ············ 41
    뇌졸중, 혈관성 치매의 주원인•41
    혈압 관리하면 혈관성 치매 막을 수 있다•42

05 알코올성 치매_술만 먹으면 필름이 끊기는데, 치매일까요? ····· 44
    필름 끊기는 블랙아웃, 뇌손상의 적신호•44
    빠르게 진행되지만 회복 가능하다•45

06 중풍
_갑자기 두통이 심하고 어지러운데, 중풍 전조증상인가요? ······ 48
가벼운 어지럼증, 중풍의 전조증상? · 48 골든타임 지켜주는 FAST 원칙 · 51
올바른 생활습관이 재발 예방한다 · 52

〈심혈관〉

07 심근경색_가슴이 너무 아프고 숨쉬기가 힘들어요 ············ 55
딱딱해진 심장 근육, 생명을 위협한다 · 55
견디기 힘든 흉통이 대표 증상 · 57
대사증후군, 가족력 있으면 더 위험하다 · 58 치료보다 예방이 최선! · 59

08 협심증_가슴이 쪼이듯 아프고 통증이 온몸으로 퍼져요 ········ 62
관상동맥이 점점 좁아진다 · 62
심장 부위 통증, 모두 협심증이 아니다? · 63
금연 · 금주 · 저염식으로 저속 노화에 도전하자 · 65

Part 2 신경 · 정신 건강

〈신경〉

09 수전증_손이 자주 떨리는데, 치료를 받아야 할까요? ············ 71
손떨림 중 약 20%, 치료가 필요하다 · 71
젊은층의 수전증, 유전적이거나 질환에 의해서거나 · 72
손떨림을 즉시 완화시켜주는 지압법 · 74
술 · 커피 · 신경과 약, 수전증을 부를 수 있다 · 76

10 구안와사_차가운 바닥에서 자고 얼굴이 마비됐어요 ············ 79
전조증상이 있을 수도, 없을 수도 있다 · 79 구안와사 예방에 도움이 되는
작은 습관 · 81 구안와사에도 골든타임이 있다 · 83

11 대상포진_가렵고 아프더니 수포가 올라왔어요 ················ 85

수두 백신 맞아도 대상포진에 걸릴 수 있을까? • 85
후유증 피하려면 조기 치료가 최선이다 • 87
면역력에 도움이 되는 음식&해로운 음식 • 89

〈정신〉

12 갱년기 우울증
_아무것도 하기 싫고, 괜히 우울하고 눈물이 나요 ················ 91

호르몬 변화, 갱년기 우울증을 부른다 • 91
우울증 극복에 도움이 되는 방법 • 93

13 성인 ADHD
_집중을 잘 못하고 사람들과 소통하는 게 어려워요 ················ 96

일상 생활의 은근한 훼방꾼 • 96
아이 ADHD와 성인 ADHD, 치료법이 다르다 • 98

14 공황장애_갑자기 심장이 빨리 뛰면서 숨을 쉬기가 힘들어요 ··· 100

원인과 계기가 불분명하다 • 100
숨막히는 공포감을 완화시키는 데 도움이 되는 방법 • 102

15 불면증과 수면장애
_잠들기가 어렵고, 잠이 들어도 자꾸 깨요 ················ 105

엄청나게 다양한 수면장애 종류 • 105
건강한 수면, 뇌 건강을 지켜준다 • 107   원인을 해결해야 잘 잘 수 있다 • 109

16 가위눌림_자다가 가위에 잘 눌려요 ················ 112

가위눌림의 원인, 귀신 아닌 '기허' • 112
가위에 눌렸을 때 대처하는 방법 • 114

Part 3 관절 건강

〈척추 · 어깨〉

17 오십견_시간이 지나면 저절로 낫는다고요? 119
　오십견의 정확한 병명, 유착성 관절낭염 • 119
　시간이 약? 방치할수록 고생한다 • 121　단계별 한방 치료법이 다르다 • 122
　오십견에 도움이 되는 찜질과 지압법 • 124
　Tips. 어깨가 아프면 다 오십견일까? • 125

18 척추관협착증_조금만 걸어도 다리가 터질 듯이 아파요 126
　척추관이 좁아져 신경이 눌리면 • 126　오래 걷지 못하고, 허리보다 다리가
　아프면 의심해보자 • 128　수술보다 교정이 먼저다 • 129

19 허리디스크_수술하지 않고 한방으로 치료할 수 있을까요? 131
　허리디스크 자가진단법 • 131　체질 · 증상에 따라 한방 치료법이 다르다 • 134
　올바른 자세와 운동으로 재발 방지하자! • 137

20 목디스크_목이 뻣뻣하고 어깨까지 아파요 140
　일자목 · 거북목이 목디스크를 부른다 • 140　목디스크가 허리디스크보다 더
　위험하다? • 143　장시간 과도하게 고개 숙이는 습관, No! • 145
　Tips. 내 목은 거북목일까? 자가진단법 • 143

21 좌섬요통_허리 삐끗했는데 단순한 요통일까? 디스크일까? 147
　급성 좌섬요통, 증상은 심해도 빨리 낫는다 • 147
　잘 낫지 않거나 금방 재발하면 디스크 의심 • 148

22 좌골신경통_허리부터 발끝까지 찌릿해요 150
　좌골신경, 사람 몸에서 가장 긴 신경 • 150　디스크나 협착증이 동반된다 • 151
　열비&한비&풍비&습비, 치료방법이 다르다 • 153

〈다리 · 발 · 팔〉

23 근육 경련_다리에 쥐가 잘 나요 ················· 156
    왜 자다가 쥐가 날까? · 156 혈액순환 아닌 다른 원인도 있다 · 158
    쥐가 났을 때 초간단 대처법 · 160
    원인별 맞춤 치료법으로 근육을 풀어주자 · 162
    Tips. 쥐가 날 때 눌러주면 좋을 경혈 · 165

24 발목 염좌_걷다가 자꾸 발목을 삐끗해요 ················· 166
    방치하면 큰코다친다 · 166 염좌와 골절, 이렇게 구분한다 · 168
    염좌 치료의 키워드, RICE · 170

25 족저근막염_발뒤꿈치가 아파 걸을 수가 없어요 ················· 172
    첫발을 뗄 때 유난히 아프다면 · 172
    젊은층은 과도한 운동, 40대 이후는 퇴행이 주원인 · 174

26 퇴행성 관절염
   _무릎이 아픈데 운동하는 게 좋을까? 안 하는 게 좋을까? ······ 176
    수영&자전거 타기&걷기 등 관절 하중 덜어주는 운동하기 · 176
    퇴행성 관절염과 류마티스 관절염, 어떻게 다를까? · 181
    Tips. 비가 오면 관절이 더 쑤시고 아픈 이유 · 183

27 손목 건초염_손목이 아파 마우스 클릭하기도 힘들어요 ················· 184
    범인은 바로! 컴퓨터와 스마트폰 · 184
    침과 손목운동을 병행하면 금상첨화 · 186

28 골프 엘보_팔이 아파 그 좋아하던 골프를 못 쳐요 ················· 189
    팔이 아플 때 통증의 정확한 위치를 찾아라 · 189
    팔의 통증을 가라앉힐 수 있는 응급 지압법 · 191

〈근육·뼈〉

29 노인성 근감소증
_살을 뺐더니 캔을 따기 힘들 정도로 기력이 떨어졌어요 …… 193

근감소증, 노화 아닌 질병 • 193 근감소증 자가진단법 • 195
유산소운동보다는 근력운동 • 196 질 좋은 단백질 섭취가 중요하다 • 198
Tips. 치매를 악화시키는 근감소증 • 200

30 골다공증
_계단 오르내릴 때 다리가 아픈데, 혹시 골다공증 아닐까요? … 201

아무 증상이 없었는데 골다공증이라고? • 201 칼슘과 적당한 염분 필수! • 203
Tips. 골다공증 예방 및 치료에 도움이 되는 한약 • 205

31 낙상사고_욕실에서 미끄러진 후 엉덩이가 너무 아파요 …… 206

골다공증 있으면 낙상에 주의할 것 • 206 예방이 곧 최선의 치료법 • 209
Tips. 낙상 사고 때 도움이 되는 한약 • 212

Part 4 내분비대사 건강

〈오장육부〉

32 역류성 식도염_속이 쓰리고 가슴이 답답해 잠을 못 자요 …… 215

잠을 잘 못자고 기침이 많다면 • 215
수면 자세만 바꿔도 좋아질 수 있다 • 217

33 위축성 위염_위축성 위염은 정말 암이 되나요? …………… 218

증상만으로는 구분이 어렵다 • 218 위 건강을 위협하는 잘못된
식습관&스트레스 • 219 위장 내 독소별 치료법 • 221

34 장상피화생_장상피화생은 한 번 생기면 완치가 어렵나요? …… 223

위축성 위염보다 암으로 진행될 확률이 높다 • 223
항생제 대신 한약으로 헬리코박터균을 없앨 수 있을까? • 224

35 신장질환_소변에 거품이 많아요 ········· 227

신장, 간보다 더한 침묵의 장기 · 227 정상 거품 vs. 병적인 거품 · 229
신장 회복을 돕는 식이요법과 한방치료 · 231

36 대장암_변에 피가 보여요 ········· 233

대장암, 젊은층이 더 위험하다 · 233 대부분 3기 이상이어야 증상이
나타난다 · 235 혈변이면 다 대장암일까? · 236 대장암 재발률 낮춰주는
식생활 개선방법 · 237

37 성인 야간뇨_밤에 소변이 마려워 자주 깨요 ········· 240

숙면 방해하는 야간뇨, 원인은 노화 때문 · 240
수면 3시간 전, 수분 섭취 금지 · 241

〈대사증후군〉

38 당뇨병_밥을 먹고 나면 너무 피곤해요 ········· 244

식후에 나도 모르게 잠이 쏟아진다면 혹시? · 244
식이섬유 → 단백질 → 탄수화물 순으로 식사한다 · 246

39 고지혈증_콜레스테롤 수치가 높은데, 약을 먹어야 할까요? ······ 249

혈관 속의 시한폭탄 · 249
포화 지방산 섭취 줄이고 규칙적 운동으로 · 251

40 기립성 저혈압_앉았다 일어날 때 핑 돌아요 ········· 254

자주 나타나면 치료가 필요하다 · 254
기립성 저혈압 응급 대응법과 치료법 · 255

41 만성피로증후군
_늘 피곤하고, 많이 자도 피로가 풀리지 않아요 ········· 258

만성피로와 만성피로증후군, 어떻게 다를까? · 258
만성피로를 이기는 생활습관 · 260

42 간질환_간에 지방이 꼈다고 하는데, 어떻게 해야 할까요? ············ 262
　　지방간, 증상 없다고 방심은 금물! • 262
　　간질환을 예방하는 여섯 가지 수칙 • 263
　　Tips. 한약은 간에 나쁘다? • 266

〈갱년기 · 여성〉

43 갱년기_한약으로 갱년기 증상을 완화시킬 수 있을까요? ············ 267
　　성호르몬이 줄어드는 시기 • 267　열을 꺼주면 증상이 완화된다 • 269

44 자궁근종_자궁에 혹이 있는데, 그냥 둬도 괜찮을까요? ············ 271
　　자궁근종과 자궁선근종 • 271　자궁근종에 도움이 되는 음식 • 274

45 요실금_재채기를 하는 데 소변이 나와요 ············ 276
　　여성과 노인에게서 흔하다 • 276　자다 2회 이상 깬다면 • 277

Part 5　안이비인후 · 피부 건강

〈귀〉

46 이명_귀에서 삐~ 소리가 자주 나요 ············ 283
　　내 귀에만 들리는 소리 • 283
　　간헐적 이명 주기가 빨라진다면 • 285
　　이명 환자가 꼭 지켜야 할 14계명 • 287

47 난청_TV 소리가 잘 안 들려 볼륨이 자꾸 높아져요 ············ 294
　　25데시벨부터 못 듣는다면 • 294
　　가는 귀가 먹는 것과 돌발성 난청의 차이점 • 296
　　귀가 먹먹하다면 전음성 난청일 수 있다 • 297
　　Tips. 이명이 생기면 무조건 난청이 생길까? • 299

48 돌발성 난청
_갑자기 청력이 확 떨어졌는데, 빨리 회복할 수 있을까요? 300
치료의 적기가 있다 · 300 올바른 생활요법이 회복을 돕는다 · 302

49 고막 손상_귀를 팠는데 소리가 잘 안 들리고 귀가 아파요 304
찢어진 고막, 자연치유 가능할까? · 304
고막 재생 방해요인을 없애면 치료 가능하다 · 306

50 이석증_머리가 빙빙 돌고, 움직일 수가 없어요 308
귓속 돌이 떨어져 나갔다고? · 308 이석증 예방과 치료 · 310

51 메니에르_어지럽고 귀가 잘 안 들려요 313
어지럼증과 함께 이명, 난청이 나타난다 · 313 메니에르와 이석증의 차이 · 315

〈눈 · 코 · 기관지 · 입〉

52 안구건조증_눈이 금방 피곤해지고 뻑뻑해요 317
눈이 피로하면 눈물이 마른다 · 317 인공눈물이 만능은 아니다 · 318

53 천식_숨이 차고 쌕쌕 소리가 나요 320
천식은 왜 생길까? · 320 호흡곤란이 일어날 때의 대처방법 · 322
원인별 처방이 다르다 · 323

54 축농증_냄새를 잘 못맡고, 코가 답답해 자주 킁킁거려요 325
심한 감기 끝에 축농증이 생겼다고? · 325
염증을 없애고 농을 배출하는 치료가 기본 · 327

55 환절기 비염_계절이 바뀔 때마다 콧물, 재채기로 고생해요 …… 329
　봄과 가을에 특히 취약하다 • 329　빨리 치료할수록 완치 가능성 높다 • 331

56 구취_음식을 안 먹었는데도 입에서 냄새가 나요 …… 333
　입냄새 원인, 생각보다 다양하다 • 333
　골치 아픈 입냄새 깔끔하게 없애는 방법 • 335
　Tips. 내 입냄새 확인하기 • 335

〈피부〉

57 다한증_손에 너무 땀이 많이 나서 사회생활 하기가 힘들어요 …… 338
　본인이 느끼는 불편함이 다한증의 기준 • 338
　다한증, 생각보다 잘 치료된다 • 340　다한증에 좋은 음식과 한약재 • 342

58 한랭 두드러기_찬바람을 쐬면 두드러기가 올라와요 …… 343
　여름에도 생길 수 있다 • 343　한랭 두드러기는 약이 없다? • 345

59 건선_피부에 하얀 각질이 생겨 지저분해요 …… 348
　각질이 비정상적으로 증식하는 자가면역질환 • 348
　꾸준한 관리가 최선이다 • 349

60 아토피 피부염_너무 가려워서 일상생활을 할 수가 없어요 …… 351
　서구화된 생활방식, 성인도 위험하다 • 351
　아토피를 완화시키는 생활요법 • 353

61 지루성 피부염_머리가 미친 듯이 가렵고 비듬이 우수수 떨어져요 …… 356
　두피에 가장 잘 생긴다 • 356　긁을수록 악화된다 • 358
　가려움을 달래주는 연고와 면역을 올려주는 한약 • 359

· Part 1 ·

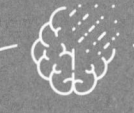

뇌·심혈관 건강

〈뇌〉

01 긴장성 두통
머리가 조이는 것처럼 자주 아파요

> 30대 후반 직장인입니다. 평소에도 가끔씩 두통이 있었지만 회사에서 큰 프로젝트를 맡은 후 더 심해졌습니다. 빈도수도 잦아졌고, 한 번 두통이 시작되면 머리를 조이는 듯한 통증이 꽤 오래 갑니다. 마치 낚싯줄로 머리를 채서 잡아당기는 듯한 느낌입니다. 두통약도 점점 효과가 약해지는 것 같은데, 어떻게 해야 할까요?

스트레스가 주요 원인인데 자세도 살펴봐야 하는 이유

많은 사람들이 겪는 두통 중 가장 흔한 게 '긴장성 두통'입니다. 긴장성 두통의 정확한 원인은 아직 밝혀지지 않았어요. 다만 머리를 둘러싼 골막과 근막이 과도하게 긴장되면서 생기는 것으로 짐작하고 있습니다.

주로 스트레스가 원인인데, 자세 때문에 생길 수도 있습니다. 요즘에는 하루 종일 핸드폰이나 노트북을 손에서 놓지 않는 분들이 많습니다. 그러다 보니 장시간 고개를 숙인 상태로 있게 될 수밖에 없습니다. 컴퓨터 작업을 많이 하는 경우도 마찬가지입니다.

고개를 오래 숙이고 있으면 목이 일자로 굳어지기 쉽습니다. 일자목이 더 심해지면 목이 역C자 모양으로 변하고, 더 진행되면 거북이처럼 고개가 앞으로 쭉 나오는 거북목이 되기도 하죠. 거기서 더 진행되면 '버섯 증후군'까지 갈 수 있어요.

목이 일자목이나 거북목으로 변형되면 두피로 가는 신경이 자극받고 눈썹에서 정수리, 그리고 뒷목까지 쭉 당겨지면서 두통이 생깁니다. 이 두통이 바로 긴장성 두통이에요. 흔히 머리 앞쪽(전두부)이나 귀 위쪽 측두부 쪽에 있는 근육에서 발생하거나 뒤통수 쪽으로 오기도 합니다.

이처럼 잘못된 자세로 인해 목뼈가 변형되면 뒤통수 뼈에서부터 척추 아래 등뼈까지 이어지는 승모근이 경직되기 쉽습니다. 따라서 승모근이 뻣뻣해지면서 두통이 온다면 잘못된 자세 때문에 긴장성 두통이 생긴 것으로 볼 수 있습니다.

수축된 근육 풀어주는 침 치료

긴장성 두통이 생기면 일단 진통제를 복용하는 분들이 많습니다. 사실 긴장성 두통은 진통제가 잘 듣는 편입니다. 하지만 자주 발생하고, 시간이 오래 지나면 약이 잘 안 들어 고생을 하기도 합니다.

그렇다고 진통제 용량을 막 늘리거나 자주 복용하는 것은 꺼려져 한의원을 찾는 분들이 꽤 많습니다.

긴장성 두통은 마치 머리를 낚싯줄로 감아채는 것 같은 통증이 특징이에요. 스트레스로 근육이 수축되고, 두피 신경이 굳어서 그런 것인데, 이런 두통에는 '침 치료'가 정말 효과적입니다. 머리에 침을 놓는다고 하면 조금 겁내는 분들이 있는데, 사실 머리는 침을 놓아도 통증이 거의 없는 편입니다. 있어도 따끔따끔하거나 머리카락 뽑힐 때 느끼는 정도의 미세한 통증이니 안심해도 좋아요.

특히 한방에서 쓰는 침의 끝부분은 일반 주삿바늘처럼 예리하지 않고, 마치 붓끝처럼 부드러워요. 그래서 칼처럼 조직을 자르면서 들어가는 게 아니라 살짝 비집고 들어가는 거죠. 또 머리에 놓는 침은 굉장히 가늘어서 더 안전합니다.

통증은 거의 없지만 효과는 정말 좋습니다. <u>긴장성 두통의 원인이 되는 수축된 근육과 응축된 신경을 침으로 풀어주면 두통이 한결 가벼워집니다.</u> 때에 따라서는 죽은 피를 살짝 뽑아주고 마치 안마나 지압을 하듯이 머리에 자극을 주는 매화침을 놓기도 해요. 이 침을 놓자마자 "어우 시원해~"하며 개운해하는 분들도 있습니다.

경추로 인한 두통, 자세 교정이 필수!

스트레스가 아닌 잘못된 자세로 인해 경추에 문제가 생기면서 긴장성 두통이 생겼다면, 우선 변형된 목뼈를 교정하고 그 원인이 된 자세를 바로잡는 것이 중요합니다. 그래야 긴장성 두통이 재발하지 않을 수 있거든요.

일자목이나 거북목으로 변형된 경추는 '추나요법'으로 교정할 수 있어요. 유튜브에서도 많이 소개되는데, 목을 우두둑 소리가 나도록 왼쪽, 오른쪽으로 돌리는 것이 바로 추나요법이에요. 경추와 흉추를 교정할 때 이 추나요법이 꼭 필요합니다.

변형된 경추나 흉추를 교정하는 것도 중요하지만, 일상생활에서 올바른 자세를 유지하는 것이 더 중요합니다. 잘못된 자세를 고치지 않으면 아무리 추나요법으로 경추와 흉추를 교정하더라도 다시 변형될 위험이 크기 때문이죠.

흔히 거북이가 목을 쭉 빼듯이 고개가 앞으로 빠져 있는 상태를 거북목이라고 하는데요. 거북목인지 확인하려면 옆에서 봤을 때 귀와 어깨 끝부분이 일직선으로 연결되는지 보면 됩니다. 귀가 어깨 끝보다 5cm 이상 앞으로 나와 있다면, 거북목이 진행되고 있는 상태라고 볼 수 있어요.

거북목 상태가 오래 지속되면 경추 7번이 뒤쪽으로 불룩 튀어나오기도 합니다. 마치 그 모양이 버섯과 같아 버섯 증후군이라 부릅니다. 잘 볼 수 없는 부위여서 몰랐다가 거울을 보고 '어? 여기가 튀어나왔네'라며 놀라는 분들이 의외로 많습니다.

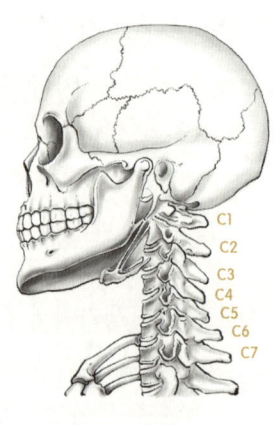

경추와 두개골

버섯 증후군은 특히 강한 추나요법

으로 교정해야 합니다. 튀어나온 경추 7번을 추나요법으로 강하게 밀어 넣고, 집에서 자세 교정도 함께 병행해야 온전히 치료할 수 있습니다.

버섯 증후군이 심해지면 경추의 기립근과 양 어깨에 날개처럼 펴져 있는 승모근이 당겨지면서 얇은 막처럼 펴집니다. 이럴 때는 근육을 치료하기 위해 피를 빼는 치료를 하기도 합니다. 여성의 경우 몸이 냉해지거나 추울 때 증상이 심해지는 분들이 있는데, 뜸 치료를 하면 증상이 완화될 수 있어요. 또 기력이 많이 떨어져 있으면 산삼약침이나 태반약침 같은 약침으로 기력을 보강하면서 통증을 줄일 수도 있습니다.

02 편두통
진통제를 먹어도 두통이 가라앉지 않아요

> 편두통으로 고생한지 10년이 넘었습니다. 처음에는 1년에 한두 번 두통이 생겼고, 약을 먹으면 비교적 잘 들었습니다. 그런데 시간이 지날수록 편두통이 발생하는 횟수가 잦아졌고, 약을 먹어도 가라앉지를 않습니다. 편두통이 생기면 1~2일 정도는 일상생활이 불가능할 정도로 통증이 심합니다. 지긋지긋한 편두통! 어떻게 해야 나을 수 있을까요?

단순 두통과 편두통, 어떤 차이가 있을까

보통 머리 한쪽, 특히 관자놀이 부근이 지끈지끈 아프면 "아이고, 편두통인가 봐"라고 합니다. 한방에서는 편두통을 '두풍'이라고 부르는데, 두풍은 뇌가 아픈 상태를 의미합니다. 이 두풍은 흔히 말하는 '긴장성 두통'과는 다릅니다. 긴장성 두통이 비교적 가벼운 질환인 반면, 편두통은 뇌에서 혈액순환이 잘 안 되어 뇌의 여러 감각 기관에까지 영향을 줄 수 있을 정도로 심각한 질병이에요. 진통제도 잘 듣지 않아 심한 경우 편두통으로 기절하거나 응급실에 실려 오는 분들도 있습니다.

편두통의 정확한 원인은 아직 밝혀지지 않았습니다. 뇌가 전신의 감각을 주도하는 복잡한 기관이어서 여러 가지 원인이 복합적으로 작용하기 때문에 원인을 일목요연하게 정리하기는 쉽지 않거든요. 다만 기본적으로 편두통은 뇌로 가는 혈류가 증가되어 혈관이 확장되면서 뇌에 있는 섬유를 압박하면서 발생한다는 가설이 오랫동안 인정받고 있습니다.

단순한 두통과 편두통은 구분할 필요가 있어요. 대부분의 단순 두통은 긴장성 두통인 경우가 많은데요. 긴장성 두통은 흔히 스트레스성 두통이라고도 부르며, 스트레스로 인해 머리의 피부 감각을 지배하는 두피 신경이 수축하면서 발생하는 경우가 많습니다. 마치 머리 피부가 낚싯바늘에 걸린 것처럼 당기는 듯한 통증이 특징적이죠.

또 남성분들에게서 많이 발생하는 군발성 두통과도 다릅니다. 군발성 두통은 자율신경계의 문제로 생기는데, 얼굴과 머리의 감각을 뇌에 전달하는 삼차신경이 원인일 경우 갑자기 극심한 통증이 나타나기도 합니다. 눈물이나 콧물을 동반하며 주기적으로 나타나는 특징이 있어요.

<u>편두통은 여성에게서 더 많이 나타나는데, 여성 호르몬과 관련이 있는 것으로 보입니다.</u> 생리 때 머리가 아프다고 하는 분들이 있는

데, 생리 중에 혈액이 다량으로 배출되면서 혈액순환에 급격한 변화가 생기면서 편두통이 발생할 수도 있다고 보고 있습니다.

술을 마신 다음 날 머리가 아파 고생하기도 하는데, 이는 편측 두통일 가능성이 있습니다. 편측 두통은 숙취가 있을 때 혹은 잠이 부족할 때 한쪽 머리가 지끈거리는 두통을 말하는데, 편두통처럼 혈관 문제로 생기지만 양상이 다릅니다. 일반적인 편두통은 혈관이 쭈그러들었다가 팽창하려고 하는 움직임을 보일 때 나타납니다. 머리가 터질 듯이 아프면서 점점 심해지는데, 심하면 통증이 며칠간 이어지기도 합니다.

이에 비해 숙취로 인한 두통은 혈관이 쭈그러들 때 발생합니다. 그래서 따뜻한 물을 마셔서 몸 안에 수분을 보충해주면 혈관이 확장되면서 두통이 조금 가라앉습니다. 보통 숙취로 인한 두통은 '지끈지끈' 아픈 정도로 편두통보다 심하지는 않습니다.

한방에서 두통을 구분하는 방법과 치료법

두통을 구분하는 방법은 한방과 양방이 다릅니다. 우선 한방에서는 두통을 내인과 외인으로 나눕니다. 내인은 체질이 허하거나 체하거나 술을 많이 마시는 등 내부적인 요인으로 인해 생기는 두통입니다. 혈압으로 인한 두통이나 여성의 경우 어혈로 인한 두통도 내인에 속합니다. 반면, 외인은 감기처럼 외부 요인으로 생기는 두통을 말합니다. 따라서 코로나로 인한 두통은 외인성 두통으로 봅니다.

두통을 부위별로 나누기도 합니다. 예를 들어 한쪽 머리만 아픈 편두통, 관자놀이가 아픈 태양혈 두통, 혈관이 확장되어 생기는 혈관성 두통, 머리 뒷부분이 아픈 후두통, 눈썹 주위가 아픈 미릉골통, 머리 꼭대기가 아픈 두정통 등이 있습니다.

또한 어떤 질환에 의해 발생하는 두통인지에 따라 구분하기도 합니다. 이를 양방에서는 이차성 두통이라고 부르고, 한방에서는 '두풍'의 범주에 속합니다. 만성적인 두통이거나 녹내장, 뇌종양, 축농증으로 발생한 두통이 여기에 해당합니다.

두통의 원인에 따라 치료법도 달라집니다. 코로나와 같은 외인성 두통은 면역력을 높이고 염증 반응을 줄이는 치료를 합니다. 속이 허해서 생기는 내인성 두통은 기운을 돋우고 혈을 보강해주는 보약으로 치료합니다. 신장이나 비뇨기, 생식기, 부신 같은 장기가 허약한 '신허'로 인한 두통일 때는 노화 방지에 도움이 되는 약을 많이 씁니다. 신허가 대부분 노화와 관련이 많기 때문이지요. 여성분들 중 어혈로 인해 두통이 생긴 경우라면 어혈을 빼는 약을 사용해야 두통을 가라앉힐 수 있습니다.

두통과 함께 어지럼증이 동반되기도 하는데, 어지럼증은 외인성 두통에서 많이 나타납니다. 내인성 두통의 경우, 나이가 많아질수록 어지럼증을 더 심하게 호소하기도 합니다. 같은 내인성 두통이라도 과음이나 체기로 인한 인한 두통은 어지럼증을 동반하는 경우가 많습니다. 이차성 두통에 속하는 두풍도 대부분 어지럼증을 동반하지요. 어떤 경우든 두통과 어지럼증이 함께 나타나면 꼭 어지럼증도 함께 치료해야 합니다.

두통이 일시적인지 아니면 만성적인지 구분하는 것도 중요해요. 일차성 두통과 이차성 두통은 다른데, 중풍이나 뇌출혈로 인한 이차성 두통은 굉장히 심한 통증을 동반합니다. MRI, CT, 엑스레이와 같은 검사나 의사의 촉진으로 빨리 알 수 있지만, 일차성 두통은 구분이 쉽지 않습니다. 술을 마셔 어쩌다 한 번 두통이 생긴 것인지 아니면 만성 두통인지 속단하기 어렵습니다. 다만 자꾸 이유 없이 두통이 생기고, 처음에는 진통제를 먹으면 가라앉았는데, 점점 약이 듣지 않는다면 만성 두통이라고 볼 수 있습니다.

고단한 뇌에 휴식과 숙면을 선물하자

편두통은 어떤 분들에게 많이 나타날까요? 기본적으로 편두통은 혈관이 팽창하면서 생기는 두통이기 때문에 고혈압이 있는 분들에게 많이 나타나는 경향이 있습니다. 장기간 지속되면 중풍이나 뇌출혈 같은 치명적인 질병이 생길 수 있으므로 주의가 필요합니다. 다만, 저혈압인 분들에게도 편두통이 발생하는 경우가 많으므로 혈압과 편두통 사이에 반드시 상관관계가 있다고 보기는 어렵습니다.

<u>편두통은 특히 뇌를 많이 혹사하는 분들, 목디스크가 있는 분들, 안압이 높은 녹내장 환자분들, 그리고 턱관절장애로 턱이 잘 빠지는 분들에게서 많이 발생합니다. 치과 치료 후에 나타나는 경우도 있고, 눈이나 귀를 통해 자극이 뇌에 많이 전달될 때도 편두통이 생길 수 있습니다.</u>

편두통의 원인을 파악하는 것도 중요하지만, 이를 악화시키는 요

인을 살펴보는 것 또한 필요합니다. 가장 큰 악화 요인 중 하나가 바로 '수면'입니다. 수면은 뇌가 쉬는 시간이기 때문에, 스트레스를 많이 받아도 푹 자고 나면 상당 부분 해소됩니다. 반대로 수면이 부족하면 뇌가 충분히 회복하지 못해 편두통이 심해질 수 있죠.

수면 중 뇌는 알파, 세타, 델타의 세 가지 파형을 거칩니다. 그중 델타파는 우리가 깊이 잠들어 있는 숙면 상태에서 나타납니다. 이때 뇌척수액이 뇌를 깨끗하게 씻어주죠. 그래서 가끔 20분~1시간 정도 낮잠을 잤는데도 개운할 때가 있습니다. 잠시라도 숙면을 취하면서 델타파가 발생해 뇌가 회복된 덕분이죠. 이렇게 스트레스를 받아도 충분한 숙면을 하면 편두통이 악화되는 것을 예방할 수 있습니다.

<u>요즘에는 수면장애가 있는 분들이 멜라토닌 같은 수면유도제를 많이 복용하는데, 이 멜라토닌도 편두통을 악화시킬 수 있습니다.</u> 멜라토닌이 잠을 유도하는 데는 도움이 되지만, 깊은 잠을 방해해 다몽증을 유발하기도 합니다. 다몽증은 말 그대로 꿈을 많이 꾸게 하고 얕은 잠에 머무르게 해서 뇌가 충분히 쉬지 못하게 만듭니다. 이렇게 되면 스트레스를 조금만 받아도 편두통으로 이어질 가능성이 커질 수 있습니다.

수면과 스트레스 외에도 편두통을 악화시키는 요인으로는 게임과 같은 과도한 시청각 자극이 있습니다. 또 카페인이나 특정 음식에 의해서도 편두통이 유발될 수 있습니다. 각자 성향이나 체질, 그리고 음식과의 궁합이 다르기 때문에, 다른 사람에게는 괜찮아도 나에게는 영향을 미칠 수 있는 요인들이 있으므로 다각도로 원인과 악

화 요인을 살펴보는 것이 좋아요.

이러한 편두통 유발 요인을 알아내기 위해, 환자들에게 두통 일지를 써보라고 권하곤 합니다. 아주 복잡하게 쓸 필요는 없고, 두통이 생긴 날 하루 정도 전의 상황을 간단히 적어두면 됩니다. 사실 편두통은 그날 바로 생기는 것이 아니라 2~3일 전부터 피로감이나 컨디션 저하 등의 전조증상이 있을 때가 많습니다. 그래서 편두통이 발생하기 2~3일 전에 있었던 일을 '술을 마셨음', '커피를 많이 마심', '잠을 두 시간만 잠', '누구와 다툼'과 같이 요점을 간단히 적어두고, 섭취한 음식도 함께 기록해두면 어떤 상황이나 음식이 편두통을 유발하는지 파악하는 데 도움이 됩니다.

나에게 맞는 편두통 치료법이 있다

편두통은 원인에 따라 다양한 치료방법이 있습니다. 먼저 청각이나 시각 자극으로 인해 편두통이 생겼을 때는 속이 메슥거리는 증상이 많이 나타납니다. 멀미가 나는 경우와 비슷하게, 균형을 잡아주는 전정신경이 자극을 받아 위장신경에도 영향을 주면서 어지럼증과 메스꺼움이 함께 생기게 되는 거죠. 그래서 청각 자극이 원인일 때는 청각 전정신경과 위장신경을 안정시켜주는 치료를 진행합니다.

시각적인 자극으로 인해 편두통이 생기는 경우, 눈에 부담을 주는 게임이나 휴대폰 사용을 피하는 것이 좋지만 쉬운 일이 아니어서 뇌압을 낮추는 데 도움이 되는 한약으로 많이 치료합니다. 턱관절 문제로 편두통이 오는 경우에는 턱관절 교정을 하고, 목디스크가 원인일 때는 한약이나 추나요법으로 근본적인 치료를 진행합니다.

두통이 생기면 우선 통증부터 가라앉히는 것이 중요합니다. 여러 진통제를 시도해보는 것도 좋습니다. 만약 진통제를 복용해도 통증이 가라앉지 않는다면 편두통일 가능성이 큽니다. 일반 두통과 달리 편두통은 단순히 넘어갈 수 없는 정도의 심각한 통증을 동반합니다. 앞이 캄캄해지고 뇌의 한쪽을 떼어내고 싶을 정도로 극심한 통증이 생겨 기절까지 이어질 수 있는 것이 편두통입니다.

편두통이 본격적으로 시작되면 진정시키기 어려운 경우가 많습니다. 하지만 전조증상이 있을 때 바로 지압을 해주면 통증이 가라앉는 경우가 있습니다. 머리 꼭대기의 백회혈, 관자놀이의 태양혈, 그리고 목 뒤의 풍지혈을 꾹 눌러주면 증상이 완화될 수 있습니다.

보통 긴장성 두통이나 군발성 두통은 잠시 쉬면 괜찮아지지만, 편두통은 누워 있는 것 자체가 힘들어 앉아 있거나 서 있어야 할 정도로 통증이 심합니다. 그래서 오히려 가벼운 유산소 운동이 도움이 될 때도 있습니다. 시속 4~6㎞ 정도로 가볍게 달리기를 하면 편두통이 가라앉는 경우가 있으니 한 번 시도해볼 것을 권합니다.

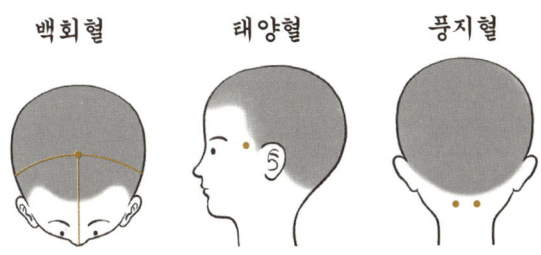

편두통 때 지압하면 효과 있는 혈자리

편두통은 쉽게 가라앉지 않기 때문에 평소에 여러 방법을 시도해 보면서 자신에게 맞는 방법을 찾는 것이 중요합니다. 특히 여성분들의 경우 생리 기간 중 식사를 제대로 하지 않으면 편두통이 더 심해질 수 있으므로 공복을 피하는 것이 좋습니다. 또한 두통 일지를 작성해 두통을 악화시키는 음식을 찾아내 피하는 방법도 추천합니다.

어떤 종류의 두통이든지 잘못된 생활습관을 바로잡는 것이 중요합니다. 잘못된 습관이 두통을 일으키거나 악화시킬 수 있기 때문입니다. 우선 잠을 잘 자는 것이 중요합니다. 밤 11시 이전에는 취침해서 최소 여덟 시간 정도 숙면을 취하는 것이 좋습니다. 카페인을 줄이거나 피하고, 낮에 꾸준히 운동하면 숙면에 도움이 됩니다. 또한 야식은 숙면을 방해하므로 피하는 것이 좋습니다.

야식으로 먹는 음식은 대부분 달고 짭니다. 이러한 음식들은 두통에 좋지 않으니 피하는 것이 좋고, 패스트푸드도 멀리하는 것이 좋습니다. 대신 국화차나 결명자차를 마시면 두통이 완화될 수 있습니다. 이 두 가지는 두통 치료에 쓰이는 한약재이기도 합니다. 또한 감자는 나트륨 배출을 돕는 칼륨이 풍부하여 두통에 좋은 음식입니다. 감기 기운이 있는 경우에는 파뿌리, 닭고기, 고등어 같은 음식도 두통에 도움이 될 수 있습니다.

무엇보다도 스트레스를 줄이고 충분한 수면을 취하는 것이 중요합니다. 시각과 청각에 자극을 주는 요소를 최소화하고 규칙적인 식사와 함께 편두통 유발 요인을 피한다면 편두통 관리에 큰 도움이 될 것입니다.

03 알츠하이머(치매)
치매를 최대한 늦출 수 있는 방법이 있을까요?

이제 80세가 된 어머니가 치매 진단을 받으셨습니다. 건망증이라 하기에는 기억력이 너무 떨어져 검사를 받았더니 치매 초기라고 하네요. 요즘에는 치매라도 초기부터 관리를 잘하면 진행을 최대한 늦출 수 있다고 하던데, 한방에서는 어떤 방법으로 관리를 하는지 궁금합니다.

자꾸 깜빡깜빡, 치매일까 건망증일까

나이가 들면서 자연스럽게 기억력이 조금씩 떨어지기 시작합니다. 금방 하려던 일도 깜빡 잊어버리거나, 사람 이름이 쉽게 떠오르지 않으면 '혹시 치매인가?' 하고 걱정하게 되죠. 고령화 사회가 되면서 주변에서 치매 환자들을 접할 기회가 많아지다 보니, 이런 깜빡깜빡하는 증상이 나타나면 치매를 염려하지 않을 수 없습니다.

내가 치매인지 아니면 단순한 건망증인지 구분하는 방법이 있습니다. 건망증의 경우 잊었던 것도 다른 사람이 알려주면 기억해낼 수 있습니다. 예를 들어 라면을 끓이려고 냄비를 가스레인지에 올려두고 다른 일을 하다가 잠시 잊었다고 해보죠. 그때 누군가 "라면 끓이려고 하지 않았어요?"라고 알려주면 "아, 맞다. 라면 끓이려 했지" 하고 바로 기억해내면 건망증에 가깝습니다. 반면에 알려주어도 라면을 끓이려 했다는 사실 자체를 전혀 기억하지 못한다면 치매일 가능성이 큽니다.

치매의 경우 단순히 기억을 못 하는 것뿐 아니라, 일상적으로 하던 일도 어떻게 해야 할지 모릅니다. 예를 들어 라면 끓이는 방법 자체를 잊어버리는 것이지요. 라면 물이 끓고 있어도 그다음에 무엇을 해야 할지, 자신이 왜 그 자리에 있는지조차 모르는 상태가 되기도 합니다. 라면 봉지를 보고도 어떻게 해야 할지 몰라 그냥 가만히 있게 되는 거죠.

이러한 증상들은 비교적 치매 초기 단계에서 나타나지만, 적절히 관리하지 않으면 증상이 점차 악화되어 3~7년 사이에 중증으로 진행될 수 있습니다. 처음에는 방금 만난 사람의 이름을 기억하지 못하는 것으로 시작해서, 점차 최근에 있었던 일을 기억하지 못하고, 결국 가까운 가족의 이름까지 잊어버립니다. 그러다가 점점 기본적인 일상 활동을 혼자서 하지 못해 주변의 도움을 받아야 하는 중증 단계로 접어들게 됩니다.

노화&유전과 관련성 있는 알츠하이머

치매에도 여러 종류가 있는데, 그중 가장 흔하게 발병하는 치매가 바로 '알츠하이머'입니다. 전체 치매 환자의 약 2/3에서 3/4이 알츠하이머를 겪고 있다고 알려져 있습니다. 알츠하이머라는 병명은 이 질환을 처음 보고한 독일의 정신과 의사인 알로이스 알츠하이머 박사의 이름에서 유래되었습니다.

알츠하이머는 뇌의 껍질 부위가 쪼그라드는 치매입니다. 실제로 MRI나 CT 같은 촬영으로 뇌를 보면, 대뇌가 마치 마른 호두처럼 위축된 모습을 보입니다. 뇌 안에는 뇌척수액이 흐르는 공간, 즉 뇌실이 있는데 알츠하이머가 진행되면서 대뇌가 점점 마르기 때문에 이 뇌실이 넓어지게 됩니다.

알츠하이머의 정확한 원인은 아직 밝혀지지 않았습니다. 다만, 노화와 유전적인 요인으로 발병하는 것으로 추정하고 있습니다. 유전적 성향이 강한 질환이기 때문에 부모님 중 한 분이 알츠하이머를 앓고 있다면 자녀에게도 발병할 가능성이 높아진다고 보고 있습니다.

일부에서는 알루미늄을 많이 섭취하면 알츠하이머가 생길 수 있다고 이야기하기도 합니다. 실제로 알츠하이머 환자의 뇌를 검사해보면 알루미늄이 축적된 경우가 많다고 합니다. 이런 이유로 알루미늄이 원인이 아닐까 하는 추측이 생겼고, 알루미늄 캔 음료를 피하자는 주장이 있지만, 정확한 근거는 아직 없습니다. 알루미늄을 많이 섭취해서 그렇게 된 것인지, 아니면 치매의 결과로 뇌가 위축되면서 알루미늄이 축적된 것인지는 아직 증명되지 않았습니다. 그래도 건강을 미리 챙기는 차원에서 알루미늄이나 중금속류는 피하는 것이 좋겠죠.

가족의 따뜻한 말 한마디가 명약이다

다른 병도 마찬가지지만, 치매는 특히 가족의 도움이 중요한 병입니다. 우선 가족이 치매에 대한 올바른 지식을 갖추고 있어야 합니다. 그래야 환자의 이상 행동을 이해하고 적절하게 대처하면서 증상의 악화를 막을 수 있기 때문입니다.

가능하다면 가족뿐만 아니라 주변 이웃이나 먼 친척들에게도 치매 사실을 알리는 것이 좋습니다. 치매인 것을 모르는 상태에서 환자가 엉뚱한 행동을 할 경우, 놀라거나 당황하여 불편한 반응을 보일 수 있는데, 이는 환자에게도 충격이 되어 증상이 더 악화되거나 심지어 폭력적인 반응으로 이어질 수 있습니다. 그래서 환자에게는 부드럽고 따뜻한 표정과 말투로 포용하는 태도가 중요합니다. 마치 어린아이처럼 행동하는 환자에게는 "아, 그래서 그랬군요" 하고 공감해주며 소꿉놀이하듯 자연스럽게 반응하는 것이 좋습니다. 치매 환자의 말과 행동에 대해 가족이 어떻게 반응해야 할지에 관한 정보는 인터넷에도 많이 나와 있으니 참고할 것을 권합니다.

스킨십도 매우 중요합니다. 뇌의 기능이 점차 쇠퇴하더라도 스킨십을 통해 적절한 자극을 주면 뇌 활동에 도움이 될 수 있습니다. 특히 손에는 뇌와 연결된 신경들이 많기 때문에 환자의 손을 주물러드리거나 '잼잼'을 하듯이 손을 움직이게 하면 뇌에 자극을 줄 수 있습니다.

대화를 많이 하는 것도 치매 증상 완화에 도움이 됩니다. 평소 무뚝뚝하여 대화가 적었던 가족이라도 치매 조짐이 보인다면 가능한 한 말을 자주 걸어주세요. 집을 나가거나 들어올 때 환하게 인사하는 것은 물론이고 "오늘은 기분이 좋으신가 봐요", "우리 어머니 참 예쁘세요", "산책 나가실래요?" 같은 간단한 대화라도 자주 시도해 보세요. 이렇게 대화를 주고받는 것 자체가 전두엽과 대뇌를 자극하기 때문에 치매의 진행을 조금이라도 늦추는 데 도움이 될 수 있습니다.

증상 늦추는 데 도움이 되는 한약과 침 치료

현재로서는 한방에서 치매를 완전히 치료할 수 있는 약은 없습니다. 하지만 증상을 완화시키거나 진행을 늦추는 방법이 있습니다. 예로부터 아이들의 두뇌 활동을 돕고 기억력과 집중력을 높이는 데 사용된 '총명탕'이 치매에도 효과적입니다. 총명탕의 주요 재료인 백복신, 석창포, 원지 등은 대부분 두뇌 활동을 촉진하는 성분을 가지고 있어서 치매 초기부터 복용하면 중증으로 이행되는 시간을 늦출 수 있습니다.

일반적으로 치매 증상이 나타난 후 약 3~4년이 지나면 중증 단계로 진행됩니다. 하지만 한약을 꾸준히 복용하면 진행 속도를 훨씬 더 늦출 수 있어요. 몇 년이라도 중증 단계로 진행되는 시간을 늦출 수 있다면 환자에게도 좋고, 가족들도 더 오랜 기간 편안하게 돌볼 수 있습니다. 따라서 증상이 나타나면 가능한 한 빨리 한약 복용을 시작하길 권장합니다.

침 치료도 치매 진행을 늦추는 데 도움이 됩니다. 머리에 침을 놓으면 뇌가 자극을 받아 증상이 악화되는 속도를 늦추는 데 도움이 됩니다. 아주 말기로 진행되면 효과가 미미할 수 있지만, <u>치매 초기라면 한약 복용과 함께 침 치료를 병행하여 적극적으로 관리하는 것이 좋습니다.</u>

04 혈관성 치매
뇌혈관질환이 있으면 치매에 걸릴 위험이 큰가요?

> 집안 대대로 고혈압이 있습니다. 할아버지가 중풍으로 돌아가셔서 혈압 관리를 열심히 하고 있는데, 고혈압이 치매를 일으킬 수 있다는 이야기를 들었습니다. 사실인가요? 그렇다면 혈압 관리만 잘하면 치매를 예방할 수 있는 것인가요?

뇌졸중, 혈관성 치매의 주원인

알츠하이머 다음으로 흔한 치매가 '혈관성 치매'입니다. 혈관성 치매는 뇌혈관이 막히거나 터지는 뇌혈관질환으로 인해 뇌조직이 손상을 입었을 때 발생하는데요. 양방에서는 뇌혈관이 막히는 것을 '뇌경색', 터지는 것을 '뇌출혈'로 부르지만, 한방에서는 이를 통틀어 '중풍'이라 부릅니다.

중풍이 발생했다고 해서 모두 혈관성 치매에 걸리는 것은 아니니다. 중풍이 뇌혈관의 어느 부위에서 발생했는지에 따라 나타나는 장애의 형태도 달라집니다. 예를 들어 언어 중추에 문제가 생기면 말을 더듬거나 할 수 없는 언어장애가 나타날 수 있고, 운동신경이 영향을 받으면 운동장애가 생길 수도 있어요. 만약 기억력이나 인지력을 관장하는 부위에 문제가 생기면 혈관성 치매가 발생할 위험이 높아집니다. 따라서 <u>중풍 발생 후 언어장애나 운동장애와 함께 기억력이 급격히 저하되거나 인지력이 떨어진다면 혈관성 치매를 의심해 볼 필요가 있습니다.</u>

혈관성 치매의 증상은 일반적인 치매와 유사하지만, 대부분 중풍이 갑자기 발생하듯이 혈관성 치매도 갑작스럽게 나타나는 경우가 많습니다. 혈관성 치매는 크게 다발성 경색 치매, 주요부 뇌경색 치매, 피질하 혈관 치매로 구분할 수 있는데 다발성 경색 치매와 주요부 뇌경색 치매는 중풍이 발생한 후 갑작스럽게 발병하는 것이 특징입니다. 반면, 피질하 혈관성 치매는 뇌의 큰 혈관이 아닌 작은 혈관에 문제가 생기는 치매로, 알츠하이머처럼 서서히 진행되는 경향이 있습니다.

혈압 관리하면 혈관성 치매 막을 수 있다

혈관성 치매는 원인이 분명하기 때문에 다른 치매와는 달리 예방할 수 있습니다. 중풍이 혈관성 치매의 주된 원인이므로, 중풍을 미리 예방하는 것이 혈관성 치매를 막는 지름길입니다.

중풍을 일으키는 요인은 이미 잘 알려져 있습니다. 우선 혈압을 잘 관리하는 것이 중요하죠. 혈압이 높으면 혈관에 큰 압력이 지속적으로 가해지기 때문에 뇌혈관이 손상될 수 있습니다. 가끔 받는 건강검진에서 혈압이 정상으로 나왔다고 해서 안심해서는 안 됩니다. 평소에는 혈압이 정상이었더라도 갑작스레 상승하는 경우도 있고, 혈압이 높지 않더라도 혈관이 약해져 터질 수도 있으니 항상 주의해야 합니다.

특히 부모님이나 조부모님에게 중풍 병력이 있다면 더 조심해야 합니다. 중풍은 유전적인 성향이 있을 수 있기 때문이죠. 따라서 가족력이 있는 경우에는 40대 이전부터 수시로 혈압을 점검하고, 뇌혈관질환이 발생하지 않도록 관리하는 것이 좋습니다.

콜레스테롤과 혈당도 잘 관리해야 합니다. 몸에 나쁜 저밀도(LDL) 콜레스테롤 수치가 높으면 혈관에 기름 찌꺼기가 쌓여 혈액순환이 잘 안 되고, 이는 중풍의 원인이 될 수 있습니다. 또한 혈당이 높으면 혈액이 끈적해져 혈액의 흐름이 느려지고, 이로 인해 뇌혈관이나 심장혈관이 막힐 위험이 커집니다. 따라서 고혈압, 고혈당, 고콜레스테롤 등의 위험 요인이 있다면 식이요법과 운동, 그리고 적절한 약물로 적극적인 관리를 해야 합니다. 위험인자를 없애면 중풍은 물론 혈관성 치매까지 예방할 수 있습니다.

05 알코올성 치매
술만 먹으면 필름이 끊기는데, 치매일까요?

> 술을 좋아해 일주일에 3일 이상은 마십니다. 어느 정도 취기가 올라오면 절제를 못해 폭음을 하는 경우도 있습니다. 그런데 젊었을 때는 괜찮았는데, 40세가 넘으면서 필름이 끊기곤 합니다. 시간이 지날수록 횟수도 잦아지고, 술 먹은 다음날은 집중력이 눈에 띄게 떨어집니다. 혹시 치매 전조증상일까요?

필름 끊기는 블랙아웃, 뇌손상의 적신호

방송에서 자주 볼 수 있는 장면 중 하나가, 치매에 걸린 노인이 자녀를 알아보지 못하거나 이름을 기억하지 못하고 근래의 일은 잊은 채 과거의 기억만 남아 가족들을 안타깝게 하는 모습입니다. 이러한 증상은 전형적인 치매의 특징입니다. 치매에는 여러 종류가 있는데, 그중에서도 알츠하이머가 전체 치매 환자의 약 2/3에서 3/4

을 차지하며 가장 흔하고, 그다음으로 많이 발생하는 것이 혈관성 치매입니다.

알츠하이머와 혈관성 치매는 비교적 노년층에서 많이 발생하는데, 최근에는 상대적으로 젊은 층에서도 발생하는 '약물성 치매'가 증가하는 추세입니다. 약물 중에서는 알코올이 주요 원인이어서 흔히 '알코올성 치매'라고 부르기도 합니다.

과거에는 어린아이들이 부탄가스나 본드 같은 환각성 물질을 흡입하면서 뇌가 손상되어, 나이가 들면서 그 영향으로 치매에 걸리는 사례가 있었습니다. 요즘은 특히 알코올로 인한 치매 위험이 높아지고 있습니다.

습관적인 음주는 뇌세포에 손상을 입힙니다. 혹시 술을 마실 때 필름이 끊기는 '블랙아웃 신드롬'을 경험해본 적이 있나요? 연속해서 며칠간 계속 술을 마시면 어느 순간 필름이 끊기게 되는데, 이는 뇌가 손상되고 있다는 신호입니다.

한 번 술을 마실 때마다 뇌에서 수천에서 수만 개의 세포가 손상된다는 연구 보고도 있습니다. 따라서 오랜 기간 동안 필름이 끊길 정도로 술을 지속해서 마시면, 젊은 나이에도 알코올 중독과 함께 치매 증상이 나타날 수 있습니다.

빠르게 진행되지만 회복 가능하다

서서히 진행되는 알츠하이머와는 달리 알코올성 치매는 상대적으로 진행이 빠른 편이라 갑자기 기억력이 떨어지고, 가족의 이름조차 기억하지 못하는 치매로 진행될 수 있습니다. 다만, 알코올성 치매는 알코올 중독을 치료하면 회복될 수 있다는 점에서 희망이 있습니다. 그래서 다른 치매에 비해 경미한 치매로 보기도 하지만, 실제로 알코올 중독을 치료하는 것은 매우 어렵습니다. 아무리 단단한 각오로 많은 노력을 기울여도 술을 끊는 것이 쉬운 일이 아니기 때문입니다.

알코올 중독은 본인에게만 고통을 주는 것이 아닙니다. 알코올은 전두엽을 손상시키는데요, 전두엽은 대뇌 앞쪽을 차지하는 부위로, 기억, 인지, 추론과 같은 중요한 기능을 담당합니다. 또한 감정과 성기능 조절도 전두엽에서 이루어지기 때문에, 전두엽이 손상되면 감정 조절이 어려워져 폭언을 하거나 실제 폭력을 행사하기도 합니다. 술을 끊지 못하고 계속 마시면 이러한 폭력 성향이 더 강해져 주변 사람들에게 고통을 주는 일이 많아집니다.

이처럼 <u>알코올 중독 상태에 빠지면 본인의 노력만으로는 회복하기가 쉽지 않기 때문에, 알코올 의존성이 나타날 때부터 주의하는 것이 가장 좋습니다.</u> 문제는 많은 분들이 자신에게 알코올 의존성이 있다는 사실을 인정하지 않는다는 데 있습니다.

알코올 의존증 역시 알코올 중독과 같은 만성 뇌질환입니다. 뇌가 손상되어 알코올을 끊지 못하고 계속 마시게 되는 질병이지만, 치료를 통해 개선될 수 있습니다. 습관적으로 술을 마시고 필름이 끊기는 경험을 하면서도 사회적 관계나 건강에 큰 문제가 없다고 여기며 알코올 의존성이 없다고 생각하는 분들이 많은데요. 사실 필름이 끊길 정도로 술을 마셨다면 이미 알코올 의존성이 많이 진행된 상태라고 볼 수 있습니다. 미리 치료를 받고 노력하여 알코올 중독으로 악화되지 않도록 예방하는 것이 중요합니다.

술을 너무 많이 마셔 알코올성 치매에 걸린 분들은 대개 간이 많이 망가져 있습니다. 한방에서는 기본적으로 간의 해독기능을 올려주면서 금주침을 병행하는 치료를 합니다. 간 기능을 검사하는 기본 항목이 AST, ALT, GGT 등인데, 간 기능을 개선하는 데 도움이 되는 약을 복용하면 한 달 이내에 간수치가 정상화되는 사례가 많습니다. 이렇게 간기능을 회복시키면서 알츠하이머 치료에 도움이 되는 탕약을 함께 복용하면 좀 더 빠른 회복을 기대할 수 있습니다.

06 중풍
갑자기 두통이 심하고 어지러운데, 중풍 전조증상인가요?

> 50대 중반인데, 평소에도 어지럼증이 있었습니다. 그런데 최근 갑자기 두통이 심해지면서 심하게 어지러웠는데, 잠깐 쉬다 보니 괜찮아졌습니다. 그냥 넘어가기에는 두통의 정도가 너무 심하고, 이런 증상이 중풍의 전조증상이란 이야기를 들은 적이 있어 더 걱정스럽습니다. 병원에 가서 정밀 검사를 받아보는 것이 좋을까요?

가벼운 어지럼증, 중풍의 전조증상?

중풍은 '적중하다, 명중하다' 할 때 사용되는 '가운데 중(中)' 자를 써서, '풍에 맞았다'는 뜻입니다. 한방에서 '풍'이라는 개념은 갑작스럽게 발생하는 질환을 표현할 때 사용합니다. 갑작스럽게 의식을 잃거나, 한쪽 팔이나 다리를 못 쓰거나, 시야가 흐려지거나, 피부에 이상이 생기는 질병들을 한방에서는 모두 '풍'이라고 부르기도 합니다.

그중 중풍은 대부분 뇌에서 일어나는 혈관성 질환으로, 양방에서 말하는 '뇌졸중'과 비슷한 의미로 사용되지만, 중풍에는 안면신경 마비 등의 질환까지 포함되는 등 뇌졸중보다 범위가 더 넓은 편입니다. 뇌졸중은 뇌혈관이 막히는 '뇌경색'과 뇌혈관이 터지는 '뇌출혈'로 나뉘는데 주로 노년층에서 많이 발생하며, 전체 노령 사망자의 약 14%를 차지할 정도로 치명적인 질병입니다.

다행히 중풍에는 전조증상이 있습니다. 혈관이 터지기 직전 부풀어 오르거나 뇌 안의 혈액 공급이 원활하지 않을 때, 뇌는 다양한 형태로 신호를 보내기 때문입니다. 예를 들어 두통이 갑자기 심해지면서 어지러움을 느끼거나, 한쪽 팔다리에 감각이 없어지고 힘이 빠지거나, 한쪽 시야가 갑자기 흐려지면서 보이지 않는 등의 증상이 나타날 수 있습니다. 의식이 혼미해지는 경우도 있는데, 이 또한 절대 놓쳐서는 안 될 중풍의 전조증상입니다.

두통이 심하거나 어지럽다면 중풍을 의심해볼 필요가 있습니다. 많은 분들이 어지럼증이 심하면 겁을 먹지만, 어지럼증이 가벼우면 대수롭지 않게 여기는 경향이 있습니다. 물론 어지럽다고 해서 항상 중풍을 걱정할 필요는 없습니다. 몸의 균형을 조절하는 내이(속귀)에 문제가 생길 때도 어지러움을 느낄 수 있는데, 이를 말초성 어지럼증이라고 합니다. 말초성 어지럼증은 바닥에 붙어 꼼짝도 못할 정도로 심하지만, 생명에는 크게 위협이 되지 않습니다.

반면, 어지럼증이 그리 심하지 않았는데도 중풍으로 쓰러지는 경우가 있습니다. 특히 나이가 많은 분들이 추운 날 갑자기 어지러움을 호소하며 쓰러져 응급실에 가기도 하는데, 그때는 괜찮아 보여도 조만간 중풍이 발생해 반신불수나 언어장애가 생길 가능성이 있으니 주의가 필요합니다.

추운 날씨에는 혈관이 수축하여 순간적으로 혈류가 막힐 수 있는데, 이로 인해 어지럼증이 생길 수 있으며 따뜻한 곳에서 휴식을 취하면 수축되었던 혈관이 다시 넓어져 어지럼증이 금방 완화되기도 합니다. 평소에 빈혈이나 기립성 저혈압으로 자주 어지럼증을 느꼈던 분들은 어지럼증이 약해 대수롭지 않게 여길 수 있지만, 고령층의 경우 중풍의 전조증상일 수 있으므로 꼭 기억해두는 것이 좋습니다.

안면신경마비를 일으키는 '구안와사'도 중풍의 전조증상 중 하나입니다. 구안와사가 오면 운동신경에 문제가 생겨 음식을 먹을 때 흘릴 수 있지만, 말이 어눌해지지는 않습니다. 그래서 중풍이 아니라고 착각할 수 있으나, 방심하지 말고 바로 병원을 방문하는 것이 좋습니다. 또한 속이 메슥거리거나 머리가 아픈 증상도 중풍의 전조증상일 수 있으니 사소한 증상이라도 세심하게 살피는 것이 중풍을 예방하는 좋은 방법입니다.

중풍의 원인은 다양합니다. 특히 당뇨, 고혈압, 고지혈증과 같이 뇌혈관에 문제를 일으킬 수 있는 질환이 있는 경우 중풍의 위험이 높아집니다. 그러나 이러한 질환이 없어도 일과성 뇌허혈이나 노인성 혈관 기능장애로 인해 갑자기 중풍이 발생하는 경우도 많습니다. 따라서 <u>원인이 되는 질병이 없더라도 어지럼증이 생기면 가볍게 여기지 말고, 정밀한 검사를 통해 중풍으로 인한 어지럼증인지, 귀 안</u>

쪽의 내이에 의한 말초성 어지럼증인지 구분하는 것이 중요합니다. 만약 중풍에 의한 어지럼증이라면, 혈관의 노화를 막아주는 치료를 하거나 뇌 속 어혈을 제거해 혈액순환을 돕는 한약 치료로 증상을 완화할 수 있습니다.

골든타임 지켜주는 FAST 원칙

중풍은 생명을 앗아가거나 심각한 후유증을 남길 수 있는 무서운 질병입니다. 하지만 전조증상이 나타났을 때 골든타임을 놓치지 않고 적절한 조치를 취하면 회복이 가능한데, '패스트(FAST)'라는 원칙을 꼭 기억하길 바랍니다.

의미를 하나씩 짚어보면 먼저 F는 Face(얼굴)를 의미하는데, 얼굴에 감각 이상이 생기거나 움직이지 않는다면 주의해야 합니다. A는 Arm(팔)을 뜻하며, 팔이나 발의 움직임과 감각에 이상이 있거나 기우뚱거린다면 중풍의 신호일 수 있습니다. S는 Speech(말)로, 말이 어눌해지거나 발음이 흐려진다면 역시 중풍을 의심해볼 수 있습니다. 마지막으로 T는 Time(시간)으로, 이러한 증상이 나타나면 시간을 지체하지 말고 가능한 한 빨리 병원으로 이동해야 한다는 의미입니다.

중풍이 발생하면 최대한 3시간 이내에 병원에 가서 치료를 받는 것이 매우 중요합니다. 뇌는 산소와 포도당을 공급받아야 정상적으로 기능하는데, 중풍으로 인해 혈관이 막히거나 터지면서 2~3시간 이상 산소와 포도당 공급이 차단되면 뇌세포가 회복 불가능한 상태로 손상됩니다. 그렇게 되면 해당 신경이 지배하는 신체 부위, 예를 들어 팔이나 다리 등도 영구적으로 장애를 입을 수 있습니다. 따라서 늦어도 3시간 이내에 병원에 도착해 막힌 혈관을 뚫거나 터진 혈관을 복구하는 치료를 받는 것이 필수적입니다.

올바른 생활습관이 재발 예방한다

중풍으로 막힌 혈관을 뚫고 터진 혈관을 꿰맸다고 해서, 마비되었던 몸이 바로 정상으로 회복되는 것은 아닙니다. 그래서 재활이 매우 중요합니다. 재활을 얼마나 잘하느냐에 따라 예후가 달라지기 때문이죠.

10여 년 전만 해도 중풍환자는 대부분 한방병원에 입원해 후유증 치료를 했습니다. 치료율도 굉장히 높아서 수술 없이 회복되는 경우가 많았습니다. 지금도 침과 뜸은 여전히 효과가 좋습니다.

뜸은 혈류를 촉진해 신진대사를 돕고 몸을 따뜻하게 만들어줍니다. 중풍으로 배뇨장애와 변비가 생기거나 몸이 굳었을 때는 아랫배에 있는 혈자리인 관원, 기해, 중극에 뜸을 놓으면 증상을 완화시키고 재발을 방지할 수 있습니다.

침 치료도 효과가 좋습니다. 우리 몸에는 기(氣)와 혈(血)이 흐르는 '경락'이라는 통로가 있습니다. 경락은 모두 20종(개수는 32개)인데, 뇌혈관이 막히거나 출혈이 발생한 위치에 해당하는 경락을 따라 혈자리에 침을 놓으면 기혈순환이 정상화되어 회복하는 데 도움이 됩니다.

재활을 열심히 해서 완전히 회복했더라도 중풍이 재발하지 않도록 조심해야 합니다. 중풍은 처음 발생했을 때는 사망 위험이 적지만, 재발할 경우 그 위험이 급격히 높아지기 때문입니다.

우선 주기적으로 정기검진을 받는 것이 좋습니다. 정기검진으로 100% 중풍을 예방할 수는 없지만, 위험을 줄이는 데 도움이 됩니다. 나이가 들면 혈관이 노화되어 혈액순환이 원활하지 않을 수 있고, 이로 인해 일시적인 허혈성 중풍이 올 수도 있습니다. 하루 만에 회복되면 방심하고 '나이가 들어서 그런가 보다' 하고 넘어가기 쉬운데, 사실은 중풍의 조짐일 수 있으니 바로 건강검진을 받고 미리 예방하는 것이 좋습니다.

건강한 생활습관을 유지하는 것도 중요합니다. 기본적으로 혈관에 자극을 줄 수 있는 매운 음식, 짠 음식, 기름진 음식, 고지혈을 유발할 수 있는 고콜레스테롤과 고지방 음식을 피하는 것이 좋습니다. 대신, 중풍 예방에 도움이 되는 국화차나 솔잎차를 마시는 것이 좋습니다. 또한 뇌에 혈액이 부족해 생기는 노인성 중풍에는 천마, 방풍 등이 도움이 됩니다. 산수유도 노화를 예방하고 혈압을 낮춰주기 때문에 좋습니다. 수면 부족이 문제라면 산조인을 볶아 차로 마시고, 스트레스가 심할 때는 마음을 안정시키는 귤피차가 좋습니다.

꾸준한 운동은 혈관 건강에 큰 도움이 되므로 매우 중요합니다. 다만 어떤 운동을 하느냐보다는 언제 운동을 하는지가 더 중요합니다. 나이가 들면 잠이 줄어들어 새벽 3시에 일어나 해가 뜨자마자 운동하러 나가는 분들이 많은데, 새벽 운동은 오히려 위험할 수 있습니다. 새벽 시간대에는 공기가 차가워 혈관이 수축해 막힐 위험이 큽니다. 특히 <u>추운 겨울철에는 새벽 운동을 피하고, 대낮에 햇빛이 있을 때 운동하는 것이 더 안전합니다.</u>

스트레스 관리도 필요합니다. 스트레스로 인해 교감신경이 흥분하면 심장 박동이 빨라지면서 혈관이 수축하게 되는데, 이는 중풍의 위험을 높입니다. 평소 마음을 잘 챙겨 스트레스를 줄이고, 스트레스를 받더라도 빨리 해소할 수 있는 자신만의 방법을 찾는 것이 좋습니다.

〈심혈관〉

07 심근경색
가슴이 너무 아프고 숨쉬기가 힘들어요

> 친구가 40대 젊은 나이에 심근경색으로 사망했습니다. 평소 지병도 없고 건강했던 친구인데, 자다가 세상을 떠나 충격이 컸습니다. 그때부터 심근경색에 대해 관심이 많았는데, 저도 언제부터인지 가끔씩 가슴이 답답하고 너무 아파 걱정입니다. 심근경색 주증상이 흉통이라는데, 무섭습니다.

딱딱해진 심장 근육, 생명을 위협한다

심장은 근육과 혈관으로 이루어진 중요한 장기입니다. 근육이 수축하면서 혈액을 온몸에 보내고, 근육이 이완될 때 전신을 돌아온 혈액이 다시 심장으로 돌아오게 됩니다. 이 심장이 잠시라도 멈추면 혈액 공급이 중단되어 치명적인 문제가 발생할 수 있습니다. 예를 들어 뇌에 혈액이 공급되지 않으면 뇌세포가 죽고, 발에 혈액이 공급되지 않으면 발이 썩을 수도 있습니다. 그래서 심장은 하루 종일 쉬지 않고 계속 뛰어야만 합니다.

심장은 전신에 혈액을 공급하는 역할을 하지만, 심장 자체도 혈액을 공급받아야 제대로 기능할 수 있습니다. 심장에는 '관상동맥'이라는 혈관이 있는데, 심장 전체를 둘러싸고 있는 모양이 왕관처럼 생겨서 이러한 이름이 붙었습니다.

이 관상동맥이 좁아지거나 혈전으로 막히면 심장에 충분한 혈액이 공급되지 않아 심장 근육이 딱딱하게 변할 수 있습니다. 심장 근육은 전체가 협력하여 펌프질을 해야 하는데, 어느 한 부분이라도 근육이 죽어 딱딱해지면 심장 박동이 불규칙해지고, 심장이 쪼이는 듯한 통증이 발생하게 됩니다.

이처럼 심장 근육이 딱딱해지는 병을 '심근경색'이라고 합니다. 심장이 제대로 뛰지 않는다는 것은 매우 위험한 신호입니다. 운이 좋다면 빠르게 응급처치를 받아 생명을 구할 수 있지만, 심근경색으로 인해 즉각적인 사망에 이르는 경우도 적지 않은데요. 전날 저녁까지 아무렇지 않았고 평소처럼 잠자리에 들었다가 아침에 사망했다는 사례가 종종 있는데, 대부분 심근경색으로 인한 경우입니다. 그만큼 심근경색은 치명률이 높기 때문에 평소에 혈관이 막히지 않도록 관리하는 것이 매우 중요합니다.

견디기 힘든 흉통이 대표 증상

심근경색의 기본적이면서도 대표적인 증상은 바로 '흉통'입니다. 마치 송곳으로 쑤시는 것 같은 엄청난 통증이 발생하며, 식은땀이 나고 속이 메스꺼워지기도 합니다. 심한 경우 토하면서 심장을 부여잡게 되기도 하고, 막힌 부위에 따라 턱이나 어깨 쪽으로 통증이 퍼지기도 합니다.

통증이 너무 심해 남성들은 종종 "코끼리가 심장 위에 올라탄 것 같다"고 표현하기도 합니다. 보통 아무리 두꺼운 이불을 덮어도 가슴이 답답하게 느껴질 수는 있지만, 심장이 눌리는 듯한 느낌은 들지 않기 마련인데, 이 정도로 압박감을 느낀다면 통증의 정도가 얼마나 큰 것인지 알 수 있겠지요?

가슴에 담이 결려서 생기는 통증도 흉통을 일으킬 수 있지만, 담으로 인한 흉통과 심근경색으로 인한 흉통은 차이가 있어요. 담결림은 숨을 들이마실 때 통증이 생겼다가 가만히 있거나 자세를 바꾸면 풀리는 경우가 많고, 잠깐 아프다가 나아지곤 합니다. 반면에 <u>심근경색은 통증이 정중앙보다는 왼쪽 심장 쪽으로 치우쳐서 발생하고, 20~30분 동안 지속된다는 특징이 있어요. 무엇보다 중요한 점은 호흡곤란이에요.</u> 가슴이 극심하게 아프면서 숨쉬기가 어렵다면 즉시 응급실로 가야 합니다.

하지만 심근경색이 항상 흉통을 동반하는 것은 아닙니다. 여성의 경우 통증 없이 심근경색이 발생할 수도 있습니다. 이런 경우 소화불량으로 오인해 치료 시기를 놓칠 수 있어 더 위험해질 수 있습니다.

심근경색의 치사율은 약 30~40%에 이르는데, 이 확률도 증상이 나타나서 즉시 응급실에 갔을 경우입니다. 병원에서는 통증이 어디에서 발생했는지, 얼마나 오래 지속되었는지, 통증의 양상과 함께 호흡곤란 여부와 그 강도를 확인하여 어느 부위의 혈관이 막혔는지를 관상동맥 촬영이나 심장 초음파 검사로 찾아냅니다.

대사증후군, 가족력 있으면 더 위험하다

심근경색은 40대부터 나타날 수 있으며, 나이가 들수록 발생할 확률이 높아집니다. 그 이유는 혈관 노화 때문인데요. 혈관이 노화되면 탄력이 떨어지고 좁아져 혈액순환이 원활하지 않게 되고, 혈관 내에 찌꺼기가 쌓이기 쉬우며 필요한 곳에 혈액을 충분히 공급하기도 어렵습니다.

나이가 들면 누구나 혈관이 노화되면서 심근경색이 발생할 수 있지만, 특히 당뇨병을 앓고 있는 분들은 더 주의해야 합니다. 당뇨병이 있으면 심근경색 발생 위험이 높아지기 때문입니다. 맹물보다 꿀물이 더 걸쭉하고 끈적이는 것처럼, 당뇨 환자의 혈액도 당이 많아 걸쭉하기 때문에 혈류 속도가 느려지고 혈관이 막히기 쉬운 상태가 됩니다.

고혈압 환자도 주의가 필요합니다. 혈압은 혈액이 혈관 벽에 가하는 압력인데, 혈압이 높으면 그만큼 혈관에 큰 압력이 가해지면서 혈관이 약해지기 쉽습니다. 마치 오래 사용한 수도 호스가 낡아서 약해져 쉽게 찢어지는 현상과 비슷합니다.

고지혈증 환자도 마찬가지로 심근경색에 취약합니다. 고지혈증은 혈액 내에 지방(기름)이 많은 상태인데, 지방이 많으면 혈류 속도가 늦어지고, 혈관 벽에 지방이 붙어 혈관이 좁아지기 쉽습니다.

이처럼 <u>당뇨병, 고혈압, 고지혈증과 같은 대사증후군이 있으면 그렇지 않은 사람보다 심근경색 발생 위험이 크므로 관리를 잘해야 합니다.</u> 물론 대사증후군이 없다고 해서 안심할 수는 없습니다. 당뇨병, 고혈압, 고지혈증이 없어도 심근경색이 발생할 수 있으므로 주의가 필요합니다.

가족력이 있는 경우에는 더욱 조심해야 합니다. 심근경색이 유전적인 요인과 관련이 있는지 명확하게 밝혀지지는 않았지만, 전혀 무관하다고 할 수도 없습니다. 심근경색의 위험을 높이는 당뇨병, 고지혈증, 고혈압 등이 유전적인 요인과 연관이 있기 때문입니다. 따라서 부모나 형제 중에 심근경색으로 고생하거나 사망한 분이 있다면, 평소에 조심하는 것이 좋습니다.

치료보다 예방이 최선!

심근경색은 치사율이 매우 높아서 치료보다는 예방이 최선입니다. 특히 추운 겨울을 조심해야 합니다. 한파가 올 때 심근경색과 같은 심혈관질환이 발생할 확률이 높아지기 때문입니다. 실제로 온도가 15도 이상 차이 나는 추운 곳에 나가면 심근경색 발생 위험이 40% 증가한다는 통계도 있습니다.

겨울철에 심근경색과 같은 심혈관질환이 많이 발생하는 이유는 무엇일까요? 인간뿐만 아니라 모든 동물은 추운 곳에서 체온을 유지하기 위해 혈액을 빠르게 많이 공급해야 생존할 수 있습니다. 그러나 날씨가 추워지면 혈관이 수축하고 혈압은 높아집니다. 마치 도로가 갑자기 좁아지면 병목현상이 생기는 것처럼, 혈관이 좁아지면 혈액이 원활하게 흐르지 못하고, 평소 문제가 되지 않던 작은 혈전이 심장으로 가는 혈관을 막아 심근경색을 유발할 수도 있습니다. 따라서 꼭 겨울이 아니더라도 온도 변화가 큰 날씨에는 주의하는 것이 좋습니다.

심근경색을 예방하기 위해서는 대사증후군이 생기지 않도록 관리하는 것이 중요하며, 이미 대사증후군을 앓고 있다면 혈당, 혈압, 콜레스테롤이 정상 범위에 유지되도록 관리해야 합니다. 이를 위해 운동과 식이요법으로 정상 체중을 유지하는 것이 좋아요. 운동은 심장에 무리가 가지 않는 범위에서 하는 것이 안전합니다. 젊고 운동 능력이 좋은 분이라면 하루 30분 주 3회 이상 달리기, 자전거, 수영, 줄넘기 등 유산소운동을 권합니다. 심장이 약한 경우에는 가벼운 걷기나 산책이 도움이 됩니다.

식이요법은 개인의 원인 질환에 맞춰 진행해야 합니다. 당뇨병이 있는 경우 탄수화물과 단당류의 섭취를 줄이고, 고지혈증 환자는 중성지방이나 패스트푸드를 줄이며 불포화지방, 채소, 토마토, 견과류 등을 섭취하는 것이 도움이 됩니다. 고혈압이 있는 경우 소금 섭취를 줄이고, 섬유질이 풍부한 채소를 많이 먹는 것이 좋습니다.

한방 치료도 예방에 도움이 될 수 있습니다. 몸에 좋은 콜레스테롤(HDL)을 높이면 심근경색 위험이 3배 정도 낮아지고, 나쁜 콜레스테롤(LDL)을 줄이면 심근경색 위험도 함께 감소합니다. 그래서 좋은 콜레스테롤을 높이고 나쁜 콜레스테롤을 낮추는 것이 중요한데, 한약이 도움이 될 수 있습니다. 고지혈증 진단을 받으면 양약을 처방받아 복용하게 되는데, 양약은 나쁜 콜레스테롤을 낮추지만, 좋은 콜레스테롤을 높이는 데는 효과가 미비합니다. 이미 양약이 심근경색 예방에 큰 도움이 되지 않는다는 연구 결과도 있습니다.

좋은 콜레스테롤은 혈관에 쌓인 나쁜 콜레스테롤을 간으로 이동시켜 처리하게 해주기 때문에, 혈관이 깨끗해지고 심근경색 위험이 낮아집니다. 꾸준히 운동하고 불포화 지방산이 풍부한 음식을 섭취하면 좋은 콜레스테롤을 높일 수 있습니다. 불포화 지방산이 많은 음식은 견과류, 올리브 오일, 아보카도, 생선 등입니다. 술 중에는 그나마 레드와인이 낫습니다. 여기에 더해 좋은 콜레스테롤을 높일 수 있는 한약재로 만든 한약을 복용하는 것도 도움이 됩니다.

08 협심증
가슴이 쪼이듯 아프고
통증이 온몸으로 퍼져요

> 50대 후반의 남자입니다. 가끔씩 가슴이 쪼이듯이 아픕니다. 역류성 식도염이 걸렸을 때도 명치끝이 쓰리고 아팠는데, 그때의 통증과는 또 다릅니다. 몇 분 정도 지나면 가라앉기는 하는데, 시간이 지날수록 횟수가 잦아지는 것 같습니다. 심각한 병일까요?

관상동맥이 점점 좁아진다

협심증을 한자로 풀이하면 '좁을 협(狹)', '심장의 심(心)', '증상 증(症)', 즉 '심장이 좁아지는 증상'이라는 의미가 됩니다. 여기서 심장이 좁아진다는 것은 심장 자체가 좁아지는 것이 아니라 심장을 둘러싼 관상동맥이라는 혈관이 좁아진다는 것을 의미합니다. 관상동맥이 좁아지면 심장이 충분한 산소와 영양분을 공급받지 못해 발작적으로 통증이 발생하거나 여러 병적 증상이 나타나는데, 이를 협심증이라고 합니다. 일반적으로 관상동맥이 50% 이상 좁아지면 협심증으로 진단합니다.

관상동맥이 좁아지는 이유는 크게 세 가지입니다. 첫째는 노화입니다. 플라스틱 호스나 고무 제품도 오래 사용하면 딱딱해지듯이, 혈관도 시간이 지나면서 딱딱해지고 탄력이 줄어들어 혈액이 원활하게 흐르지 못하게 됩니다.

두 번째 이유는 고혈압·고지혈증·당뇨병·비만 같은 대사증후군이나 심혈관질환, 협심증 가족력이 있는 경우입니다. 대사증후군은 심혈관질환을 일으키는 주요 원인 질환인데, 이런 질환이 있는 상태에서 고지방 식사, 과도한 소금 섭취, 음주와 흡연 등 좋지 않은 생활 습관을 이어가면 혈관이 좁아질 위험이 더 커집니다. 특히 고지혈증이 있는 경우, 혈관 내에 기름 찌꺼기와 콜레스테롤이 쌓여 혈전이 생기면서 혈관을 막아버릴 수 있습니다. 혈관이 좁아진 것을 방치하여 혈관이 완전히 막히면 심근경색으로 진행될 가능성도 커집니다.

세 번째 원인은 '연축'이라고 해서 혈관이 경련을 일으키거나 수축하는 경우입니다. 경련이 아주 심하거나 크게 아프지는 않지만 때로는 경련으로 심장마비가 일어날 수 있으니 방심해서는 안 됩니다.

심장 부위 통증, 모두 협심증이 아니다?

협심증의 주요 증상은 가슴이 쪼이는 듯한 통증입니다. 이 통증은 보통 5분 이내로 지속되다가 가라앉는데, 경우에 따라 더 길게 이어지기도 합니다. 처음에는 가슴이 쪼여들면서 아프지만, 시간이 지날수록 그 느낌과 통증이 다른 부위로 퍼지게 됩니다. 팔다리로 전달되거나 턱으로 올라가기도 하고, 등이 아프기도 합니다. 이와 같이 가슴에만 머무는 것이 아니라 방사통이라 하여 혈관이 지나가는 곳이면 어디든 통증이 퍼질 수 있으며, 통증의 강도도 매우 강합니다.

심장 부위에 통증을 유발하는 질병은 협심증 외에도 여러 가지가 있으므로 구분이 필요합니다. 예를 들어 역류성 식도염도 가슴 통증을 동반합니다. 식도가 심장 옆을 지나가기 때문에 식도에 염증이 생기면 심장의 통증과 헷갈릴 수 있습니다. 역류성 식도염의 경우에는 가슴이 쪼이는 느낌보다는 불에 타는 듯한 화끈거림(작열감)이 강하고, 통증의 강도도 협심증에 비해 약한 편입니다.

또한 심장의 대동맥이 박리될 때도 극심한 가슴 통증이 발생할 수 있습니다. 대동맥은 세 겹의 막으로 구성되어 있는데, 대동맥 박리는 가장 안쪽의 내막이 찢어져 그 혈액이 중간의 막으로 흘러들어가는 질환입니다. 이 질환은 48시간 이내에 수술하지 않으면 50%가 사망할 정도로 치명적이며, 이때 앞가슴이나 등 부위에 천둥 번개처럼 극심한 통증이 발생합니다. 이 통증은 협심증보다 훨씬 강력한 편입니다.

척추질환이 있을 때도 흉통이 나타날 수 있습니다. 특히 흉추(등뼈) 7번 전후 혹은 목뼈에 문제가 있거나 측만증이 있을 때 통증이 동반될 수 있습니다. 이처럼 다양한 질환이 흉통을 일으킬 수 있지만, 협심증은 통증이 매우 심하고 광범위하게 방사통이 나타난다는 특징이 있으므로 잘 구분하는 것이 중요합니다.

대동맥 박리를 제외하면 협심증으로 인한 통증은 다른 흉통 유발 질환에 비해 통증의 강도가 강하고 지속 시간이 길지만, 가슴 통증이 발생할 때마다 매번 검사를 받기는 어렵습니다. 일단 가슴 통증이 심하지 않고, 방사통이 없다면 크게 우려할 필요는 없습니다.

그러나 활동 중에 통증이 더 심해진다면 빠르게 병원을 방문해 검사를 받는 것이 좋습니다. 협심증의 중요한 특징 중 하나가 활동 중에 통증이 더 심해지는 것입니다. 활동할 때 심장이 더 빨리 뛰어야 하지만, 협심증은 혈관이 50% 이상 막혀 있어 혈액 공급이 원활하지 않습니다. 이로 인해 근육에 혈액이 충분히 공급되지 않으면서 빈혈이나 저혈압과 유사한 상태가 되어, 협심증이 발생하는 것이지요. 또한 스트레스가 많아도 심장이 자극을 받아 협심증이 나타날 수 있습니다.

만약 활동 중이 아닐 때 통증이 나타난다면 다른 치료를 먼저 시도해볼 수 있습니다. 위산 억제제를 복용해 통증이 가라앉으면 식도염일 가능성이 있으며, 추나요법으로 통증이 완화된다면 척추질환일 수 있습니다. 이러한 치료에도 통증이 강하게 지속된다면 심장초음파 등 정밀검사를 통해 협심증 여부를 확인해보는 것이 좋습니다.

금연·금주·저염식으로 저속 노화에 도전하자

일반적으로 협심증은 60대 이후에 많이 발생하는데, 왜 그럴까요? 협심증은 혈관이 노화되면서 발생 확률이 높아지는 질환입니다. 사실 혈관은 30대부터 서서히 노화가 시작되는데 그러다가 60세가 되면 혈관 내벽이 많이 약해져 협심증이 발생할 수 있습니다.

여러 통계를 보면, 협심증은 여성보다 남성에게서 더 많이 발생하는 경향이 있습니다. 이는 대체로 남성이 여성보다 흡연과 음주에 더 자주 노출되기 때문으로, 이 두 가지 요인이 혈관 노화를 가속화시킵니다. 그러나 요즘은 여성의 흡연과 음주가 늘고 있으며, 50대 중후반에 폐경이 되면서 혈관 건강에 영향을 주는 여성 호르몬이 부족해져 여성도 협심증 위험도 높아지는 추세입니다.

나이가 들면서 혈관의 노화를 근본적으로 막을 수는 없지만, 흡연과 음주를 피하고 짠 음식을 줄이려는 노력을 통해 혈관을 최대한 젊게 유지할 수 있습니다. 한국인은 김치나 젓갈류 등 염분이 높은 음식을 많이 섭취하는 편입니다. 물론 모든 분에게 무조건 저염식을 권하는 것은 아니지만, 염분 섭취를 줄이고 금주, 금연과 꾸준한 운동을 병행하면 혈관 건강을 유지하는 데 큰 도움이 됩니다. 동물성 지방을 줄이고 불포화 지방산, 생선, 오메가3, 채소, 과일을 충분히 섭취하는 것이 좋습니다.

한약을 복용하는 것도 한 방법입니다. 30~60대까지 약 30년간 진행된 혈관 노화를 갑자기 되돌릴 수는 없지만, 혈관 내벽에 붙어 있는 기름 찌꺼기를 제거하고 혈관의 탄성을 강화시켜주는 한약이 많이 있습니다. 협심증을 비롯한 심혈관질환은 오래전부터 한방에서 다루어온 질환으로, 혈관을 젊고 건강하게 해주는 한약재에 대한 연구도 많이 되어 있습니다. 이러한 한약의 도움을 받아 혈관 노화를 최대한 늦추는 것도 좋은 예방법입니다.

협심증이 발생해 응급으로 치료를 해야 할 상황에서는 기혈순환을 도와 신진대사를 개선하고 심신을 안정시키는 '사향소합향원'이 효과가 좋습니다. 또한 비만과 고지혈에 대해서는 몸속에 쌓인 습과 열을 배출하고 염증을 없애주고 면역력을 높여주는 '방풍통성산'을, 불안증과 신경쇠약에는 심신을 평온하게 해주는 '천왕보심단', 심장 기능이 항진된 심실증에는 자율신경을 안정시켜 불안과 초조, 심장 두근거림을 가라앉혀주는 '시호가용골모려탕'을, 호흡곤란에는 끈적한 가래를 없애 편안하게 숨을 쉴 수 있게 해주는 '과루지실탕' 등을 선제적으로 복용해 협심증의 발생을 최대한 늦출 수 있습니다. 한약 복용과 함께 적절한 식이요법과 운동요법을 병행하면 협심증을 충분히 예방할 수 있습니다.

· Part 2 ·

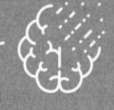

신경 · 정신 건강

〈신경〉

09 수전증
손이 자주 떨리는데, 치료를 받아야 할까요?

> 긴장을 많이 하거나 피곤하면 손이 떨려요. 처음에는 대수롭지 않게 여기고 넘어갔는데 시간이 지날수록 더 자주 떨리고, 한 번 떨리면 떨림이 지속되는 시간이 점점 길어지는 느낌입니다. 아직까지는 생활하는 데 큰 불편은 없지만 증상이 더 심해질까 걱정입니다. 병원에 가서 치료를 받아야 할까요?

손떨림 중 약 20%, 치료가 필요하다

살다 보면 손이 떨리는 경험을 한두 번쯤 해보았을 것입니다. 주로 전날 무리해서 피곤하거나, 심하게 긴장을 했을 때 손이 떨릴 수 있습니다. 사실 가볍게라도 손이 떨린다면 모두 수전증에 해당한다고 볼 수 있는데, 대부분은 가볍게 떨리고 금방 진정되는 경우가 많아 대수롭지 않게 여기고 지나가게 됩니다. 그러나 만약 증상이 심해지고 떨림의 빈도가 잦아진다면, 병원을 방문해 진단을 받고 치료를 받는 것이 좋습니다.

다만 치료가 필요한 경우는 전체의 약 20% 정도이고, 나머지 80%는 생리적인 떨림, 즉 정상적인 떨림으로 특별한 치료가 필요하지 않습니다. 누구나 기지개를 켤 때나 소변을 본 후 체온을 올리기 위해 부르르 떠는 경우가 있는데, 이는 자연스러운 생리적 떨림으로 정상적인 반응입니다. 피로하거나 일시적인 긴장으로 손이 떨리다가 긴장이 풀리면서 괜찮아진다면 치료할 필요가 없습니다.

그렇다면 어떤 경우에 치료를 받아야 할까요? 정상적인 떨림이라도 개인마다 느끼는 불편함의 정도가 다를 수 있습니다. 예를 들어 긴장했을 때 손이 떨리는 것은 자연스러운 현상입니다. 하지만 어떤 분들은 별 불편함을 느끼지 않는 반면, 다른 분들은 손떨림이 사회생활에 지장을 줄 정도로 눈에 띄어 스트레스를 받을 수 있습니다. 이처럼 떨림을 받아들이는 정도는 개인차가 있으며, 후자처럼 수전증으로 인해 일상생활에서 스트레스를 많이 받는다면 치료를 고려해보는 것이 좋습니다.

젊은층의 수전증, 유전적이거나 질환에 의해서거나

수전증은 기본적으로 근육과 인대의 문제에서 발생하는 경우가 많습니다. 줄다리기에서 팔에 힘을 많이 주면 떨리듯, 몸을 많이 쓰는 일을 하려고 할 때 떨림이 생기는 것은 정상적인 반응인데요. 수전증은 특별히 힘을 쓰지 않아도 근육과 인대가 부르르 떨리는 것이 특징입니다.

수전증은 흔히 떨림증이라고도 하는데, 나이가 들수록 많이 나타나는 경향이 있습니다. 이는 신경 노화와 관련이 깊기 때문입니다. 하지만 나이가 든 분들뿐만 아니라 젊은 층에서도 자주 나타납니다. 젊은층의 경우 신경 노화가 아니라 '본태성'으로 발생하는데, 본태성이란 특정 질환에 의해 이차적으로 생긴 것이 아니라 유전적 요인으로 인해 나타나는 것을 말합니다.

특정 질환에 의해 손이 떨리는 경우에는 수전증이라기보다 해당 질환의 증상으로 보는 것이 일반적입니다. 예를 들어 갑상선 기능 항진증이 있을 때 손떨림과 함께 두근거림, 얼굴 홍조, 눈이 튀어나오는 증상이 나타난다면 이는 갑상선 기능 항진증에 의한 증상입니다.

갑상선 기능 항진증으로 손이 떨리는 이유는 갑상선 호르몬이 과도하게 분비되어 근육의 긴장도를 높이기 때문입니다. 특히 20~30대의 젊은 여성의 경우, 수전증이 갑상선 기능 항진증 때문인지 본태성 수전증 때문인지를 혈액 검사를 통해 확인할 수 있습니다. 만약 갑상선 기능 항진증으로 인한 수전증이라면 치료를 통해 손떨림이 사라집니다. 그러나 다른 증상은 다 치료되었는데도 수전증만 남아 있다면, 갑상선 기능 항진증 외에 본태성 수전증을 동시에 갖고 있었다고 볼 수 있습니다.

파킨슨병이 있을 때도 손떨림이 많이 발생하지만, 이는 수전증이라기보다는 파킨슨병의 일부 증상으로 보아야 합니다. 파킨슨으로 인한 손떨림과 본태성 수전증에는 큰 차이가 있습니다. 본태성 수전증의 경우 어떤 동작을 하려고 할 때나 같은 자세를 유지하려 할 때 떨림이 발생합니다. 예를 들어 연필을 잡고 힘을 줄 때와 같은 상황입니다. 반면 <u>파킨슨병으로 인한 손떨림은 가만히 있을 때도 나타나며, 떨림의 속도가 느리다는 특징이 있습니다. 수전증이 '바르르' 떨림이라면, 파킨슨병은 '흔들흔들' 하는 느린 떨림으로 표현됩니다.</u> 또한 파킨슨병에서는 물건을 잡으려 하면 떨림이 멈추는 반면, 본태성 수전증은 뭔가를 하려 할 때 떨림이 나타납니다. 가만히 있을 때 떨리다가 물건을 잡으려 할 때 멈춘다면 파킨슨병일 가능성이 있는 것입니다.

손떨림을 즉시 완화시켜주는 지압법

특정 질환으로 인한 수전증의 경우, 먼저 해당 질병을 치료하는 것이 우선입니다. 질병이 치료되거나 잘 조절되면 수전증은 자연스럽게 사라집니다. 그러나 본태성 수전증은 유전적으로 타고난 것이므로, 증상을 유발하는 원인을 찾아 이를 관리하고 치료하는 것이 중요합니다. 예를 들어 스트레스를 받을 때 손떨림이 심해진다면 스트레스 해소를 도와주는 치료를 하고, 잠을 잘 못잤을 때 떨림이 심하다면 숙면을 도와주는 치료를 하는 것이 좋습니다.

이러한 원인 치료는 시간이 걸리기 때문에, 발표를 앞두거나 기록을 해야 할 때처럼 손떨림을 바로 완화시켜야 하는 경우가 있을 수 있습니다. 한방에서는 손떨림을 완화시키기 위해 주로 엄지와 검지 사이의 합곡혈이나 손목 관절 뒷면의 엄지 쪽에 있는 양계혈에 침을 놓아 떨림을 진정시킵니다. 하지만 스스로 침을 놓기는 어려우니 침보다는 지압을 추천합니다.

본태성 수전증의 경우, 특히 엄지와 검지손가락이 잘 떨립니다. 이 두 손가락의 인대와 근육이 잘 수축되기 때문입니다. 긴장하거나 피곤하면 과도하게 수축되어 있다가 손을 펴면 그 부분이 파르르 떨리는 것이지요.

손떨림의 근원지를 찾는 방법이 있습니다. 엄지손가락을 들었을 때 떨림이 있다면 엄지 주변의 인대 부위를, 검지만 들었을 때 떨림이 있다면 검지 주변을 만져보면서 아픈 부위를 찾습니다. 손가락의 바닥 쪽이나 손등 쪽을 꼼꼼히 만져보면 통증이 있는 부위를 찾을 수 있습니다.

대부분 손목 근처에 통증 부위가 있는데, 이곳을 30초 정도 세게 눌러줍니다. 일반 지압은 보통 5~10초 정도 누르지만, 손떨림을 완화하려면 더 오래 눌러주는 것이 좋습니다. 길게 눌러주면 과도하게 긴장된 근육이 풀어지면서 신경전달물질이 원활하게 퍼져나가 떨림이 진정됩니다. 물론 일시적이긴 하지만, 급하게 글씨를 써야 하거나 사람을 만나야 할 때 응급처치로 사용하기 좋습니다.

엄지나 검지가 아닌 손 전체가 떨린다면 다섯 손가락을 각각 눌러보며 가장 떨림이 심한 부위를 찾아 지압하거나, 전부 떨릴 경우에는 모두 눌러주는 것이 좋습니다. 떨리는 부위는 인대가 톡 튀어나와 있는데, 이곳을 30초 정도 강하게 눌러줍니다. 처음에는 아프지만, 반복할수록 인대가 부드러워지며 떨림이 완화됩니다. 고무공을 꾹꾹 쥐는 동작도 수전증을 완화하는 데 도움이 됩니다.

응급처치로 급한 상황을 모면했다면 한의원을 방문해 보다 전문적인 치료를 받는 것이 좋은데요. <u>한방의 침, 뜸, 부항 등은 과도하게 긴장된 인대 주변의 경혈을 자극해 이완을 도와줍니다.</u> 이와 함께 근육의 성능 저하를 방지하기 위해 보약을 복용하는 것도 좋은 방법입니다.

노화로 인한 수전증은 파킨슨이나 다른 노인성 질환과 함께 나타나는 경우가 많습니다. 이때는 노화 방지를 돕는 신허약을 사용합니다. 또한 중풍이나 뇌압 상승 등 스트레스로 수전증이 발생하는 경우에는 뇌압을 낮춰주는 '천마구등음'이라는 약재를 처방합니다.

술·커피·신경과 약, 수전증을 부를 수 있다

술을 장기간 많이 마신 분들 중에 수전증이 있는 경우가 많은데, 술과 수전증은 밀접하게 관련되어 있습니다. 술을 지나치게 마셔 알코올 중독에 이르면 흔히 수전증이 동반되는데, 알코올 중독은 알코올로 인해 뇌의 실질 조직이 손상된 상태를 의미합니다.

알코올 중독 상태에서는 술을 마시는 동안에는 괜찮다가 술이 깨기 시작할 때 손이 떨리기 시작합니다. 술에 취해 신경이 마비되면 떨림이 나타나지 않지만, 몸에서 술을 해독해 혈중 알코올 농도가 떨어지면서 수전증이 발생합니다. 일반적으로 알코올이 해독되는

데 약 8시간 정도 걸리며, 완전히 해독되기 1~2시간 전쯤에 손떨림이 심하게 나타납니다. 알코올 금단 증상으로 인한 수전증은 금주를 해야 고칠 수 있습니다.

술을 많이 마시지 않아도 술잔을 들 때 손이 떨리는 분들이 있는데, 이는 본태성 수전증에 해당합니다. 술잔을 들려고 할 때 근육이 수축하여 인대가 긴장하면서 손이 떨리다가, 술을 몇 잔 마셔 알코올이 들어가면 인대가 부드러워져 떨림이 멈춥니다. 이 때문에 알코올 중독으로 오해하기도 하지만, 알코올 중독은 금단 증상으로 손떨림이 나타나는 것이므로 본태성 수전증과는 다릅니다.

커피도 수전증을 유발할 수 있습니다. 커피에 포함된 카페인 성분은 교감신경을 흥분시킵니다. 스트레스도 마찬가지입니다. 스트레스를 받으면 도파민, 아드레날린, 노르아드레날린 같은 신경전달물질이 분비되는데, 커피를 마셨을 때도 이러한 흥분성 신경전달물질이 분비됩니다.

우리 몸은 피곤할 때 뇌에서 피로감을 감지해 쉬어야 한다는 신호를 보내는데, 커피를 과도하게 마시면 흥분성 물질이 많이 분비되어 피로를 잘 느끼지 못하게 됩니다. 실제로는 쉬어야 하는 상태임에도 카페인의 영향을 받아 심장이 빨리 뛰고 혈압이 올라가면서 손이 떨리게 되는 거죠.

수전증이 있는 경우 커피는 피하는 것이 좋습니다. 커피뿐만 아니라 카페인이 많이 든 음식도 피하고, 대신 신경을 안정시키는 음식을 섭취하는 것이 좋습니다. 국화차, 로즈마리, 페퍼민트 같은 차나 수분과 비타민이 풍부한 채소가 도움이 됩니다.

    많은 분들이 약을 오래 복용하면 수전증이 나타날 수 있는지 궁금해하는데, 모든 약이 그런 것은 아닙니다. 다만 항생제나 항우울제와 같은 약물을 오래 복용하면 부작용으로 수전증이 나타날 수 있다는 연구들이 있습니다. 젊었을 때는 약을 복용해도 괜찮다가 나이가 들어 신경이 노화된 후에 나타나는 경우가 많으므로 주의하는 것이 좋습니다.

10 구안와사
차가운 바닥에서 자고 얼굴이 마비됐어요

> 겨울이 시작될 즈음, 외출했다 너무 피곤해서 그대로 바닥에 쓰러져 잤어요. 몇 시간을 내리 자고 일어났는데, 얼굴 한쪽이 잘 움직이지 않습니다. 본격적으로 난방을 하기 전이라 바닥이 좀 차기는 했습니다. 오래 바닥에 눌려 있어 일시적으로 마비된 것일까요? 좀 있으면 저절로 나아질까요?

전조증상이 있을 수도, 없을 수도 있다

"차가운 곳에서 자면 입이 삐뚤어진다"는 이야기를 들어본 적 있으신가요? 한방에서는 입이 삐뚤어지는 것을 '구안와사(口眼喎斜)'라고 부릅니다. 여기서 '구안'은 입과 눈을 의미하고, '와사'는 삐뚤어진 상태를 뜻합니다. 구안와사는 입과 눈이 한쪽으로 틀어지는 병인데, 한방에서는 '와사풍', 양방에서는 '안면신경마비'로 불립니다.

우리 뇌에서 머리로 나오는 뇌신경은 총 12쌍이 있으며, 그중에서 7번 신경이 바로 안면신경입니다. 이 신경은 얼굴 근육의 움직임을 담당하는 운동신경으로, 근육 외에도 미각이나 얼굴 일부의 감각을 담당하기도 합니다. 안면신경이 마비되면 눈과 입 등 얼굴이 일그러지게 됩니다.

안면신경은 왼쪽과 오른쪽에 각각 존재하는데, 구안와사는 양쪽이 아닌 한쪽만 마비되는 것이 특징입니다. 그래서 입이 한쪽으로 삐뚤어지고, 눈을 감아야 하는데 한쪽이 감기지 않거나, 웃으려 할 때도 한쪽만 움직이고 반대쪽은 움직이지 않아 얼굴이 찡그린 것처럼 보이게 됩니다. 이런 마비로 인해 얼굴이 일그러지기 때문에 사람을 만나기 꺼리게 되고, 사회생활에도 어려움을 겪을 수 있습니다.

구안와사는 전조증상 없이 갑작스럽게 나타나는 경우가 많지만, 때로는 전조증상이 나타나기도 합니다. 초기에는 약간의 피로감이나 두통이 있을 수 있으며, 이 전조증상이 1~2일에서 길게는 일주일 정도 지속되기도 합니다. 전조증상이 길게 나타나면 충분히 쉬는 것만으로도 구안와사를 예방할 수 있지만, 대부분은 전조증상임을 인지하지 못하고 무리하게 활동하다가 구안와사로 진행되는 경우가 많습니다.

또한 이마에 주름이 잡히지 않거나 한쪽 눈이 감기지 않는 증상, 눈물이 자주 흐르거나 양쪽 볼의 감각이 다르거나, 입에서 음식물이 자꾸 흐르는 증상도 구안와사의 전조증상일 수 있습니다. 이러한 전조증상이 나타났을 때 빠르게 치료를 받으면 마비가 쉽게 풀릴 가능성이 높아집니다.

구안와사 예방에 도움이 되는 작은 습관

사실 구안와사의 원인은 아직까지 명확하게 검증되지 않았습니다. 대부분 '이러할 것이다'라고 추측할 뿐이지요. 하지만 구안와사와 연관성이 높은 요인들이 있는 만큼 미리 알고 대비하면 어느 정도 예방할 수 있습니다.

구안와사는 특히 겨울철에 잘 발생하고 악화되는데, 왜 그럴까요? 겨울철에는 온도가 낮아져 찬바람을 맞거나 추운 곳에 있을 때 혈관이 수축하여 구안와사가 발생할 수 있습니다. 또한 추위로 인해 몸이 차가워지면 면역력이 떨어져 바이러스의 침투를 막아내지 못해 안면마비가 생길 수 있습니다. 기초체온이 1도 떨어지면 면역력이 약 30% 감소하므로 일리가 있는 이야기입니다.

이처럼 온도 변화와 구안와사는 관련이 있으므로, 겨울철에 외부 활동이 많은 분들은 더욱 조심하는 것이 좋습니다. 활동할 때는 목도리로 목을 따뜻하게 감싸고 귀밑으로 지나가는 안면신경을 보호하기 위해 귀를 따뜻하게 해주는 것도 중요합니다. 모자나 귀마개를 착용하고, 몸에 핫팩을 붙이고 따뜻한 음식과 물을 섭취하여 체온을 유지하는 것이 좋습니다.

몸을 혹사했을 때도 구안와사가 생길 수 있으므로 무리하지 말고 충분한 수면을 취하는 것이 중요합니다. 숙면을 통해 낮 동안 쌓인

정신적·육체적 피로를 풀 수 있으니까요. 스트레스 또한 구안와사의 원인이 되기 쉬우므로 스트레스를 잘 관리하는 것이 좋습니다.

또한 대상포진 바이러스에 의해서도 구안와사가 발생할 수 있습니다. 대상포진 바이러스는 통증을 동반하기 때문에, 구안와사 증상과 함께 귀 뒤에 통증이 나타나면 이를 '대상포진 구안와사'라고 부릅니다. 대상포진 백신이 예방에 도움이 될 수 있지만 한계가 있습니다. 한약을 통해 면역을 높여 예방하는 것이 좋습니다.

음식도 중요한 역할을 합니다. 기본적으로 따뜻한 음식이 좋으며, 구안와사가 중추성인지 말초성인지에 따라 식이요법을 달리하는 것이 좋습니다. 중추성 구안와사는 뇌의 문제로 발생하는 경우로 중풍, 뇌경색, 뇌출혈, 뇌종양, 뇌수막염 등이 원인이 되어 안면마비와 함께 팔, 다리의 움직임이 불편해지거나 말이 어눌해지는 증상이 나타납니다. 말초성 구안와사는 안면신경을 누르는 혈관 문제나 바이러스 침투로 발생하며, 얼굴 근육에만 증상이 나타나고 사지에는 문제가 없습니다.

중추성 구안와사일 경우 고지혈증, 당뇨, 고혈압 등 대사증후군에 좋지 않은 음식, 즉 짠 음식, 고열량 음식, 포화지방이 많은 음식, 단 음식을 피하는 것이 좋습니다. 대신 비타민과 미네랄이 풍부한 채소를 많이 섭취하는 것을 권장합니다.

말초성 구안와사일 경우, 평소 매운 음식이나 몸을 따뜻하게 해주는 생강, 후추 등을 섭취하여 몸을 따뜻하게 유지하면 도움이 됩니다. 또한 과일이나 비타민이 많이 포함된 음식을 먹고, 비타민 B,

비타민 12, 아연 등을 충분히 공급해주면 구안와사를 예방하는 데 도움이 될 수 있습니다.

구안와사에도 골든타임이 있다

구안와사는 가능한 한 빨리 치료할수록 좋습니다. 일반적으로 일주일 이내에 치료를 시작하는 것이 좋고, 72시간 이내에 시작하면 더욱 효과적입니다. 치료를 시작하더라도 초기 일주일 동안은 증상이 개선되지 않고 오히려 악화되는 경우가 많은데요. 마치 낙엽이 떨어진 후 건조해지면서 점점 비틀리는 것처럼 계속 진행되는 경향이 있습니다.

이때 어차피 치료해도 나아지지 않는다고 생각하고 치료를 포기하면 후유증이 많이 남을 수 있습니다. 구안와사가 진행되긴 해도 초기에 빨리 치료를 받으면 1에서 10까지 악화될 것을 5 정도로 줄일 수 있습니다. 초기 악화를 줄이면 후유증도 덜 남게 되고, 이후 치료도 훨씬 수월해지기 때문에 빠른 시일 내에 치료를 시작하는 것이 좋습니다.

구안와사를 치료하는 방법은 무엇일까요? 양방에서는 주로 항바이러스제를 투여합니다. 다만, 항바이러스제는 면역력을 떨어뜨릴 수 있어 조심스럽게 사용해야 합니다. <u>항바이러스제가 필요하다면 면역력을 높여주는 한약을 사용하는 한방 치료를 먼저 한 후에 투여하는 것이 더 안전합니다.</u>

한방에서는 주로 침을 통해 신경마비를 치료합니다. <u>몸이 차가울</u>

때는 뜸을 뜨기도 하고, 추나요법으로 두개골을 자극해 안면근육을 회복시키는 두개천골추나치료(CST)도 시행합니다. 바이러스가 원인이거나 후유증이 남아 있거나 신경 손상이 심한 경우에는 한약을 처방하기도 합니다.

11 대상포진
가렵고 아프더니 수포가 올라왔어요

> 일이 너무 많아 잠을 제대로 못 자고 일했더니 몸이 피곤하고 감기가 떨어지질 않아요. 그런데 옆구리 부근이 가렵기 시작하더니 점점 심해졌습니다. 긁으면 더 가려워져 긁지 않으려 해도 참기가 어렵습니다. 며칠 지나자 수포가 몇 개 올라왔는데, 이게 대상포진인가요?

수두 백신 맞아도 대상포진에 걸릴 수 있을까?

대상포진에 걸린 분들은 강렬한 가려움증과 통증에 시달리며 매우 힘들어합니다. 가렵고 아픈 것은 물론이고, 제때 적절히 치료하지 않으면 심각한 후유증이 남을 수 있어서 미리 대상포진 백신을 맞는 분들이 많습니다. 그 정도로 대상포진이 고통스러워 공익광고에서도 대상포진 백신 접종을 장려할 정도입니다.

그렇다면 왜 이렇게 대상포진이 두려운 질병으로 여겨질까요? 대상포진을 이해하려면 먼저 수두 대상포진 바이러스를 이해해야 합니다. 수두 대상포진 바이러스는 헤르페스 바이러스의 일종으로 1형, 2형, 3형으로 나뉩니다. 이 중 1형은 입술 주변에 생기는 단순포진, 2형은 성기에 생기는 성병 포진, 3형이 바로 수두 대상포진 바이러스입니다.

수두는 발병률이 매우 높아 우리나라에서는 일반적으로 생후 12~15개월 사이에 예방접종을 합니다. 특히 1~3세에 수두가 자주 발생하기 때문입니다. 백신이 바이러스의 침투를 완전히 막아주는 것이 아니라, 바이러스가 침투해도 심각한 증상으로 발전하지 않게 해주는 역할을 합니다. 감염되어도 열만 살짝 올라서 감기로 착각하기도 합니다.

미국에서 수두 감염률을 조사했는데, '99%가 수두 바이러스를 가지고 있다'는 결과가 나왔습니다. 우리나라도 90% 이상이 감염된 것으로 보고되고 있어, 사실상 거의 모든 사람이 수두 바이러스에 감염되었다고 볼 수 있습니다.

몸속에 들어온 수두 바이러스는 주로 신경세포 속에 잠복해 오랜 시간 조용히 있습니다. 그러나 나이가 들어 면역력이 약해지면 신경세포 벽을 깨고 나와 신경을 따라 바이러스가 퍼지게 됩니다. 바이러스는 신경을 따라 어디든 퍼질 수 있지만, 주로 복부와 가슴 부위에 나타나기 쉬운데요. 드물긴 하지만 심각할 경우 염증이 전신에 퍼질 수도 있습니다.

후유증 피하려면 조기 치료가 최선이다

대상포진의 가장 대표적인 증상은 바로 '수포'입니다. 수포는 마치 띠처럼 어느 한쪽에만 나타나는 것이 특징입니다. 이외에도 피부가 빨갛게 부어오르거나, 열이 나고 아프며, 가려운 '홍종열통' 증상이 동반될 수 있습니다. 어떤 분들은 칼로 베이는 듯한 통증을 호소하기도 하지만, 반대로 가볍게 지나가는 경우도 있습니다. 등에 약간 가렵거나 따끔한 느낌만 있어 대수롭지 않게 넘기고 나중에 보니 흔적이 남는 정도일 때도 있습니다.

대상포진은 처음 증상이 나타나기 1~3일 전부터 피로감과 두통이 동반되는 경우가 많습니다. 그 뒤 간질간질하거나 찌르는 느낌이 들기도 하지만, 피부에는 아무런 이상이 보이지 않아 애매한 느낌이 들 수 있지요. 몸살 기운이 조금 있는 듯한 상태로 시작되는 경우도 있습니다.

처음에는 헷갈리지만, 3일쯤 지나면 발진이 나타납니다. 딱밤을 맞아 빨갛게 된 것처럼 붉어지고, 자세히 보면 오돌토돌하게 올라온 것이 보이기 시작합니다. 이후 빨간 발진이 생겼다가 수포가 형성되고, 수포가 곪아 노랗게 변하기도 합니다. 완전히 곪아 터지면 딱지가 앉고, 딱지가 떨어지면 증상이 가라앉습니다. 처음 증상이 나타나 딱지가 떨어질 때까지는 평균적으로 약 2주 정도가 소요됩니다.

대상포진의 증상은 보통 2주 정도 지나면 가라앉지만, 신경이 손상되면 6개월에서 1년 이상 심한 통증을 호소하는 분들도 많습니다. 특히 고령의 환자분들은 후유증으로 인해 밤새 잠을 이루지 못하기도 하고, 심한 경우에는 화상을 입은 것처럼 평생 지워지지 않는 흉터가 남을 수도 있습니다.

이러한 후유증을 예방하려면 조기에 발견하고 신속하게 치료하는 것이 중요합니다. 초기에는 원적외선 램프 치료가 도움이 됩니다. 체온이 1도 떨어지면 면역력이 약 30% 정도 감소하는데, 이때 원적외선을 쬐면 혈액순환이 촉진되고 체온이 올라가 면역력을 높이는 데 효과적입니다.

적외선 이외에 초기에 사용하면 좋은 민간요법이 있습니다. '왕불유행'이라는 약재가 있는데요. 제가 박사학위 논문에 활용한 약재인데 처음 들어본 분들이 많을 것입니다. 이것을 태워서 그 가루를 바세린에 개어 바르면 대상포진 통증을 완화시키는 데 도움이 됩니다. 말린 마(산약)를 태워서 그 가루를 바세린이나 오일에 개어 바르는 것도 추천합니다.

등이 아플 때는 대상포진을 조기에 발견하기 어려울 수 있습니다. 흔히 삐끗해서 담이 걸린 줄 알고 한의원에 침을 맞으러 갔다가 발견되는 경우가 많습니다. 수포가 올라오면 이미 대상포진이 많이 진행된 상태이기 때문에 후유증이 남을 가능성이 큽니다.

대상포진은 얼굴에도 잘 발생하는데, 이 경우 눈으로 이어지는 신경에 염증이 생기면 홍채염이나 각막염이 생길 수 있고, 심할 경우 뇌신경을 타고 뇌수막염을 일으킬 수도 있습니다. 따라서 조기에 발견해 최대한 빨리 대응하는 것이 중요합니다.

대상포진은 전염성이 높지는 않지만, 드물게 수포 안에 살아 있는 바이러스가 있는 경우 전염될 수도 있습니다. 따라서 수포가 생겼을 때는 다른 사람이 만지지 않도록 하고, 수건도 따로 사용하는 것이 좋습니다. 드물게 비말이나 재채기로 전염될 수 있으므로 재채기를 할 때는 옷소매로 입을 가리거나 마스크를 착용하도록 하는 것이 좋습니다.

면역력에 도움이 되는 음식&해로운 음식

대상포진은 수두 바이러스가 신경절에 잠복해 있다가 면역력이 약해졌을 때 활성화되는 질병이기 때문에, 무엇보다 면역력을 유지하는 것이 중요합니다. 특히 50~70대 사이에 대상포진이 많이 발생하는 이유도 이 연령대에서는 면역력이 떨어지기 쉽기 때문입니다.

면역력을 높이는 방법은 여러 가지가 있지만, 가장 기본적인 방법은 면역력에 좋은 음식을 섭취하는 것입니다. 내 몸을 보강하는 데 있어 음식이 가장 중요한 역할을 합니다. 사실 모든 음식이 약이 될 수 있으므로 좋은 음식을 찾아 먹는 것보다 안 좋은 음식을 피하는 것이 더 중요합니다.

대상포진에 안 좋은 음식 1순위는 '탄수화물'입니다. 보통 "밥이 보약"이라는 말을 하지만, 대상포진의 경우에는 그렇지 않습니다. 특히 당도가 높은 탄수화물을 많이 섭취하면 염증이 악화될 수 있어 주의해야 합니다. 곡물을 섭취하더라도 쌀밥 대신 통곡물, 귀리, 고구마, 보리, 현미 같은 음식을 선택하는 것이 좋습니다.

가공식품에 많이 포함된 오메가-6 지방산도 대상포진에는 좋지 않으며, 카페인과 술 역시 피해야 합니다. 동물성 지방이나 기름진 음식도 피하는 것이 좋습니다. 이러한 음식들은 면역력을 떨어뜨릴 뿐만 아니라 신장과 간에 부담을 주고, 몸에 나쁜 콜레스테롤 수치를 높여 심혈관 건강에도 좋지 않습니다.

대신, <u>비타민과 무기질은 면역력을 높이는 데 큰 도움이 됩니다. 특히 아연, 비타민 A, C, E, B12가 풍부한 음식을 충분히 섭취하는 것이 좋습니다.</u>

〈정신〉

12 갱년기 우울증
아무것도 하기 싫고, 괜히 우울하고 눈물이 나요

> 원래 밝고 긍정적인 성격이었는데, 갱년기에 접어들면서 성격이 아주 이상해졌습니다. 매사 귀찮고, 아무것도 아닌 일에 쉽게 짜증이 나고 괜히 우울해요. 눈물이 없어 독하다는 소리를 듣기도 했는데, 눈물도 많아졌습니다. 이 모든 감정 변화가 갱년기 때문이라고 하는데, 사실인가요?

호르몬 변화, 갱년기 우울증을 부른다

갱년기에 접어들면서 감정 변화로 힘들어하는 분들이 많습니다. 갑작스러운 감정 변화에 당황스러울 수 있지만, 사실 갱년기에 나타나는 자연스러운 증상 중 하나입니다. 많은 분들이 이 시기에 육체적·정신적 무기력함을 느끼고 우울감에 빠져 힘들어하는데, 이를

'갱년기 우울증'이라고 부릅니다.

갱년기 우울증은 호르몬 변화로 인해 발생합니다. 남성도 갱년기에 성호르몬이 줄어들긴 하지만, 여성은 폐경과 함께 호르몬이 급격히 감소하기 때문에 남성보다 갱년기 우울증이 더 많이 나타나는 경향이 있습니다.

갱년기 여성뿐만 아니라 현대인들은 남녀노소를 불문하고 우울증에 취약합니다. 갱년기 우울증의 주요 원인은 호르몬 변화지만, 현대인들에게 많은 스트레스도 우울증을 악화시키는 요인이 됩니다. 현대 사회에서 느끼는 스트레스는 여러 가지입니다. 자기가 원하는 목표를 성취하지 못했을 때의 상실감, 실연의 고통, 가족이나 소중한 사람을 잃었을 때의 슬픔, 취업 실패로 인한 불안감, 그리고 존재감에 대한 실망감 등이 우울증을 유발할 수 있습니다.

원인이 무엇이든 증상은 비슷하게 나타납니다. 요즘에는 우울증 개념이 조금 남발되는 경향이 있는데, 우울증은 단순히 기분이 일시적으로 우울한 상태가 아니라 신체적인 증상이 나타날 만큼 진행된 상태를 의미합니다. 우울증이 병적인 상태로 진행될 경우 아무리 애를 써도 손가락 하나 움직이기 어려울 만큼 무기력해집니다. 무엇보다도 '죽음'에 대해 생각하게 된다면 우울증일 가능성이 큽니다.

'죽음'을 자주 생각하게 되는 것은 매우 위험한 신호인데, 대개 그 단계까지 가기 전에 나타나는 전조 증상들이 있습니다. 예전에는 좋아하던 일들이 점점 싫어지고, 즐거움을 느끼지 못하게 됩니다. 예를 들어 너무 좋아하던 영화가 심드렁해지고, 좋아하던 음악을 듣기가 싫어지는 것입니다. 만사가 귀찮고 의욕도 없고, 항상 짜증만 나며 기분이 나쁜 상태가 지속될 수 있습니다. 불면증이 동반되기도 하고, 감정이 극단적으로 가라앉을 때는 눈물이 나기도 합니다.

이런 상태에서 스스로 회복되는 경우도 있지만, 더 진행되어 극단적인 생각에 이르는 경우도 있습니다. '죽고 싶다'는 생각과 함께 '죽어도 내 주변에 슬퍼할 사람도 없을 것 같다' 혹은 '죽는 것이 최선일 것 같다'는 생각이 든다면, 이때는 적극적으로 치료를 받는 것이 중요합니다.

우울증 극복에 도움이 되는 방법

갱년기 우울증은 호르몬 변화와 함께 찾아오는 것이기에 완전히 예방하기는 사실상 쉽지 않습니다. 자연의 순리를 거스를 수 없기 때문입니다. 그러나 요즘에는 갱년기 증상을 완화할 수 있는 다양한 방법이 마련되어 있습니다. 많은 갱년기 여성들이 안면 홍조, 열감, 불면증과 같은 갱년기 증상에는 열심히 대처하면서도 우울증에 대해서는 방치하는 경향이 있는데, <u>우울증도 적절한 치료를 받으면 충분히 예방하거나 비교적 쉽게 넘어갈 수 있으니 관심을 가지는 것이 바람직합니다.</u>

남성의 경우 호르몬이 서서히 감소하기 때문에 우울증임을 인지하지 못하는 경우가 많습니다. 그래서 술이나 담배 또는 카페인에 지나치게 의존하는 경향이 생기는데, 이는 우울증에 전혀 도움이 되지 않습니다. 특히 술에 의존하면 알코올 중독으로 이어질 수 있고,

담배는 암을 비롯한 여러 질병을 일으키는 주범이므로 주의해야 합니다.

<u>우울증을 예방하려면 햇볕을 많이 쬐는 것이 좋습니다.</u> 햇볕을 쬐면 비타민 D가 생성되어 세로토닌 생성을 도와주기 때문에, '행복 호르몬'이 증가하게 됩니다. 오랜만에 소풍을 가거나 바깥 활동을 할 때 기분이 좋아지는 여러 이유 중 하나가 바로 햇볕을 쬐면 비타민 D가 증가해 세로토닌 분비가 촉진되기 때문이라는 학설이 지배적입니다. 따라서 바깥에서 시간을 자주 보내고, 즐거움을 주는 취미 생활을 적극적으로 하는 것이 좋습니다.

무엇보다 중요한 예방법은 우울증의 약간의 전조가 있을 때 가족에게 알리는 것입니다. "요즘 기분이 좀 이상해"라고 이야기하여 가족의 관심과 보호를 유도하는 것이 제일 좋은 치료방법입니다. 혼자 고민하지 말고 가족에게 도움을 요청하고 함께 좋은 시간을 많이 보내면 우울증을 예방하고 쉽게 극복할 수 있습니다.

<u>한의학에서는 세로토닌 분비를 증가시키는 방법을 통해 우울증을 치료합니다.</u> 세로토닌, 즉 '행복 호르몬'은 신경전달물질입니다. 이 신경전달물질은 대부분 뇌의 신경핵과 기저핵에서 분비되며, 세로토닌이 변환된 멜라토닌이 수면 중에 치매나 우울증을 일으키는 베타 아밀로이드류의 독소를 제거합니다. 뇌를 감싸는 뇌척수액을 깨끗하게 해주면 세로토닌 분비가 증가하게 됩니다. 뇌척수액은 림프액의 일종이고, 림프액은 임파성 백혈구와 혈장 단백질 등으로 구성돼 있는데, 흉선과 골수 등에서 건강한 백혈구를 생산하는 처방을

사용하여 뇌척수액을 깨끗하게 만들어줍니다. 또한 뇌 기능을 활성화하는 국화, 안식향, 박하 등을 사용하는 한약을 처방하여 치료에 도움을 주기도 합니다.

13 성인 ADHD
집중을 잘 못하고 사람들과 소통하는 게 어려워요

> 행동이 부산스럽지는 않아 다른 사람들이 저를 얌전하게 보는데, 사실 말 못할 고민이 있습니다. 어느 하나에 집중을 잘 못합니다. 회의를 할 때도 금방 딴생각을 해 맥락을 놓치기 일쑤입니다. 다른 사람과 이야기를 할 때도 마찬가지입니다. 저는 왜 이렇게 집중을 못하는 것일까요?

일상 생활의 은근한 훼방꾼

ADHD(주의력결핍/과잉행동장애)라는 용어를 한 번쯤 들어본 적이 있을 것입니다. 단어를 그대로 해석하면, AD는 '주의력결핍', HD는 '과잉행동장애'를 의미합니다. 이 두 가지는 모두 신경전달물질과 관련이 있는데, 이 물질이 병적으로 부족하거나 넘칠 때 나타나는 증상이 바로 ADHD입니다. 예전에는 단순히 머리가 나쁘다거나 집중력이 떨어진다고 여겨졌으나, 현재는 이를 질병으로 인지하고 적극적으로 치료하려는 추세입니다.

ADHD는 아이를 양육하는 부모들이 관심을 갖는 주제이지만, 사실 성인 ADHD 환자도 늘어나고 있는 추세입니다. 성인에게 ADHD가 나타나는 경우는 크게 두 가지로 나눌 수 있는데요. 첫째는 어린 시절부터 갖고 있던 ADHD가 치료되지 않고 성인기까지 이어지는 경우입니다. 일반적으로 아이들의 ADHD는 성장하면서 치료됩니다. 뇌의 기저핵이나 기능이 성숙해지면서 신경전달물질이 원활히 분비되고, 과잉 관심이나 학업에 대한 스트레스가 해소되거나 자제력이 생기면서 증상이 호전되기도 합니다. 그러나 이런 요인들이 없거나 치료되지 않으면 성인기까지 이어질 수 있습니다.

두 번째는 '조용한 ADHD'인 경우입니다. 말 그대로 행동이 활발하지 않아 주변에서 ADHD를 알아채기 어렵고, 본인만 집중력 부족으로 고생하는 경우가 많습니다. 예를 들어 ADHD 때문에 공부에 집중하지 못하는데, 주변에서는 이를 "아이큐가 낮다"거나 "공부를 싫어한다"로 치부하기 쉽습니다. 이런 경우 성인 ADHD로 이어질 수 있습니다.

다만, 단순히 집중하지 못하거나 지루해한다고 해서 성인 ADHD로 진단할 수는 없습니다. ADHD로 진단하려면 어렸을 때부터 증상이 있었고, 일상생활이나 사회적으로 해야 할 일을 수행할 수 없을 정도로 집중하기 어려운 수준이어야 합니다. 두 사람이 대화할 때 상대방의 말을 끝까지 듣지 못하고 중간에 끊거나, 짧은 시간 동안도 앉아 있지 못할 때 성인 ADHD로 진단할 수 있습니다.

　ADHD는 감정 기복이 다른 사람보다 크게 나타나는 경우가 많습니다. 이는 도파민이 과도한 긴장을 유발하는 탓도 있지만, ADHD 환자는 자제력이 약해 다른 사람의 말을 깊이 귀담아듣기 어렵고, 감정도 조절하기 힘들어합니다. 분노조절장애와는 다르지만, 화를 참기 어려워 타인과의 관계 형성이 어려워지고 이로 인해 사회생활에 어려움을 겪는 경우도 있습니다.

아이 ADHD와 성인 ADHD, 치료법이 다르다

　한방에서는 ADHD 치료방법을 연령대에 따라 조금씩 다르게 적용합니다. 우선, <u>12세 이전의 성장기 아이들을 치료할 때는 전두엽 발달과 뇌 성장을 촉진하는 한약을 사용합니다. 12세부터 대학 입시를 앞둔 수험생의 경우, 스트레스 저항성을 높이는 약을 처방합니다.</u> 수험생들이 학업 스트레스를 감당하지 못해 무기력증이나 우울증에 빠지는 경우가 많다는 것은 이미 잘 알려진 사실입니다. 이러한 스트레스가 정상적인 신경전달물질의 분비를 방해하기 때문에, 스트레스를 풀어주고 신경전달물질이 원활하게 분비되도록 돕는 약을 사용하면 효과적입니다.

　<u>성인 ADHD 치료에서는 림프액을 깨끗하게 청소해주는 약을 주로 씁니다.</u> 림프액은 뇌에 쌓인 노폐물을 제거하는 중요한 물질인데, ADHD를 유발할 수 있는 이물질이 뇌에 있을 때 문제가 됩니다. 한방에서는 이러한 이물질을 '담음(痰飮)'이라고 부릅니다.

한의학에서 위와 장에서 흡수된 것을 음(飮)이라 하는데, 우리가 스트레스를 받으면 음이 열로 쩌지게 되어 담이 되고 이를 합해 담음이라고 하는 것입니다. 담음이 뇌에 끼어 증상을 유발하는 상태를 '담미심규(痰迷心竅)'라고 표현합니다. '담음이 뇌의 정상 기능을 막는다'는 뜻으로, 담음을 제거해주는 약을 처방하면 증상이 개선될 수 있습니다. 실제 담음이 처음 생성되는 곳은 '장'입니다. 장독소, 그중에서도 뇌로 가는 독소를 걸러내기 위해 입원 치료를 하기도 합니다.

스트레스 저항력을 키우는 것도 ADHD 치료에서 중요합니다. 아이들뿐만 아니라 성인도 스트레스를 많이 받으면 증상이 심해질 수 있기 때문인데요. 스트레스를 줄이기 위한 자기만의 방법을 찾고, 스트레스를 느낄 때마다 빠르게 해소하는 습관을 들이면 ADHD 증상을 관리하는 데 큰 도움이 됩니다.

14 공황장애
갑자기 심장이 빨리 뛰면서 숨을 쉬기가 힘들어요

> 언젠가 엘리베이터를 탔는데 사람이 너무 많아 숨이 막혔던 적이 있습니다. 그 때문일까요? 엘리베이터를 타려면 은근히 긴장되더니, 이제는 심장이 뛰고 어떤 때는 숨이 잘 안 쉬어집니다. 엘리베이터를 타는 1분도 안 되는 시간이 그렇게 길게 느껴질 수가 없습니다. 혹시 공황장애 증상일까요?

원인과 계기가 불분명하다

최근 뉴스나 TV를 보면 공황장애에 대한 이야기가 심심치 않게 나옵니다. 공황장애를 고백하는 연예인들이 많아지면서 공황장애에 대한 관심도 높아진 것이 사실입니다.

공황은 영어로 '패닉(panic)'이라는 말로 표현됩니다. 예를 들어 자연재해나 환경 변화로 인해 누구나 어찌할 바를 모르고 혼란에 빠지는 상황을 패닉 상태라고 합니다. 공황장애는 이러한 패닉 상태가 개인에게 갑자기 생기는 현상입니다.

보통은 공황장애가 어떤 계기로 인해 발생한다고 생각하기 쉽습니다. 예를 들어 "나는 택시를 탈 때만 그래요", "운전할 때만 불안해요", "지하철에서만 공포심이 들어요"라고 호소하는 분들이 있는데요. 실제로 공황장애는 뚜렷한 계기 없이 갑자기 발병하는 경우가 많습니다. 강박적인 성격에서 비롯된 강박증, 특정한 공포에 대한 공포증, 외상 후 스트레스 장애(PTSD)와 같은 증상들은 대부분 명확한 계기나 이유가 있지만, 공황장애는 이러한 계기 없이 발병한다는 점에서 차이가 있습니다.

교통사고를 겪은 후에도 공황장애와 비슷한 불안 증세가 나타날 수 있지만, 공황장애와는 조금 다릅니다. 외상 후 스트레스 장애(PTSD)에서도 비슷한 증상이 나타나지만, 공황장애의 경우 '죽을 것 같은' 극도의 공포와 고통이 더 강하게 나타나는 경향이 있습니다.

비슷한 증상을 보이는 장애로는 광장공포증이 있습니다. 광장공포증은 집에서는 괜찮지만, 사람이 많은 광장이나 공공장소에서 극도의 불안을 느끼는 증상입니다. 폐쇄공포증도 공황장애와 비슷한데 엘리베이터를 탔을 때, 병원에서 커튼이 쳐진 공간에 있을 때, 답답함을 느끼며 산소가 부족한 듯 숨을 쉬기 어려워하는 과호흡 증세를 보이기 때문에 헷갈리기 쉽습니다.

이처럼 공황장애와 비슷한 증상을 가진 불안장애가 많으므로 정확하게 구분하는 것이 중요합니다. 다른 불안장애로 인한 증상을 공황장애로 착각할 수도 있고, 공황장애와 함께 다른 불안증을 동반할 수도 있기 때문입니다.

숨막히는 공포감을 완화시키는 데 도움이 되는 방법

공황장애는 다양한 증상을 동반하는데, 이는 자율신경계의 문제이기 때문에 자율신경이 영향을 미치는 모든 부위에서 증상이 나타날 수 있습니다. 가장 대표적인 증상으로는 맥박이 빨라지고 심장이 터질 것 같은 느낌인데, 식은땀이 나고 과호흡이 오기도 합니다. 보통 체내 이산화탄소 농도가 일정해야 하는데, 과도한 호흡으로 이산화탄소가 부족해지면 실신할 위험이 있습니다.

또한 손과 발이 떨리거나 가슴이 답답하고 숨이 멈출 것 같은 증상이 나타나기도 하며, 현실이 비현실적으로 느껴지는 듯한 감각을 경험하기도 합니다. 위장에도 자율신경이 연결되어 있기 때문에 메스꺼움을 동반하거나 심할 때는 실신이나 기절을 하기도 합니다. 심한 두려움으로 인해 미칠 것 같거나 자제력을 잃어버릴 것 같은 공포감, 죽을 것 같은 공포감이 나타나기도 합니다. 이러한 공포감은 워낙 강렬해서 처음 발작이 일어날 때는 응급실을 찾는 경우가 많습니다. 또한 어떤 일이 일어날까 불안해하는 예기 불안이나 특정 상황을 회피하려는 반응도 나타날 수 있습니다.

> **미국정신의학회의 정신장애 진단통계 편람에 따른
> 공황장애 진단 기준**
>
> ① 심계항진, 가슴 두근거림 또는 심장 박동 수의 증가
> ② 발한
> ③ 몸이 떨리거나 후들거림
> ④ 숨이 가쁘거나 답답한 느낌
> ⑤ 질식할 것 같은 느낌
> ⑥ 흉통 또는 가슴 불편감
> ⑦ 메스꺼움 또는 복부 불편감
> ⑧ 어지럽거나 불안정하거나 멍한 느낌이 들거나 쓰러질 것 같은 느낌
> ⑨ 춥거나 화끈거리는 느낌
> ⑩ 감각 이상(감각이 둔해지거나 따끔거리는 느낌)
> ⑪ 비현실감(현실이 아닌 것 같은 느낌) 혹은 이인증(나에게서 분리된 느낌)
> ⑫ 스스로 통제할 수 없거나 미칠 것 같은 두려움
> ⑬ 죽을 것 같은 공포

공황장애의 증상 중 4가지 이상이 갑자기 반복적으로 나타난다면 공황장애로 진단할 수 있습니다. 보통 이러한 증상들은 갑작스럽게 발생하며 10분 내에 절정에 이르는 경우가 많습니다.

공황장애 증상이 나타났을 때, 주변 사람들이 불안해하면 환자는 더 불안해질 수 있습니다. 우선 환자를 편안하게 진정시켜주고, 과호흡이 있을 때는 "천천히 호흡하세요"라고 차분하게 말해주는 것이

좋습니다. 또 환자가 이상 감각을 호소하는 부위를 부드럽게 주물러주면 안정을 찾는 데 도움이 될 수 있습니다. 환자의 성향에 따라 폐쇄된 공간에서 안정감을 얻는 분이 있다면 문을 닫아주고, 반대로 폐쇄공포증이 있는 경우 문을 열어주어 심리적 안정감을 주는 것이 좋습니다. 또한 한기나 열감을 호소할 수 있으므로 따뜻하게 하거나 시원하게 하여 편안한 환경을 제공하는 것이 중요합니다.

공황장애가 있는 경우 술, 카페인, 담배와 같은 교감신경을 자극하는 음식은 피하는 것이 좋습니다. 신경을 안정시켜주는 아로마차나 국화차와 같은 차를 마시면 심리적으로 안정감을 느끼는 데 도움이 됩니다.

공황장애는 언제 증상이 나타날지 알 수가 없습니다. 그래서 한방에서는 공황장애 진단을 받은 후 발작이 일어날 때 빨리 진정시킬 수 있는 응급약을 항상 준비해놓았다가 사용하도록 합니다. 응급약으로는 사향을 활용한 약, 우황청심환이나 천왕보심단 등이 있습니다.

무엇보다 진료를 통해 전문적 처방을 받는 게 중요합니다. 기가 허한 허증에는 '자음건비탕'을, 기가 넘쳐 문제인 실증에는 '시호가용골모려탕'을 기본으로 해서, 증상 특성에 맞춘 처방 한약을 주기적으로 복용하면 공황장애를 예방하고 재발을 막는 데 도움이 됩니다.

15 불면증과 수면장애
잠들기가 어렵고, 잠이 들어도 자꾸 깨요

> 갱년기에 접어들면서 불면증이 생겼습니다. 잠들기도 어렵고, 겨우 잠들어도 몇 시간 못 자다 자꾸 깨니 몸이 너무 힘들어요. 몸뿐만 아니라 머리가 멍하고 아픈 데다 기억력까지 떨어지는 것 같아 걱정입니다. 불면증을 오래 앓으면 치매 위험도 높아진다는데, 잠을 잘 자려면 어떻게 해야 하나요?

엄청나게 다양한 수면장애 종류

밤에 잠을 제대로 자지 못해 고생하는 분들이 점점 늘어나고 있습니다. 전체 인구의 약 20%가 수면장애로 고생하고 있으며, 최근에는 그 증가세가 가속화되는 추세입니다.

가끔 한 번 잠을 설치는 것은 자연스러운 일이지만, 장기간에 걸쳐 지속적으로 잠을 잘 못자면 체력은 물론 기억력도 떨어지고, 우울증이 생기거나 감정의 기복이 심해질 수 있습니다. 특히 수면장애가 치매 발생 위험을 증가시킬 수 있는 만큼 반드시 치료가 필요합니다.

수면장애라고 하면 흔히 잠드는 데 시간이 오래 걸리는 입면장애만을 떠올리기 쉽지만, 수면 중 자주 깨거나 깊은 잠을 못 자는 것 역시 수면장애에 속합니다. 꿈을 많이 꾸는 다몽증이나 절대적인 수면 부족도 수면장애에 포함됩니다. 더불어, 오랜 기간 수면에 문제 없이 생활했던 분도 낮에 계속 졸리다면 기면증일 가능성이 있으며, 기면증 또한 수면장애의 일종입니다.

우선 자신이 어떤 수면장애에 해당하는지 확인해보는 것이 좋습니다. 잠이 드는 데 1시간 이상 걸리는 경우라면 입면장애에 속합니다. 보통 30분 전후로 잠이 드는 것이 정상입니다. 잠자리에 눕자마자 혹은 몇 분 안에 잠이 든다는 분들이 있는데, 이 또한 좋은 것만은 아닙니다. 낮에 너무 피곤했거나 평소 잠이 부족했다는 증거일 수 있기 때문이죠.

잠을 자도 깊은 숙면에 들지 못하고 얕게 자다가 자주 깨는 수면장애를 한방에서는 '천면'이라고 부릅니다. 밤에 5번 이상 깨거나, 깨고 난 후 30분 이상 눈을 감고 있어도 의식이 깨어 있다면 천면에 해당됩니다. 다만 깨더라도 금방 다시 잠들 수 있다면 심각한 상태는 아닙니다.

성인에게 필요한 수면 시간은 7~8시간입니다. 바쁜 현대인들이 이러한 수면 시간을 확보하기는 현실적으로 어렵지만, 여건이 허락

하는 상황에서도 자려고 해도 6시간 이상 자지 못한다면 수면장애로 볼 수 있습니다.

건강한 수면, 뇌 건강을 지켜준다

오랜 시간 불면증이나 수면장애로 고생하는 분들 중에는 혹시 치매가 생길까 걱정하는 분들이 종종 있습니다. 불면증이나 수면장애가 치매로 이어질 수 있을까요?

불면증과 수면장애를 고치고 싶다면 먼저 우리 뇌를 이해하는 게 필요합니다. 뇌 중 대뇌 속에 변연계라는 중심 부위가 있습니다. 호르몬들이 많이 분비되는 공간인데, 이 변연계에 시상하부와 뇌하수체, 편도체, 해마가 존재합니다. 시상하부는 자율신경의 중추로 생명활동을 조절하는 데 중요한 역할을 합니다. 이 시상하부는 눈에서 들어오는 정보를 처리하는 시신경이 모이는 '시상'이라는 곳 밑에 있고, 시상하부 밑에는 여러 호르몬을 분비하는 뇌하수체가 있습니다.

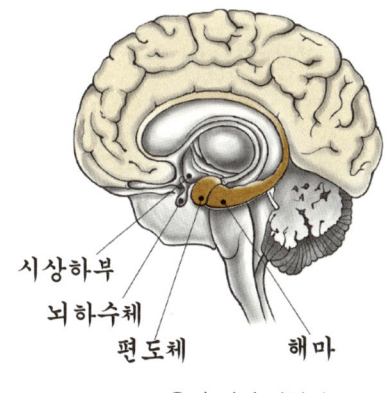

우리 뇌의 변연계

편도체는 불안과 공포 등의 감정을 처리하고, 스트레스 반응을 관장하는 등의 역할을 합니다.

최근 수면에 관한 연구가 많이 진행되면서 수면이 낮 동안의 육체적·정신적 피로를 회복하는 데 중요한 역할을 한다는 사실이 밝혀졌습니다. 특히 잠을 자는 동안 뇌에서 일어나는 변화는 매우 신비롭기까지 합니다.

눈과 귀를 통해 들어온 정보는 시상하부 근처에서 잘 처리되어 해마에 저장됩니다. 해마에 저장된 정보(기억)는 잠을 자는 동안 그대로 뇌로 전달됩니다. 그날에 있었던 기억을 '일화 기억'이라고 하는데, 잠을 자는 동안 이 일화 기억이 대뇌로 가서 '의미 기억'으로 전환됩니다. 그렇기 때문에 잠을 잘 못자면 낮에 있었던 일을 잘 기억하지 못할 수 있습니다.

잠을 잘 자면 낮에 있었던 일을 뇌에 저장하고 뇌를 쉬게 하면서, 뇌 속의 찌꺼기를 청소할 수 있습니다. 뇌가 낮에 활동하는 동안에는 여러 가지 대사 부산물이 쌓이게 되는데, 이를 제거하지 않으면 뇌세포가 손상될 위험이 커집니다. 이 청소 과정이 바로 잠을 자는 동안 주로 이루어집니다. 잠을 잘 때 뇌는 혈액순환이 느려지면서 다소 쪼그라들고, 그 틈을 이용해 뇌를 감싸고 있는 뇌척수액이 뇌를 깨끗이 청소해줍니다.

수면은 스트레스 물질을 제거해주는 역할도 합니다. 우리가 스트레스를 받을 때 분비되는 호르몬 '코티솔'은 해마를 포함한 뇌에 큰 영향을 미칩니다. 해마는 기억을 저장하는 역할을 하는 뇌 부위로,

스트레스가 지속되면 해마가 쪼그라들거나 기능이 떨어질 수 있습니다. 잠을 못 자면 코티솔이 증가하여 일화 기억이 의미 기억으로 전환하는 것을 방해합니다.

결국 오랜 기간 불면증과 수면장애로 잠을 잘 못자면 기억을 저장하는 기능에 문제가 발생해 건망증, 단기 기억상실, 치매 등의 기억장애가 생길 수 있습니다. 따라서 이를 가볍게 보지 말고 적극적으로 치료하고 개선하려는 노력이 필요합니다. 건강한 수면은 뇌의 기억 기능과 인지 기능을 보호하는 데 매우 중요합니다.

원인을 해결해야 잘 잘 수 있다

수면장애나 불면증으로 인해 오랫동안 잠을 잘 자지 못하는 상황이 지속되면, 수면제의 도움이라도 받아서 잠을 청하고 싶어 하는 분들이 많습니다. 불면증이 너무 심해져서 생체 리듬이 깨진 경우에는 단순히 규칙적인 생활을 하거나 운동을 통해 생활습관을 개선하는 것만으로는 효과를 보기가 어려울 수 있는데요. 이런 상황에서는 단기적으로 수면제를 처방받아 부족한 수면으로 인해 지친 몸과 마음을 회복하는 것도 하나의 방법입니다.

그러나 수면제는 불면증의 근본 원인을 치료하지 못할 뿐만 아니라, 장기간 복용하면 치매 발생 위험이 높아질 수 있으므로 신중히 사용해야 합니다. 수면제에 의존하기보다는 수면장애나 불면증의 원인을 찾아 해결하는 것이 더 바람직하지요.

수면장애의 주요 원인은 여러 가지가 있지만, 그중에서도 스트레스가 큰 요인으로 작용합니다. 스트레스로 인해 신경이 과도하게 각성된 상태에서는 쉽게 잠들기 어렵지요. 이럴 때는 신경을 진정시켜주는 음료나 차를 마시거나 한약을 복용하는 것이 도움이 될 수 있습니다.

또한 소화불량이나 장이 좋지 않은 경우에도 잠을 잘 자기 어렵습니다. 수면 무호흡증, 비염, 축농증과 같은 호흡기 문제 역시 수면장애의 원인이 될 수 있으며, 기타 갑상선질환이나 다른 기저질환에 의해 수면장애가 발생하는 경우도 있습니다. 이 경우 원인 질환을 치료하면 자연스럽게 수면장애가 개선될 가능성이 큽니다.

'주기성 사지운동증'도 수면장애를 일으킬 수 있습니다. 이 용어는 다소 생소할 수 있는데, 밤에 자다가 몸이 저리거나 불편해 자주 돌아눕게 되는 상태를 말합니다. 사지에 움직임이 발생하는 증상으로 인하여 수면을 방해받으며 자신도 모르게 많은 횟수의 일시적인 각성을 경험하는 것이죠. 평균적으로 사람들은 밤에 3~20회 정도 뒤척이지만, 통증이나 저림이 심해질 경우 20~30번을 깨게 되어 깊은 수면을 취하기 어렵게 됩니다.

낮에 있었던 일을 기억하는 과정에서 무의식적으로 행동하게 되는 '렘수면 행동 장애'도 수면장애의 원인이 될 수 있습니다. 아이들이 밤중에 갑자기 깨서 우는 '야제증'도 유사한 예로, 대개는 무서운 꿈을 꾸거나 몸이 불편해서 깨어나는 경우입니다.

잠들기 전에 커피나 콜라 같은 카페인이 포함된 음료를 마시거나 야식을 먹는 습관도 수면을 방해할 수 있습니다. 밤에는 위장도 휴식이 필요하기 때문에 자기 전에 커피나 콜라, 물을 마시면 소변 때문에 자주 깨게 됩니다. 특히 야식은 위를 계속해서 움직이게 만들기 때문에 숙면에 방해가 됩니다. 최소한 자기 3시간 전에는 저녁 식사를 마치고 이후에는 물도 삼가는 것이 좋습니다.

수면장애를 예방하려면 자기 전에 신경을 안정시키고 소화기와 호흡기 건강을 유지하며, 규칙적인 생활습관을 지키는 것이 중요합니다.

16 가위눌림
자다가 가위에 잘 눌려요

> 자다가 뭔가가 누르는 느낌이 들어 눈을 떴는데도 꼼짝을 할 수 없을 때가 있습니다. 아무리 애를 써도 몸이 움직이지 않아 한참을 끙끙거리면 겨우 조금씩 움직이기 시작합니다. 그러고 나면 진이 빠지고 기분도 안 좋은데, 가위에 눌리지 않고 잘 잘 수 있는 방법은 없을까요?

가위눌림의 원인, 귀신 아닌 '기허'

가위눌림 또는 수면마비는 자는 도중에 갑작스럽게 몸을 움직이지 못하는 상태를 말합니다. '가위 눌린다'고 흔히 표현하며, 깨어났지만 몸이 마비된 상태에서 공포심이 커지면서 귀신 같은 형체를 보거나 무언가가 자신을 억누르는 느낌을 받는 경우도 있습니다. 실제로는 귀신이 아니라 정신이 깨어나려 할 때 몸이 따라오지 못해 생기는 공포심 때문일 가능성이 큽니다.

한방에서는 가위눌림을 몽염(夢魘)이라 하고, 원인을 '기혈허(氣血虛)'로 봅니다. 기혈허란 우리 몸의 영양과 에너지가 부족해져 근육이 충분히 움직이지 못하는 상태를 뜻합니다. 과로하거나 영양 상태가 좋지 않아 기가 제대로 생성되지 못할 때 가위눌림이 발생하기 쉽습니다. 기가 충분히 생성되지 않으면 전신 근육에 필요한 에너지가 부족해, 몸이 깨어날 준비가 되었음에도 움직이지 못하는 경우가 생길 수 있습니다. 만약 지속적으로 가위눌림이 발생한다면 원기를 보강하는 한방 치료가 도움이 될 수 있습니다.

기허는 양기가 부족한 양허와도 연결되며, 가위눌림 시 땀을 흘리는 경우 양기를 보강하는 치료가 더욱 필요합니다. 모공이 열려 땀이 나갈 때 기(에너지)를 많이 소모하므로 땀을 줄이는 한약을 병행하면 원기가 보강돼 가위눌림을 치료할 수 있습니다.

수면 자세로 인해 가위눌림이 발생하기도 합니다. 깍지를 끼고 자거나 손을 가슴에 올린 자세는 가위눌림을 유발하기 쉽습니다. 자는 동안 무의식적으로 손가락을 뺄 수 없는 상태가 되고, 혈액 흐름이 약해지면서 기와 혈이 손과 팔에 원활히 공급되지 않기 때문입니다. 이럴 경우 깍지를 끼지 않고 자거나, 손을 배 위에 올려두지 않고 살짝 옆으로 누워 자는 습관을 들이는 것이 도움이 됩니다. 일상에서 충분한 휴식과 규칙적인 식사로 기력을 보충하고, 올바른 자세로 잠드는 것이 가위눌림을 예방하는 데 중요합니다.

가위에 눌렸을 때 대처하는 방법

가위눌림은 공포와 무기력 속에 갇히는 경험이기에, 옆에서 이를 본 사람들은 대개 급히 깨우려 합니다. 하지만 《동의보감》에서는 가위에 눌린 사람을 갑작스럽게 깨우지 말라고 조언합니다. 강제로 깨우면 오히려 신경이 더 혼란스러워져 역효과가 날 수 있기 때문입니다. 대신 천천히 흔들어 깨우거나, 깍지를 끼고 있다면 풀어주고 가슴에 손이 올라와 있다면 내려주는 등 차분히 신체의 긴장을 완화해 주면서 깨우는 것이 좋습니다.

혼자 가위에 눌렸을 때는 당황스럽겠지만, 마음을 진정시키고 뇌를 자극하는 방법으로 벗어날 수 있습니다. 가위눌림에서 벗어나려면 평소 뇌에 깊이 새겨진 기억을 떠올리는 것이 효과적입니다. 예를 들어 부모님이나 믿고 의지하는 존재, 종교적 신앙을 떠올리면 뇌가 각성 상태로 돌아오면서 전신에 기운이 퍼지고 신경이 제 기능을 회복합니다.

과거에는 할머니들이 머리맡에 식칼이나 가위를 두고 자라고 권하기도 했습니다. 이는 단순한 민간요법이 아니라 나를 보호해줄 무기라는 심리적 지지로서, 무의식중에 공포에서 벗어날 의지를 돕는 방법이었습니다.

악몽이나 좋지 않은 꿈을 자주 꾸는 사람들도 가위눌림에 취약할 수 있습니다. 서로 싸우고 남을 해치는 꿈은 음기와 양기가 충돌하는 것이고, 음기가 성하면 물에 빠지는 꿈, 양기가 성하면 불이 나는 꿈을 꾸기도 합니다.

이처럼 음기와 양기는 신체와 마음의 균형에 중요한 요소이며, 극도의 스트레스를 받으면 음양의 균형이 깨질 가능성이 큽니다. 따라서 평소 스트레스를 잘 관리하고 양기와 음기를 조절하면 가위눌림과 악몽에서 벗어나는 데 도움이 됩니다.

· Part 3 ·

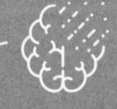

관절 건강

〈척추·어깨〉

17 | 오십견
시간이 지나면
저절로 낫는다고요?

> 갱년기에 접어들면서 어깨가 아프기 시작했습니다. 처음에는 통증이 별로 심하지 않았는데 시간이 지날수록 심해지고, 머리를 빗거나 옷을 입는 것도 불편해졌습니다. 지인들에게 물어보니 오십견 같다며, 오십견은 시간이 지나면 저절로 낫는다고 하는데 정말 치료를 받지 않아도 괜찮을까요?

오십견의 정확한 병명, 유착성 관절낭염

'오십견'으로 잘 알려진 유착성 관절낭염은 이름 때문에 50대에 생기는 질환으로 생각하는 분들이 많은데, 실제로는 50대에만 생기는 질환이 아닙니다. 이 병명은 어깨 관절의 구조적 특징과 나이가 들면서 발생하는 변화를 반영한 것입니다. 우리 몸의 관절 중에서 어깨 관절은 운동 범위가 가장 넓고 자유롭게 움직일 수 있지만, 그만큼 불안정한 구조를 가지고 있습니다.

어깨 관절은 팔 위쪽 뼈인 상완골과 어깨뼈인 견갑골이 만나는 부위로, 상완골 끝은 동그랗고 견갑골은 오목하게 들어가 있어 공과 소켓처럼 맞물려 있습니다. 이로 인해 어깨는 넓은 범위로 회전하고 움직일 수 있지만, 다른 관절에 비해 쉽게 탈구될 수 있는 구조적 약점이 있지요.

어깨 관절에는 활액낭이라는 얇은 주머니가 있어 윤활유처럼 관절을 부드럽게 움직일 수 있게 돕습니다. 관절낭에서는 '활액'이 분비되어 뼈와 뼈가 직접 마찰하는 것을 방지하고 충격을 흡수하는 역할을 합니다. 그러나 나이가 들면 이 활액의 분비량이 감소하게 되고, 특히 젊었을 때 어깨를 무리하게 사용한 경우에는 활액의 분비가 더욱 줄어들 수 있습니다.

활액이 부족해지면 관절에 쉽게 염증이 생기며, 이 염증으로 인해 관절낭이 딱딱하게 굳어지고 유착됩니다. 이렇게 관절낭이 굳어 붙으면서 어깨의 움직임이 제한되고 통증이 생기는데 이를 유착성 관절낭염, 즉 '오십견'이라고 부릅니다.

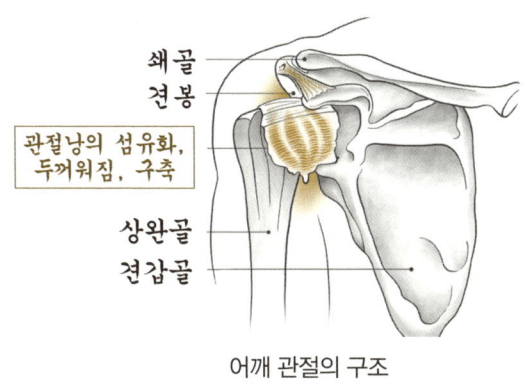

어깨 관절의 구조

시간이 약? 방치할수록 고생한다

오십견에 대해 흔히 "시간이 약이다"라고 말합니다. 시간이 지나면서 저절로 회복되는 경우도 있지만 방치하면 영구적인 손상을 남길 위험이 있습니다. 오십견 환자 중 약 10%는 재활을 게을리하거나 치료를 받지 않아서 완전히 회복되지 않고 결국 어깨를 자유롭게 움직이지 못하는 상태로 살게 되며, 이는 삶의 질에 큰 영향을 미칩니다. 따라서 오십견 초기부터 염증 치료를 꾸준히 하고, 재활 치료를 충분히 받는 것이 중요합니다.

오십견은 진행 단계에 따라 증상이 다르게 나타납니다. 오십견의 초기 단계인 '염증기'에는 통증이 가장 심합니다. 시간이 지나 중기인 '동결기(고정기)'에 접어들면 통증은 줄어들지만 어깨의 운동 범위가 크게 제한되어 일상 생활이 어려워집니다. 이 시기에는 팔을 올리는 동작이나 뒤로 손을 뻗는 동작 등 기본적인 움직임조차 제한될 수 있습니다. 이후 '회복기'에 들어서면 통증은 거의 없어지지만 제한된 운동 범위가 서서히 개선됩니다. 이 전체 과정이 저절로 회복되려면 2~3년이 걸리지만, 적절한 치료와 재활을 통해 이 기간을 단축할 수 있습니다. 특히 <u>염증기 초기에는 치료를 통해 통증 기간을 절반으로 줄일 수 있으며, 재활 과정에서 도수치료나 추나요법 등을 병행하면 회복 속도를 높일 수 있습니다.</u>

오십견의 재활은 증상에 따라 운동 방법이 다릅니다. 예를 들어 어깨 관절의 앞쪽이 유착된 경우 앞으로 움직이는 동작을 자주 하여 앞쪽 관절을 풀어주는 것이 좋습니다. 반대로 관절 뒤쪽이 유착된 경우 뒤로 움직이는 동작을 통해 뒤쪽 관절을 풀어줘야 하며, 위쪽이 유착된 경우에는 팔을 위로 올리는 동작을 해야 합니다.

이처럼 증상에 맞는 재활 운동을 찾으려면 진료를 통해 어깨의 운동 범위와 유착 부위를 정확히 파악하는 것이 중요하며, 혼자서 무리하게 운동하기보다는 전문가의 도움을 받는 것이 효과적이고 안전합니다.

단계별 한방 치료법이 다르다

오십견은 어깨 관절의 관절낭에 염증이 생겨 관절이 유착되는 질환으로, 염증을 가라앉히는 치료가 핵심입니다. <u>통증이 심한 염증기에는 침이나 약침이 특히 효과적입니다.</u> 약침은 유착된 관절 부위에 약물이 직접 들어가 활액이 더 잘 분비되도록 돕기 때문에 염증 완화와 함께 통증을 줄이는 데 효과가 좋습니다. 다만 <u>염증기에는 유착 부위를 억지로 떼려는 추나치료는 피하는 것이 좋습니다.</u> 염증이 가라앉고 재활이 필요할 때 추나치료를 활용하는 것이 적합합니다.

한약 또한 환자의 상태에 맞게 처방합니다. 예를 들어 체중이 적은 환자에게는 혈액순환을 도와 근육과 관절을 강화하는 한약을 처방하고, 연골 보강이 필요한 경우 연골 재생을 돕는 한약을 투여합니다. 충격으로 어혈이 생긴 경우라면 피를 맑게 하는 약과 함께 침, 뜸, 부항, 추나치료를 병행해 염증을 가라앉히고 혈액순환을 원활하게 하는 방법을 사용합니다.

또한 오십견의 원인 중 하나로 지목되는 '라운드 숄더'를 교정하는 것도 중요합니다. 어깨가 안쪽으로 말린 자세인 라운드 숄더는 주로 장시간 책상에 앉아 작업하거나, 사무 작업 중에 자주 발생하는데요. 라운드 숄더로 인해 견갑골이 틀어지면 골막이 손상되기 쉬워 활액 분비가 줄어들고, 결과적으로 오십견을 악화시키거나 회복을 방해할 수 있습니다. 이런 라운드 숄더는 시간이 지남에 따라 오십견과 결합하여 영구적인 어깨 장애를 남길 수 있습니다.

라운드 숄더 교정은 혼자서 하기 어려운 만큼 추나와 침, 약침, 부항 등의 치료를 통해 교정하는 것이 효과적입니다. 특히 경추 7번과 흉추 1번이 휘어 있거나 돌출된 경우, 이를 바로잡아주는 추나요법이 라운드 숄더와 함께 어깨 통증과 오십견 증상을 줄이는 데 큰 도움이 됩니다.

오십견에 도움이 되는 찜질과 지압법

오십견 치료에는 찜질과 지압이 매우 유용합니다. 찜질은 혈관을 확장해 혈액순환을 개선함으로써 손상된 어깨 관절로 영양이 원활하게 공급되도록 도와줍니다. 다만 찜질 시 화상을 입지 않도록 주의해야 합니다. 적절한 온도로 꾸준히 온열 찜질을 하면 오십견으로 굳은 어깨를 푸는 데 도움이 됩니다.

지압도 오십견 증상을 완화하는 데 효과적입니다. 특히 어깨 견갑골 중앙 부위, 즉 천종혈을 지압하면 통증 완화와 함께 긴장 완화에도 큰 도움이 됩니다. 천종혈을 엄지로 눌러주면 처음에는 통증이 있지만, 동시에 시원함을 느낄 수 있습니다.

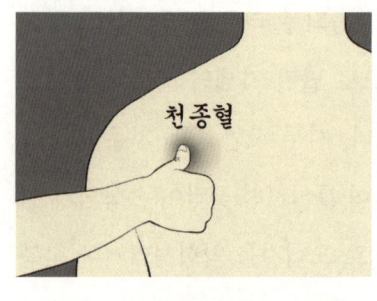

오십견 지압법

오십견으로 인한 라운드 숄더는 주로 양쪽에 동시에 나타나지만, 오른손잡이는 왼쪽, 왼손잡이는 오른쪽 어깨가 더 굽어질 수 있습니다. 지압할 때 양쪽의 통증 정도가 다를 수 있으며, 라운드 숄더로 인해 견갑골이 틀어진 부분을 마사지하면 시원함과 함께 통증이 완화됩니다.

혼자서 지압이 어려울 때는 테니스공이나 골프공을 사용해 마사지를 할 수 있습니다. 바닥에 공을 두고 등을 공 위에 대고 움직이면서 비비거나 압력을 주어 견갑골 부위를 자극하면 효과가 있습니다.

이때도 체중을 과도하게 실어 부상을 유발하지 않도록 조절이 필요하지요. 꾸준한 지압과 마사지는 라운드 숄더 교정과 오십견 회복에 도움이 될 수 있습니다.

> **어깨가 아프면 다 오십견일까?**
>
> 어깨에 통증이 느껴지면 흔히 오십견을 의심하게 되지만, 오십견과 비슷한 증상을 보이는 질환들이 있습니다. 첫 번째는 목디스크입니다. 목디스크 환자들 중 상당수는 목이 아프지 않고, 목의 움직임에 따라 팔이나 어깨가 아파 오십견으로 착각하기도 하는데요. 목디스크의 경우 팔을 들어 올리면 신경 압박이 덜해져 통증이 줄어드는 특징이 있습니다. 반면, 오십견은 팔을 들어 올릴수록 통증이 심해진다는 차이가 있습니다.
>
> 두 번째는 충돌증후군입니다. 충돌증후군은 팔을 들어 올릴 때 어깨뼈와 윗팔뼈가 서로 부딪히며 염증이 생기는 질환입니다. 특정 구간에서만 통증이 발생하고 그 구간을 넘어서면 괜찮아집니다. 팔을 들어 올리기 어려운 증상이 있어 오십견과 혼동되기 쉽지만, 충돌증후군은 특정 각도에서 통증이 발생하는 반면, 오십견은 통증뿐 아니라 어깨 움직임 자체가 제한된다는 점에서 차이가 있습니다.

18 척추관협착증
조금만 걸어도
다리가 터질 듯이 아파요

> 70세가 넘으면서 다리가 아파 오래 걸을 수가 없습니다. 그래도 처음에는 500미터 정도는 걸을 수 있었는데, 지금은 100미터만 걸어도 다리가 끊어질 듯이 아파 걷지를 못합니다. 병원에 갔더니 다리 때문이 아니라 허리 때문에 아픈 거라네요. 왜 허리에 문제가 있는데 다리가 아픈 것일까요?

척추관이 좁아져 신경이 눌리면

허리가 아프면 흔히 허리디스크를 떠올리지만, 허리 통증의 원인은 다양합니다. 허리디스크는 척추뼈 사이에 있는 디스크가 압력을 견디지 못하고 터져서 수핵이 마치 치약처럼 밀려나오는 증상으로, 요추 추간판탈출증(HIVD; Hernia of InterVertebral Disc)이라고 합니다. 디스크가 한쪽으로 삐져나오는 형태이지요. 디스크 판 자체가 밀리거나, 반죽을 누르듯이 디스크가 전반적으로 부풀어 신경을 누르는 벌징(Bulging, 튀어나온) 디스크도 허리디스크의 일종으로 분류됩니다.

하지만 디스크가 터지거나 수핵이 흘러나오지 않아도 허리가 아플 수 있습니다. 대표적인 원인은 척추관협착증입니다. 척추는 체간을 지탱하는 뼈의 역할과 함께, 내부의 구멍(척추관)을 통해 뇌에서 내려오는 신경다발인 척수를 보호합니다. 이 척추관은 원형이 아닌 삼각형에 가깝게 생겼으며, 충분한 공간을 확보해야 신경이 눌리지 않고 제 기능을 할 수 있습니다.

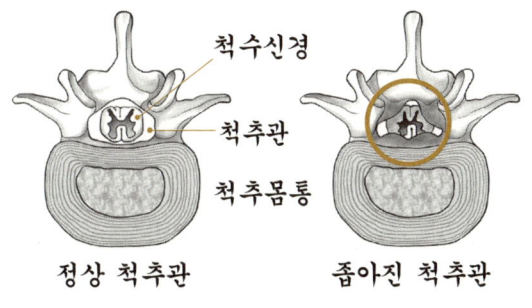

척추관협착증

그러나 잘못된 자세나 생활습관으로 척추가 틀어지거나 기울어지면 척추관도 틀어지면서 좁아질 수 있습니다. 또한 척추를 잡아주는 인대가 석회화되거나 단단해져 신경을 압박하면서 척추관이 좁아지기도 하는데요. 이처럼 척추관이 좁아져 신경을 누르는 상태를 척추관협착증이라고 합니다. 나이가 들면서 척추뼈와 디스크, 척추관, 인대 등이 자연스럽게 노화되고 단단해지며 두꺼워지면서 생기는 경우도 많습니다. 대표적인 퇴행성 질환으로서 허리 통증의 주요 원인 중 하나이지요.

오래 걷지 못하고, 허리보다 다리가 아프면 의심해보자

척추관협착증은 허리보다 다리 통증이 두드러지는 것이 특징입니다. 척추관이 좁아지는 부위가 주로 다리로 내려가는 신경을 포함하기 때문인데요. 다리 통증이 허리 통증보다 심하다면 협착증을 의심할 수 있지만, 가장 확실한 증상은 오래 걷지 못한다는 점입니다. 허리디스크와 달리 척추관협착증 환자는 걸을수록 좁아진 척추관 부위의 마찰이 심해져 통증이 증가하며, 결국 오래 걷는 것이 힘들어집니다. 걷다 보면 다리가 터질 듯이 아프고 잠시 쉬면 나아지는 경향을 보이는 것도 협착증의 대표적인 증상입니다.

또한 협착증은 날씨의 영향을 많이 받습니다. 추운 날씨에는 증상이 심해지고, 따뜻한 날씨에는 통증이 감소하는 경향이 있습니다.

질환이 진행될수록 한 번에 걸을 수 있는 거리가 점점 줄어듭니다. 초기에는 300m 정도 걸었을 때 아팠던 것이 점점 짧아져 100m, 50m에 한 번씩 쉬어야 하는 상황이라면 협착증일 가능성이 높습니다. 이 외에도 엉덩이와 항문 쪽으로 쥐어짜는 통증, 타는 듯한 통증, 감각장애가 발생할 수 있습니다.

척추관협착증은 나이가 많을수록 흔하게 발생합니다. 특히 60~90대 이상 고령층에서 대부분 협착증 증상을 보이며, "근력이 없어서 걷기 힘들어"라거나 "다리에 힘이 없어 쉬어야 해"라는 말을 하는 어르신들은 협착증을 앓고 있을 가능성이 높습니다. 단순한 근력 부족으로 오인하지 말고 정확한 검사를 받아보는 것이 중요합니다.

수술보다 교정이 먼저다

척추관협착증에서 중요한 것은 척추의 교정입니다. 척추뼈가 올바르지 않게 뒤틀리거나 눌려서 붙어 있으면, 그 부분을 먼저 펴고 바르게 세워야 합니다. 그렇지 않고는 어떤 치료도 큰 효과를 보기 어렵습니다. 추나요법은 틀어진 척추뼈를 교정하는 데 유용하며, 이를 집중적으로 시행하면서 약침을 사용해 굳어진 인대와 근육을 풀어주고 염증을 가라앉히면 척추관이 넓어지면서 협착 증상이 완화될 수 있습니다. 만약 이런 방법으로 증상이 해결된다면 수술은 필요하지 않습니다.

<u>척추관협착증은 무조건 수술을 해야 하는 병은 아니며, 척추 교정과 약침, 한약을 활용한 종합적인 치료로 충분히 증상을 관리하고 개선할 수 있습니다.</u> 한약, 약침 등을 통해 퇴행성 변화를 관리하면서 염증과 통증을 완화시켜주면 증상이 악화되는 걸 예방할 수 있습니다.

척추관협착증 관리에는 올바른 운동이 중요합니다. 특히 협착증 환자는 허리를 뒤로 젖히는 동작은 피하는 것이 좋습니다. 허리를 젖히면 좁아진 척추관이 더욱 압박을 받아 통증이 심해질 수 있기 때문이지요. 척추관협착증 관리에는 가능한 범위에서 허리를 앞으

로 숙이는 동작과 허리 근육을 강화할 수 있는 운동을 선택하는 것이 좋습니다.

그리고 허리디스크가 있는 경우에는 윗몸 일으키기를 피해야 합니다. 디스크에 더 큰 압력을 가해 증상이 악화될 수 있어서입니다. 척추질환자들의 허리 운동과 관련해 숙이거나 젖히는 동작이 모두 안 좋고 허리를 일자로만 하라고 주장하는 분도 있고 여러 가지 설이 있습니다. 가장 중요한 것은 협착증은 젖히지 말고 디스크는 숙이지 말아야 한다는 것입니다.

협착증은 키가 확연히 줄어드는 80대 이후에 대부분 발생하게 되므로 너무 두려워하기보다는, 악화되지 않도록 잘 관리하겠다는 마음가짐이 더 좋습니다.

19 허리디스크
수술하지 않고 한방으로 치료할 수 있을까요?

> 허리가 아파 병원에 갔더니 디스크라고 합니다. 병원에서는 일단 비수술적 치료를 해보고 호전이 없으면 수술을 해야 한다고 하는데, 수술은 정말 하고 싶지 않습니다. 디스크가 아주 초기는 아닌데, 한방 치료로 통증이 완화되고 일상생활을 무리 없이 할 수 있을까요?

허리디스크 자가진단법

2022년 건강보험심사평가원 발표 자료에 따르면 2021년 기준 우리나라 척추질환 환자는 1,131만 명, 전국민의 약 22%로 집계됐습니다. 이중 상당수가 요추 추간판탈출증 즉 허리디스크 환자이고, 50대 이상이 많은 것으로 파악되었습니다.

사실 당장 허리가 아프지 않더라도 엑스레이나 MRI, CT 같은 검사를 받아보면 허리디스크로 진단되는 경우가 많습니다. 이렇듯 증상이 없는 분들까지 포함하면, 성인의 약 70%가 허리디스크 환자라는 통계도 있습니다.

어떤 병이든 잘 치료하려면 진단이 정확해야 합니다. 하지만 허리 통증은 워낙 흔하다 보니, 아플 때마다 병원에 가서 검사를 받는 것도 현실적으로 쉽지 않을 겁니다. 다행히 허리디스크는 간단한 방법으로 자가진단이 가능합니다. 다만, 스스로 하기엔 약간 어려울 수 있으니 가족이나 가까운 분들의 도움을 받으면 좋겠습니다.

자가진단 방법이 몇 가지 있는데요. 첫 번째로, 누워서 다리를 들어보는 방법입니다. 바닥에 누운 상태에서 다리를 곧게 편 채 천천히 들어 올려보고, 이때 통증이 느껴지는지 확인하면 됩니다.

혼자 하기 어렵다면, 가족이나 주변 분에게 도움을 요청하길 권합니다. <u>한 손으로 발 뒤꿈치를 잡고 다른 손으로 무릎을 눌러서 편 다음, 천천히 다리를 들어 올려주면 됩니다. 이 검사를 '하지 직거상(SLR) 검사'</u>라고 부릅니다.

허리디스크가 있을 경우, 다리를 30도에서 70도 사이로 들어 올릴 때 통증이 있거나 다리가 당기는 느낌이 들 수 있습니다. 보통 30도까지는 증상이 없고, 70도 이상은 아파서 올리기가 어려운 경우가 많습니다.

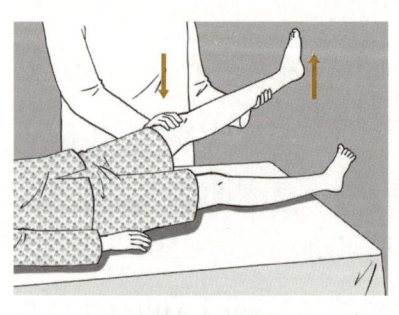

하지직거상 검사

두 번째 방법은 거울을 보고

체형을 확인하는 것입니다. 거울 앞에 서서 가족이 사진을 찍어주거나, 직접 거울을 보며 자신의 체형을 살펴봐도 괜찮습니다. 이때, 척추가 허리 주변을 중심으로 왼쪽이나 오른쪽으로, 혹은 옆으로 휘어 있는 모습이 보인다면 허리디스크일 가능성을 의심해야 합니다.

또 다른 방법으로는 엎드린 자세에서 확인하는 방법이 있습니다. 엎드려서 무릎을 뒤쪽으로 접으면서 발을 잡고 등 쪽으로 살짝 당깁니다. 이 동작 중에 통증이나 이상 반응이 나타난다면 디스크를 의심해볼 필요가 있습니다.

다만, 이 모든 방법은 어디까지나 자가진단일 뿐입니다. 자가진단에서 디스크 가능성이 있다고 판단되면, 반드시 병원을 방문하여 의학적인 진단과 치료를 받는 것이 안전합니다.

허리디스크는 급성과 만성으로 나뉘는데, 통증의 양상이 다소 다릅니다. 급성 디스크의 경우, 허리와 다리 통증이 동시에 나타나는 경우가 많습니다. 특히 허리 쪽은 자세를 바꾸거나 물건을 들거나 돌아눕는 동작처럼 가벼운 움직임에도 통증이 심해져 순간적으로 "악!" 소리를 지르게 될 정도입니다.

다리 쪽 통증은 좌골신경통과 비슷한 증상이 나타납니다. 다리가 찌릿찌릿하거나 당기는 느낌, 감각이 둔하거나 지나치게 예민한 느낌이 들 수 있습니다. 어떤 분들은 다리에 열감이나 냉감을 느끼기도 하고, 발가락까지 통증이 이어지며 발가락에 힘이 들어가지 않는다고 호소하기도 합니다.

만성 디스크의 경우 통증이 급성만큼 강렬하지는 않지만, 무거운 느낌이나 묵직하게 아프고 불편한 느낌이 지속적으로 나타납니다. 급성 디스크처럼 자세를 바꿀 때 갑작스러운 통증이 발생하는 경우는 드뭅니다.

이렇듯, 급성과 만성의 차이를 아는 것도 허리디스크를 자가 진단하는 데 큰 도움이 될 수 있습니다.

체질·증상에 따라 한방 치료법이 다르다

예전에는 허리디스크 치료를 위해 수술이 많이 시행되었지만, 최근에는 비수술적 치료가 주목받고 있습니다. 양방에서도 비수술적 치료가 활발히 이루어지고 있지만, 한방에서는 이미 오래전부터 비수술적 치료를 중점적으로 시행해왔습니다. 불과 10여 년 전만 하더라도 비수술적 치료는 한방이 주도했다고 해도 과언이 아닙니다.

한방에서 주로 시행하는 비수술적 치료는 침, 약침, 뜸, 추나, 한약, 부항 등 다양합니다. 허리디스크의 한방 치료는 주로 침, 한약, 추나로 이루어집니다. 환자의 체질과 증상에 따라 같은 침 치료라도 방법을 조금씩 달리한다는 점이 한방 치료의 특징입니다.

한방 치료에서 가장 기본적이고 중요한 치료법은 침입니다. <u>침은 통증을 유발하는 부위를 자극하여 통증을 줄이는 효과가 있고, 삐뚤어진 신경과 경락이 제자리를 찾을 수 있도록 도와주며, 막혀 있는 경락을 풀어주는 데에도 효과적입니다.</u> 신경과 경락이 회복되면 근육이나 골격의 위치도 자연스럽게 바로잡히게 됩니다. 만약 어혈이 혈액순환을 방해해 디스크가 발생했다면, 삼릉침을 사용하여 어혈을 제거할 수도 있습니다.

약침도 매우 효과적인 치료법 중 하나입니다. 약침은 주사기를 활용해 한약재에서 추출한 유효 성분을 몸에 주입하는 치료법으로, 최근 천일염, 태반, 사독(뱀독), 봉독(벌독) 등 다양한 성분을 활용한 약침들이 사용되고 있습니다. 특히 급성 디스크로 인한 통증이나 수핵이 터졌을 때 통증을 진정시키는 데 효과적인 약침이 많아졌습니다.

뜸 치료 또한 혈액순환이 느리거나 몸이 차가운 분들에게 큰 도움이 됩니다. 뜸은 몸을 따뜻하게 하고 혈액순환을 촉진시켜 통증을 완화하는 효과가 있습니다.

침, 약침, 뜸은 갑작스럽게 발생한 통증을 가라앉히는 데 매우 효과적이지만, 디스크를 근본적으로 치료하기에는 한계가 있습니다. 이때 중요한 역할을 하는 것이 바로 한약입니다.

그렇다면 한약은 허리디스크를 어떻게 치료할까요? 척추를 감싸고 있는 주요 근육에는 승모근, 기립근, 광배근, 요방형근(허리네모근) 등 큰 근육들이 있는데, 척추의 움직임에 직접 관여하지 않고 척추를 압박하는 역할을 합니다. 반면, 척추와 직접적으로 관련된 근육들은 작고 섬세한 근육들입니다. 이 작은 근육들은 척추뼈를 단단히 고정하고 척추의 균형을 유지하는 역할을 합니다.

척추뼈는 경추 7개, 흉추 12개, 요추 5개, 그리고 꼬리뼈(천추 5개, 미추 4개)까지 포함하여 총 33개의 뼈로 이루어져 있습니다. 이 뼈들을 잡아주는 작은 근육들이 제대로 제 역할을 해야 디스크가 안정적으로 회복될 수 있습니다.

허리디스크를 잘 치료하려면 비뚤어진 척추뼈를 교정해야 합니다. 일반적으로 교정은 추나치료나 도수치료로 많이 이루어집니다. 하지만 척추뼈의 교정은 평균적으로 0.4㎜ 정도의 범위에서 이루어지며, 교정 후 일상생활 중 다시 틀어지는 경우가 많습니다.

이때, 한약은 교정된 척추뼈가 다시 틀어지지 않도록 도와주는 역할을 합니다. 척추뼈가 틀어지면 주변 근육들도 함께 틀어지기 때문에, 한약은 척추뼈를 잡아주는 작은 근육들이 제자리를 찾아 추나 교정의 효과를 더 오래 유지할 수 있도록 돕습니다.

한약 처방은 환자의 체질과 상태에 따라 달라집니다. 예를 들어 근육이 마른 분, 근육에 부종이 있는 분, 영양 상태가 부족한 분, 어혈이 많은 분 등 각자의 근육 상태와 디스크 발생 원인에 따라 적합한 한약재를 사용합니다. 이를 통해 근육이 원래 상태로 회복되고 탄력을 가질 수 있도록 도와줍니다.

과거에는 디스크 수핵이 터지면 응급수술을 진행하는 경우가 많았습니다. 하지만 최근 연구에 따르면, 수핵이 터져도 잘 관리하면 자연적으로 흡수될 수 있다고 합니다. 다만 이 과정에서 통증이 심해 문제가 되었는데, 최근에는 통증을 완화하는 약물과 수핵 흡수를 돕는 한약재가 개발되었기 때문에 수술 없이도 효과적으로 관리할 수 있습니다.

> **허리디스크 한방 치료법**
>
> - 침 : 경락과 신경을 컨트롤해 즉시 통증을 완화시켜 줌.
> - 약침 : 통증을 효과적으로 완화시키는 역할을 함.
> - 뜸 : 한랭성 체질과 혈액순환문제를 해결함.
> - 부항 : 혈액순환과 어혈정체, 이상감각, 쥐내림 등을 해결함.
> - 추나 : 잘못된 자세로 틀어진 척추를 교정해 허리의 균형을 바로잡아줌.
> - 한약 : 염증을 줄이고, 딱딱하게 굳은 근육과 인대를 풀어주는 데 도움을 줌.

올바른 자세와 운동으로 재발 방지하자!

허리디스크는 한 번 걸려서 치료하면 재발하지 않는 병이 아닙니다. 허리디스크를 유발한 원인을 고치지 않으면 언제든 재발할 수 있습니다.

재발을 방지하기 위해 가장 중요한 것은 올바른 자세를 유지하는 것입니다. 요즘은 의자에 앉아서 생활하거나 일하는 분들이 많은데요. 허리에 부담을 많이 주는 자세로 오래 앉아 있으면 허리디스크가 재발할 위험이 높아집니다.

의자에 앉을 때는 엉덩이를 의자 깊숙이 밀어 넣고 허리를 90도로 바르게 세워주세요. 의자가 너무 높아 발이 바닥에 닿지 않는 것도 허리에 좋지 않으니, 의자가 높을 경우에는 발 밑에 받침대를 두고 앉는 것을 권합니다. 양반다리로 오래 앉아 있는 것도 좋지 않습니다.

또한 고개를 많이 숙이는 자세도 피해야 합니다. 노트북이나 스마트폰, 컴퓨터를 사용하다 보면 무의식적으로 고개가 숙여지는데, 고개를 숙이면 허리가 굽고 틀어질 수 있습니다. 이를 방지하려면 화면의 높이를 눈높이에 맞추어 사용하는 것이 좋습니다.

무거운 물건을 들 때도 주의가 필요합니다. 물건을 들 때 허리에 하중이 실리지 않도록 물건을 몸 가까이, 특히 배 쪽으로 바짝 붙여 들어야 합니다. 쪼그려 앉는 자세는 허리에 무리를 줄 수 있으니 가급적 피하는 것이 좋습니다. 좌식 생활보다는 입식 생활을 권장하며, 집안일을 할 때도 쪼그려 앉아 걸레질하기보다는 대걸레를 사용하여 서서 청소하는 방식을 추천합니다.

체중 조절도 허리디스크 재발 방지에 중요한 요소입니다. 체중이 많이 나가면 허리에 가해지는 부담이 커지므로 표준 체중을 유지하기 위해 노력하는 것이 좋습니다.

운동 또한 매우 중요합니다. 자세가 올바르더라도 한 자세로 너무 오래 있으면 혈액순환이 잘 되지 않고 근육이 굳어 디스크가 발생할 수 있습니다. <u>허리가 아프지 않더라도 한 자세로 오래 있었다면 1시간마다 5~10분 정도 스트레칭이나 산책을 하는 것이 좋습니다. 특히, 허리를 뒤로 젖히는 운동은 디스크 예방에 효과적입니다.</u>

윗몸 일으키기와 같은 웅크리는 자세는 피하는 것이 좋습니다. 이런 자세는 디스크의 압력을 가중시킬 수 있습니다. 반면, 허리를 뒤로 젖히는 운동은 디스크 예방에 도움을 줄 수 있는데, 이를 '매켄지 운동'이라고 부릅니다.

매켄지 (신전) 운동은 뉴질랜드 물리치료사인 매켄지가 만든 운동법으로, 목디스크와 허리 건강에 좋은 운동법으로 알려져 있습니다. 똑바로 선 자세에서 허리를 손으로 받친 후 상체를 뒤로 젖히는 운동입니다. 바닥에 엎드린 상태에서 양손을 바닥에 받치고 상체를 'ㄴ'자 모양으로 일으켜도 됩니다.

이 운동법은 허리디스크 환자에게 효과가 있으나, 허리를 뒤로 젖힐 때 통증이 있거나 디스크가 과도하게 튀어나왔거나 터졌거나 퇴행성일 때는 큰 효과가 없습니다. 과도하게 하기보다 전문가의 지도하에 운동법을 정하는 게 바람직하고, 어떤 운동이던지 했을 때 통증이 있다면 중단하고 전문가와 상의해야 합니다.

또한 허리를 앞으로 숙이는 운동과 허리를 뒤로 젖히는 운동 모두 불편하다면 디스크와 협착증이 동반되었거나 허리에 다른 문제가 있을 가능성이 있으니 전문가와 상담해보는 것이 좋습니다. '디스크는 뒤로 젖히고, 협착증은 앞으로 구부려준다'는 원칙에 따라 본인에게 맞는 자세를 선택하면 효과적입니다.

20 목디스크
목이 뻣뻣하고
어깨까지 아파요

> 목이 자꾸 뻐근하고 머리가 아픕니다. 잠을 잘 못자고 나면 더 목이 뻣뻣해 한참을 스트레칭을 해주어야 풀립니다. 그런데 최근에는 목보다 어깨가 더 아픕니다. 이제 30대 후반이라 오십견은 아닌 것 같은데, 왜 어깨까지 아픈지 모르겠습니다.

일자목·거북목이 목디스크를 부른다

목이 뻣뻣하고 머리가 아프다면, 목디스크일 가능성이 높습니다. 특히 목뿐만 아니라 어깨까지 아픈 경우 어깨에 문제가 생겼다고 생각하기 쉽지만, 실제로는 목의 문제인 경우가 많습니다.

목디스크는 목뼈(경추)와 목뼈 사이에 있는 디스크가 밀려 나와 신경을 압박하며 통증을 유발하는 질병으로, 가장 큰 원인은 잘못된 자세입니다. 물론 노화로 인한 퇴행성 변화로도 생길 수 있지만, 고개를 숙이는 자세처럼 목에 부담을 주는 잘못된 자세로 인해 발생하는 경우가 더 흔합니다.

현대 사회에서는 컴퓨터와 스마트폰 사용이 일상적입니다. 이 기기들을 사용할 때 대부분 고개를 숙이는데, 이는 목에 큰 부담을 줍니다. 원래 경추는 C자 모양의 곡선을 이루며 머리의 하중을 분산시키는 구조를 가지고 있습니다. 하지만 장시간 고개를 숙이면 경추가 앞으로 쏠리면서 C자 곡선이 무너지고, 목뼈가 일자로 펴지는 일자목이나, 반대로 C자 곡선이 역전되는 역C자목으로 변형됩니다.

일자목은 목뼈가 정상적인 C자 곡선을 잃고 일자로 펴진 상태를 말하며, 역C자목은 C자 곡선이 반대로 휘어진 상태를 뜻합니다. 이처럼 목뼈의 정상 곡선이 무너지면 머리의 무게를 효과적으로 흡수하지 못해 경추에 과도한 압력이 가해지게 됩니다.

거북목은 자세가 앞으로 쏠리면서 목이 앞으로 빠진 상태를 말합니다. 이 상태에서 목뼈가 일자로 펴지거나 흉추가 펴지면서 고개가 앞으로 빠지는 경우도 있는데요. 거북목이 발생하면 방사선 촬영을 통해 원인을 정확히 진단해야 합니다. 이를 통해 흉추를 교정할지, 목을 교정할지, 혹은 두개골 쪽을 교정할지 결정하게 됩니다.

일자목과 거북목은 서로 다른 질환이지만, 증상은 매우 비슷합니다. 두 경우 모두 뒷목과 후두부의 통증, 어깨 승모근의 뭉침, 만성 피로를 동반하는 경우가 많습니다. 다만, 어지럼증은 주로 거북목에서 더 자주 나타납니다.

어지럼증은 추골동맥이 압박을 받을 때 발생합니다. 이 동맥은 심장에서 뇌로 혈액을 공급하며, 경추 1번의 구멍을 통해 올라갑니다. 거북목이 심해지면 경추 1번과 2번 관절이 틀어지고, 이로 인해 추골동맥이 눌려 혈액 공급이 원활하지 않아 어지럼증이 생깁니다. 이러한 증상이 있다면 거북목이 상당히 진행된 상태일 가능성이 높으니 빠른 치료가 필요합니다. 자세를 교정하고, 추나치료로 틀어진 목뼈의 위치를 바로잡으면 어지럼증이 대부분 완화됩니다.

일자목이나 거북목이 있어도 20~30년 동안 큰 불편 없이 지내는 분들도 있습니다. 그러나 이를 방치하면 목디스크로 진행될 확률이 높아지고, 더 나아가 허리에도 영향을 미칠 수 있습니다.

거북목이나 일자목은 두개골의 하중을 충분히 흡수하지 못해 그 하중이 허리로 전달됩니다. 이에 따라 허리가 충격을 흡수하려다 휘게 되고, 허리뼈의 역C자 곡선이 무너지면서 척추 전만증이나 후만증으로 진행될 수 있습니다. 이러한 상태가 지속되면 허리디스크로 이어질 가능성도 커지기 때문에, 올바른 자세를 유지하고 추나치료를 통해 교정하는 것이 매우 중요합니다.

내 목은 거북목일까? 자가진단법

거북목인지 자가진단하는 방법은 매우 간단합니다. 우선, 차렷 자세로 바르게 서서 옆모습을 사진으로 찍어봅니다. 사진에서 누가 봐도 목이 앞으로 나와 있고, 어깨의 중앙선과 귀의 위치 차이가 크다면 거북목일 가능성이 높습니다.

또한, 귀와 견봉(어깨뼈에서 바깥으로 볼록하게 솟은 부분) 사이의 간격을 측정해볼 수도 있습니다. 이 간격이 2.5㎝ 이상이라면 거북목으로 진단할 수 있는데요. 만약 간격이 5㎝ 정도에 이른다면, 반드시 치료가 필요한 상태이니 신속히 전문가의 상담을 받는 것이 좋습니다.

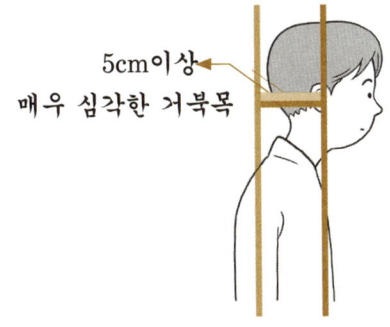

목디스크가 허리디스크보다 더 위험하다?

목디스크가 생기면 목이 뻣뻣하고 통증이 나타나고, 목디스크가 어깨와 팔, 다리로 이어지는 신경을 누르면 어깨가 아프거나 팔과 다리가 저리고 시리며, 화끈거리는 증상이 나타날 수 있습니다. 심한 경우, 손가락 쪽으로 이어지는 신경이 눌려 손가락이 마비되는 증상도 나타날 수 있습니다. 속이 메슥거리거나 어지럼증을 동반하기도 하고, 최악의 경우 호흡을 담당하는 근육이 마비되어 생명을 위협할 수도 있습니다.

어깨나 팔, 다리가 아플 때는 목디스크인지, 아니면 어깨질환인지 헷갈리기 쉬운데요. 두 질환을 구분할 수 있는 간단한 방법이 있습니다. 먼저 목디스크의 경우 팔을 내리고 있을 때 신경이 당겨져 압력이 높아져 통증과 저림 증상이 심해지고, 팔을 들어 올리면 신경의 압박이 줄어들면서 통증과 저림이 완화됩니다. 반면에 어깨질환의 경우 팔을 들어 올리면 통증이 더 심해지는 특징이 있습니다.

목디스크와 허리디스크는 모두 척추질환에 해당하지만, 목디스크는 허리디스크보다 위험할 수도 있습니다. 왜일까요. 목디스크는 중추신경에 영향을 줄 수 있기 때문입니다.

척추에는 중추신경과 말초신경이 있습니다. 중추신경은 뇌에서 요추(허리뼈)까지 이어지는 신경으로 척추 사이사이에서 말초신경 가지가 뻗어 나가는데, 허리디스크는 대개 척추뼈 사이로 빠져나가는 말초신경을 눌러 허리 통증이나 다리 저림과 같은 증상을 유발합니다.

하지만 목은 구조적으로 더 위험할 수 있습니다. 목뼈(경추)는 허리뼈(요추)보다 작고, 신경이 지나가는 통로도 더 좁은데, 여기에 디스크가 삐져나오면 중추신경이 눌릴 위험이 높습니다. 중추신경이 눌리면 오장육부로 이어지는 신경이 영향을 받아 호흡장애, 뇌압 상승, 메스꺼움, 구토, 어지럼증과 같은 증상이 나타날 수 있습니다.

이처럼 목디스크는 허리디스크와는 다른, 심각한 증상을 유발할 수 있어 방치해서는 안 됩니다.

장시간 과도하게 고개 숙이는 습관, No!

목디스크가 있다면, 일자목이나 거북목으로 변형된 목뼈를 바르게 교정하는 것이 무엇보다 중요합니다. 목 주변의 경직된 근육과 인대를 풀어주고, 경추를 제자리로 돌려놓을 수 있는 대표적인 한방 치료법이 '추나치료'입니다. 추나치료로 틀어진 목뼈를 바로잡고, 여기에 침과 약침으로 염증을 줄이고, 한약으로 굳은 인대와 근육을 풀어주면 치료 효과가 더욱 높아집니다.

추나로 목뼈를 교정하는 것만큼이나 중요한 것이 바로 잘못된 자세를 교정하여 재발을 예방하는 건데, 가장 먼저 교정해야 할 자세는 오랫동안 고개를 숙이는 것입니다. 컴퓨터를 사용할 때 모니터를 눈높이에 맞춰 고개를 숙이지 않도록 하고, 핸드폰을 사용할 때는 고개를 숙일 수밖에 없더라도 사용 시간을 줄여야 합니다. 장시간 컴퓨터나 핸드폰을 사용했다면, 목을 뒤로 젖히는 스트레칭을 통해 목에 쌓인 피로를 풀어주는 것이 좋습니다.

올바른 자세로 잠을 자는 것도 목디스크 예방과 관리에 매우 중요한데요. 잠에서 깬 후 '목이 뻐근하고 아프다'고 느낀다면, 잘못된 자세로 잤을 가능성이 큽니다. 베개가 너무 높거나, 베개를 목 대신 뒤통수에만 받치고 잔다면 목이 앞으로 꺾여 부담이 생길 수 있습니다. 목을 옆으로 돌린 채 자면 한쪽 승모근이 계속 늘어나고, 이로 인해 척추측만증이 경추로 전이되어 목디스크가 생길 위험이 있습니다.

소파에 비스듬히 누워 TV를 보는 자세도 피해야 합니다. 특히, 소파 팔걸이를 베고 누우면 목이 지나치게 꺾여 큰 무리가 될 수 있으니 주의가 필요합니다. 걷는 자세도 중요합니다. <u>땅을 보고 걷는 습관은 목에 부담을 주어 경추를 앞으로 쏠리게 만들어 거북목이나 목디스크를 악화시킬 수 있는 만큼 '하늘의 새'를 본다는 마음으로 고개를 들고 걷는 것이 좋습니다.</u>

다음과 같은 스트레칭을 틈날 때마다 해준다면 목의 긴장이 풀려 훨씬 편안해지고, 목디스크는 물론 거북목과 라운드 숄더 예방과 관리에 큰 도움이 될 것입니다(188페이지의 내용도 참조).

- **수건 스트레칭** : 수건을 목에 걸고 양쪽 끝을 당겨주면 목 근육의 긴장이 풀린다.
- **폼롤러 스트레칭** : 엎드린 자세에서 폼롤러를 어깨와 가슴근육이 만나는 위쪽에 둔 다음, 한 팔로 바닥을 짚고 다른 팔은 위로 쭉 뻗어서 아래위로 천천히 움직이면 소흉근이 풀리는 효과가 있다.
- **벽 슬라이드** : 벽을 바라보고 서서 팔을 벽에 대고 위로 밀어 올렸다 내리는 동작을 반복한다.

21 좌섬요통
허리 삐끗했는데 단순한 요통일까? 디스크일까?

택배가 와서 무심히 들다가 허리를 삐끗했습니다. 드는 순간 허리가 뜨끔하면서 "악!" 소리가 나왔습니다. 순간 너무 아파 허리를 구부릴 수도 펼 수도 없었는데, 한참을 지나니 겨우 움직일 수 있었습니다. 갑자기 디스크가 터지기라도 한 것일까요?

급성 좌섬요통, 증상은 심해도 빨리 낫는다

허리가 아프면 흔히 허리디스크나 척추관협착증을 먼저 의심하게 되지만 단순한 요통인 경우도 많습니다. 요통은 갑작스럽게 허리를 돌리거나 무거운 물건을 들었을 때 자주 발생합니다. 허리에 '뜨끔' 하는 통증이 나타나면서, 심한 경우 허리를 구부리거나 펴는 것이 어려워질 수 있어 디스크가 터진 것으로 오해하기도 합니다.

물론 급성 허리디스크가 원인일 수도 있지만, 대부분의 경우 척추를 둘러싼 근육, 인대, 힘줄이 손상된 것일 가능성이 큽니다. 이런 경우를 '허리 염좌' 또는 '좌섬요통'이라고 부릅니다.

좌섬요통은 허리를 삐끗하면서 근육이나 인대가 무리한 힘을 받아 손상된 상태를 말합니다. 이때, 허리의 조직(혈관, 근육, 인대, 힘줄 등)이 부분적으로 손상되고 안쪽에 미세한 멍, 즉 어혈이 생기게 됩니다. 외적으로는 별다른 변화가 보이지 않지만, 안쪽의 손상으로 인해 움직임이 불편해지고 심한 통증이 발생합니다.

증상이 심하게 느껴질 수 있지만, 좌섬요통은 적절히 안정을 취하면서 치료하면 비교적 쉽게 회복될 수 있습니다. 허리를 삐끗한 직후에는 섣불리 움직이는 것을 피하고, 안정을 취하며 냉찜질을 통해 염증을 가라앉히는 것이 중요합니다.

한의원에서 침을 맞거나 부항을 뜨는 치료도 큰 도움이 됩니다. <u>염증이 생긴 부위에 침을 놓거나 부항을 뜨면 기혈순환이 촉진되고 통증이 완화되는데요</u>. 이러한 한방 치료는 빠른 회복을 돕고 추가적인 손상을 예방하는 데 효과적입니다.

잘 낫지 않거나 금방 재발하면 디스크 의심

허리를 삐끗해 인대나 힘줄이 손상된 경우, 적절한 치료와 안정을 취하면 혈액순환이 원활해지고, 수면 중에 손상된 세포가 활발히 재생되면서 금방 회복됩니다. 일반적으로 재생 능력이 다소 떨어지는 분들도 보통 1주일 정도면 증상이 호전됩니다.

그러나 허리를 삐끗한 이후 일주일 이상 치료했는데도 낫지 않거나, 괜찮아진 것 같다가 다시 통증이 심해지는 경우에는 허리디스크를 의심할 수 있습니다. 특히 허리를 삐끗한 기억조차 없는데도 지속적으로 통증이 나타난다면, 허리디스크일 가능성이 더욱 높습니다.

디스크는 보통 방사선 엑스레이, CT, MRI 등을 통해 진단되는데, 초기에는 구분이 쉽지 않은 경우가 많습니다. 초기 디스크는 터져 나오거나 밀려나오지 않고, 단지 살짝 부풀어 있는 팽윤 상태인 경우가 많아서입니다.

팽윤 상태의 디스크는 안정을 취하고 기본적인 침, 부항, 추나치료를 병행하면 본래 모습을 찾고 척추뼈도 제자리로 돌아오면서 상태가 호전됩니다. 하지만 삐끗한 기억이 없고 잠을 조금 불편하게 잤을 뿐인데 허리가 아픈 증상이 나타났거나, 1주일 이상 치료했는데도 증상이 나아지지 않는다면, 허리디스크일 가능성을 고려해야 합니다. 허리를 지탱하는 역할을 하는 요방형근(허리네모근)이나 복부의 복사근과 척추를 곧게 세우는 기립근 등의 근육이 손상돼 척추가 계속 틀어져 디스크에 과도한 압력이 가해지고 결국 밀려나오거나 터지게 되었을 지도 모르기 때문이죠.

명확히 판단이 서지 않는다면, 디스크일 가능성을 염두에 두고 한의원을 방문하는 것이 좋습니다. 초기 디스크는 치료 시기가 빠를수록 더 좋은 결과를 얻을 수 있습니다.

22 좌골신경통
허리부터 발끝까지
찌릿해요

> 앉으면 엉치뼈가 아파 오래 앉아 있기가 힘듭니다. 엉덩이만 아픈 것이 아니라 허리도 아프고, 다리도 찌릿하고 저리면서 아픕니다. 증상이 허리디스크인 것 같은데, 병원에서는 좌골신경통이라고 합니다. 좌골신경은 생소한데, 좌골신경통 증상이 허리디스크와 비슷한가요?

좌골신경, 사람 몸에서 가장 긴 신경

의자에 앉았다가 일어났을 때 엉덩이에 두 개의 푹 파인 자국이 생기는 것을 본 적이 있을 겁니다. 이 부분은 우리가 앉을 때 뼈가 닿는 부위로, 한자를 사용해 '앉을 좌(坐)' 자를 써서 좌골(坐骨)이라고 부릅니다. 엉덩이에서 가장 두툼한 부분에 위치한 뼈로, 이를 지나가는 신경이 바로 좌골신경이죠.

좌골신경은 요추 4번, 5번과 천추 1번, 2번, 3번 신경이 합쳐져 형성되며, 엉덩이 부위를 지나 하지 전체의 후반부 신경을 지배합니다. 이 신경은 엉덩이에서 시작해 새끼발가락 끝까지 내려가는, 사람 몸에서 가장 긴 신경이기도 합니다.

좌골신경이 지나가는 주요 근육으로는 대퇴이두근, 반막양근, 반건양근이 있으며, 이 세 근육을 합쳐서 흔히 햄스트링이라고 부릅니다. 좌골신경은 이 부위뿐만 아니라 오금(무릎 뒤쪽)과 종아리 근육까지도 관여하며, 하지의 움직임과 감각을 지배하는 중요한 역할을 합니다.

50대 이상이 되면 허리를 굽혀 손끝을 내렸을 때 바닥에 닿지 않는 경우가 많은데요. 허리가 유연하지 않아서가 아니라, 햄스트링이 충분히 늘어나지 않아서입니다. 허벅지 뒤쪽에 위치한 이 근육들이 유연성을 잃으면 몸을 앞으로 숙이는 동작이 어려워지는 것입니다. 이 부위가 바로 좌골신경이 지나가는 곳입니다.

좌골신경은 허리와 다리 전체의 움직임과 유연성을 책임지는 중요한 신경이므로, 이 부위를 잘 관리하면 하지의 움직임을 개선하고 통증을 예방할 수 있습니다.

디스크나 협착증이 동반된다

디스크와 좌골신경통의 증상이 비슷하게 느껴지는 이유는 좌골신경이 요추 4~5번과 천추 1~3번 등 5개의 신경이 모여 형성되었기 때문입니다. 이로 인해 요추 4~5번에서 디스크나 척추관협착증이 발생하면 좌골신경통이 동반되는 경우가 많지요.

기본적으로 좌골신경통일 때도 대부분의 디스크 증상이 나타날 수 있지만, 엉치 부위의 통증이 있다면 좌골신경통일 가능성이 높습니다. 허리에서부터 통증이 시작되는 경우도 있지만, 엉덩이 좌골 부위의 쏙 들어간 자리가 아픈 경우 좌골신경통일 확률이 높습니다. 특히 <u>엉덩이가 아프면서 허리부터 발끝까지 찌릿찌릿 전기가 타고 내려가는 듯한 느낌이 있다면, 좌골신경통의 전형적인 증상일 수 있습니다.</u>

좌골신경통의 특징적인 통증 양상 중 하나는 앉아 있을 때, 걷거나 계단을 오르내릴 때 통증 정도가 다르다는 점입니다. 좌골에는 좌골신경이 지나가는 구멍이 있으며, 이를 서양배 모양처럼 생긴 이상근이라는 근육이 덮고 있는데요. 좌골신경이 당겨지면 이상근과 마찰이 발생해 통증이 더 심해질 수 있습니다.

특히 허리나 무릎을 구부리는 동작을 할 때 좌골신경이 늘어나면서 이상근과의 마찰로 인해 통증이 발생합니다. 그래서 서서 걸을 때보다 앉아 있거나 계단을 오르내릴 때 통증이 더 심하게 느껴지기도 합니다.

변기에 앉을 때 통증이 심해지는 것도 같은 원리입니다. 좌골신경은 다리 뒤쪽을 지나가므로, 변기에 앉거나 고관절을 구부리거나 무릎을 구부리는 동작처럼 신경이 당겨지는 자세에서 통증이 증가하는 경향이 있지요.

좌골신경통 증상은 일상생활에서 자주 경험할 수 있는 움직임과 밀접하게 연관되어 있으므로, 이러한 통증 양상을 잘 살피고 적절한 진단과 치료를 받는 것이 중요합니다.

열비&한비&풍비&습비, 치료방법이 다르다

좌골신경통은 침을 통해 경락을 소통시키고, 한약으로 신경 기능을 회복시키면 치료가 가능합니다. 다만, 디스크나 척추관협착증이 동반된 경우라면 근본적인 질환을 함께 치료해야 좌골신경통이 완전히 나을 수 있습니다. 디스크와 협착증은 추나와 약침 치료를 통해 효과적으로 관리할 수 있습니다.

적절한 치료를 받으면 좌골신경통은 대부분 잘 낫지만, 환자의 약 30%는 통증이 1년 이상 지속되는 경우도 있습니다. 특히 통증이 심한 분들은 절룩거리며 걷거나 한 발로만 다니는 경우도 있어서, 초기에 방치하지 않고 제때 치료하는 것이 중요합니다.

한방에서는 좌골신경통을 열비(혈비), 한비, 풍비, 습비로 나누며, 각각에 따라 치료방법이 다릅니다. 우선 열비(혈비)는 주로 넘어지거나 엉덩방아를 찧는 등 외상으로 발생합니다. 이러한 경우 좌골신경이 손상되면서 염증이 생기고, 해당 부위가 붓거나 열이 나며 아프게 됩니다. 더 진행되면 묵직한 통증과 함께 저릿저릿한 감각장애, 다리 힘이 빠지는 증상이 나타날 수 있습니다. 열비(혈비) 치료는 면역을 조절하고 염증을 치료하는 데 초점을 맞추는데요. 만약 면역에 영향을 주는 기저질환이 있다면 함께 관리해야 합니다. 부항으로 어혈을 제거하거나, 추나치료로 이상근의 문제를 해결하면 좋은 치료 효과를 기대할 수 있습니다.

풍비는 차가운 바람에 의해 생깁니다. 통증과 저림이 여기저기 옮겨다니고 열이나 오한 등의 면역증상을 동반하는 것이 특징입니다. 풍비는 혈관의 염증을 제거하고 림프계의 면역을 증진시켜서 치료합니다.

한비는 추운 날씨로 인해 발생합니다. 추운 날씨는 이상근을 수축시키고 혈류 속도를 늦추어 유연성을 떨어뜨려서 통증이 증가하게 됩니다. 한비 치료에는 적외선 치료, 뜸, 고주파 치료 등이 있습니다. 1년 이상 좌골신경통으로 고생했다면, 이상근과 주변 신경이 충분한 영양분을 공급받지 못해 기혈이 부족한 상태일 수 있습니다. 이때는 근골격계를 보강하는 약물과 통증 완화 약물을 적절히 조합하여 치료합니다.

습비는 장마철처럼 습기가 많을 때 주로 발생합니다. 관절이 붓고 몸이 무겁고 소화기장애를 동반하기도 하는데 류마티스도 한방에서는 습비의 범주로 구분합니다. 혈비도 습비의 범주에 들어가나 별도로 구분하면 더욱 치료의 효율이 높아집니다.

좌골신경통을 예방하려면 평소 외상을 조심해야 하는데요. 디스크나 협착증이 생기지 않도록 관리하는 것과 아울러, 평상시에 스트레칭을 포함한 근육 운동을 많이 해주면 도움이 됩니다.

잘못된 자세로 오래 앉아 있어도 좌골신경통이 발생할 확률이 높아지는 만큼 자세 교정이 필수입니다. 이상근이 경직되는 가장 큰 이유가 좌우 다리 근육의 불균형인데, 운동할 때 삐딱함이 있거나 등산할 때 한쪽이 낮은 채로 올라가는 등 좌우 균형이 맞지 않을 때 한쪽 이상근이 늘어나거나 경직됩니다.

한쪽 다리를 꼬고 앉는 것도 좋지 않습니다. 이런 자세는 골반을 틀어지게 하는데, 틀어진 골반이 좌골신경을 누를 수 있으므로 추나로 교정하는 것이 좋습니다.

〈다리·발·팔〉

23 | 근육 경련
다리에 쥐가 잘 나요

밤에 자다 다리에 쥐가 나서 깨곤 합니다. 쥐가 날 때는 종아리 근육이 당기면서 "악" 소리가 날 정도로 아픕니다. 혈액순환이 잘 안 돼서 그런가 싶어 자기 전에 다리를 마사지나 찜질을 해도 큰 효과가 없습니다. 자다가 쥐가 나면 다리가 아픈 것도 아픈 거지만 잠을 설치게 돼 더 피곤합니다. 어떻게 해야 하나요?

왜 자다가 쥐가 날까?

흔히 종아리 근육이 바짝 서는 느낌이 들거나 손발이 저릴 때 "쥐가 났다"고 말하죠. 쥐가 난다는 것은 결국 '근육이 경련을 일으키는 상태'를 의미합니다. 조금 더 정확히 설명하자면, 내가 의도하지 않았는데 갑자기 근육이 뒤틀리며 수축하면서 통증과 불편함을 동반하는 것이지요.

　근육 경련이 가장 자주 발생하는 부위는 종아리입니다. 하지만 종아리뿐만 아니라 허벅지 뒤쪽 근육인 허벅지 햄스트링에서도 경련이 일어날 수 있습니다. 이처럼 경련은 주로 하체 근육에서 많이 발생하지만 하체 외에 몸의 모든 근육 부위에서 발생할 수 있습니다. 약한 근육이나 자주 다친 근육에서 경련이 발생하기 쉽고, 한 근육만 과도하게 사용했을 때도 나타날 수 있습니다. 예를 들어 복근이 떨릴 수 있고 어깨 근육처럼 주로 수축을 많이 하는 근육과 때로는 얼굴 근육에서도 경련이 발생할 수 있습니다.

　근육 경련은 주로 밤에 자다가 발생하는 경우가 많습니다. 한밤중이나 새벽 시간대, 특히 새벽 2~4시경은 바깥 기온이 낮고, 체온도 하루 중 가장 낮은 시간이라 혈액순환이 원활하지 않기 때문에 근육 경련이 잘 생깁니다. 낮 동안에는 기온이 상대적으로 높고, 신체 활동을 통해 혈액순환이 활발히 이루어지기 때문에 밤보다 덜하지요.

　만약 낮에 땀을 많이 흘려 전해질이 부족한 경우라면 근육 경련이 생길 수 있습니다. 이런 경우 증상은 비교적 가벼워 별도의 치료 없이 회복되는 경우가 많습니다.

　추운 날씨로 인해 근육이 뭉쳤거나, 낮에 근육을 많이 사용한 경우에도 경련이 잘 납니다. 양반다리나 책상다리를 하거나 무릎을 꿇고 오래 앉아 있을 때도 주의가 필요하지요. 이러한 자세는 혈관을 좁아지게 하여 근육으로 가는 혈액 공급이 부족해지면서 경련을 유발할 수 있습니다.

　근육 경련은 일상생활에서 누구나 경험할 수 있는 흔한 현상이지만, 원인을 파악하고 예방하는 노력이 중요합니다. 혈액순환을 돕는 스트레칭이나 자세 교정을 통해 경련을 예방할 수 있으니, 꾸준한 관리가 필요합니다.

혈액순환 아닌 다른 원인도 있다

　근육이 경련을 일으키는 원인은 기본적으로 혈액순환에 있습니다. 여러 가지 이유로 혈액순환이 잘 안 돼 근육에 충분한 혈액이 공급되지 않으면 근육이 수축하면서 경련을 일으키는 거죠. 하지만 혈액순환이 아니라 다른 질병에 의해서 쥐가 나는 것일 수도 있습니다. 무엇 때문에 쥐가 나는 것인지를 알면 예방할 수 있으니 원인을 알아야 합니다.

　쥐가 잘 나는 곳이 종아리인데, 종아리는 다른 신경학적 원인으로 경련이 일어날 수 있는 부위입니다. 예를 들어 허리디스크나 요추 5번에 문제가 있으면 자기도 모르게 통증이 덜한 자세를 찾다 보니 혈액순환을 방해하는 자세를 취할 수 있습니다. 그러면 자다 쥐가 나게 되는 거죠. 이 경우 자세를 바꿔주면 괜찮아집니다. 예를 들어 오른쪽으로 누워서 잘 때 쥐가 났다면 자세를 바꿔 왼쪽으로 자면 쥐가 안 나는 거죠.

　운전을 하다가도 종아리에 쥐가 날 수 있습니다. 요즘 차는 대부분 자동이어서 운전할 때 오른발만 사용하는데요. 만약 쥐가 오른발에 주로 난다면 브레이크와 액셀을 밟을 때 너무 긴장하거나 시트의 위치가 좋지 않아서일지도 모릅니다. 시트가 너무 멀면 브레이크와 액셀을 밟을 때 발을 쭉 뻗어야 하므로 종아리 근육이 긴장되고 쉽게 피로가 쌓이는 거죠. 편안하게 밟을 수 있도록 시트 위치를 조정하면 쥐가 나는 것을 예방할 수 있습니다. <u>브레이크와 액셀을 밟을 때도 발바닥 전면으로 지그시 밟는 자세가 좋은데, 쥐가 잘 나는 사람은 발끝이나 발뒤꿈치로 밟는 습관이 있을 것입니다.</u>

주머니에 지갑 같은 것을 넣고 다니는 습관도 근육 경련을 유발할 수 있어요. 한쪽 뒷주머니에 습관적으로 지갑을 넣고 다니면 골반이 삐뚤어지게 되는데, 그런 상태로 앉아 있다 보면 쥐가 날 수 있습니다. 주머니에 아무것도 넣지 않고, 시트를 바짝 당겨서 허리를 90도로 세우고 페달을 편하게 밟을 수 있는 자세가 근육 경련을 예방하는 데 도움이 됩니다.

운전 경험이 풍부하고 긴장도 하지 않는데 쥐가 나면 다른 질환이 원인일 수 있습니다. 근육 경련을 유발할 수 있는 질병은 파킨슨과 중풍과 같은 위험한 질환부터 간경화나 갑상선 기능 저하증, 갑상선 기능 항진증, 동맥경화나 혈관의 노화 등 다양합니다.

<u>디스크나 협착증으로 인해 신경이 눌려 쥐가 나기도 합니다.</u> 주로 요추 4번이나 5번에 협착이 되었을 때 많이 나는데요. 협착이 심한 방향으로 허리를 틀면 쥐가 나고 반대로 틀면 쥐가 풀리는 경우는 협착증 치료를 하면 됩니다.

하지정맥류가 있는 사람도 쥐가 잘 납니다. 심장에서 내보낸 혈

액은 동맥을 통해 우리 몸 곳곳에 공급되고, 정맥을 통해 다시 심장으로 돌아오는데요. 정맥에는 심장으로 흘러가야 할 혈액이 역류하지 못하도록 판막이 있습니다. 그런데 판막이 손상되면 혈액 역류를 막지 못해 정맥이 늘어나게 됩니다. 서 있거나 엎드려 있을 때 다리 정맥이 툭툭 튀어나와 있다면 하지정맥류일 수 있습니다. <u>하지정맥류가 있으면 혈액이 제대로 순환하지 못해 종아리에 쥐가 날 수 있지요.</u>

쥐가 났을 때 초간단 대처법

쥐가 나면 코에 침을 바르면서 "야옹" 소리를 내면 풀린다는 우스갯소리가 있는데, 실제로는 이런 방법으론 효과를 기대하기 어렵습니다.

쥐가 났을 때 제일 먼저 해볼 수 있는 것은 스트레칭을 하면서 발목을 꺾는 것입니다. 운동 경기 중 선수가 쥐가 나서 쓰러졌을 때의 응급처치이기도 합니다. <u>다리를 쭉 펴고 발을 잡고 안쪽으로 꺾어주는 건데, 그렇게 하면 긴장된 근육이 조금 풀리면서 경련이 완화됩니다.</u> 종아리에 쥐가 날 때 엄지발가락을 당겨주는 것도 좋습니다.

쥐가 난 부위를 꾹꾹 눌러주는 것도 좋습니다. 쥐가 난 부위를 만져보면 공처럼 동그란 모양으로 딱딱하게 뭉친 부위가 있을 것입니다. 그 부위를 잡아서 쭈쭈바 아이스크림을 짜 먹을 때처럼 꾹꾹 눌러주면 쉽게 쥐가 풀립니다.

의자에 앉아 있을 때라면 쥐가 난 다리를 쥐가 안 난 반대쪽 무릎 위에 올려놓고 발목을 비틀어줍니다. 발바닥에는 족저근막이라는 길고 단단한 근육이 있는데, 이를 꾹꾹 눌러주는 것도 효과적입니다.

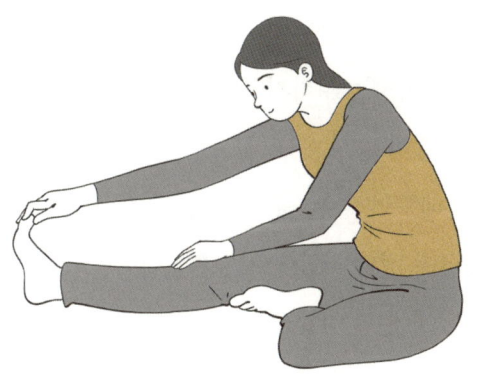

긴장된 근육 풀어주는 방법

테니스공을 활용하는 것도 좋은데요. 예를 들어 허벅지에 쥐가 났을 때 엎드린 상태에서 허벅지 밑에 테니스공을 놓고 계속 돌려주면서 마사지해주면 혈액순환이 촉진되면서 근육 경련이 완화됩니다.

팔의 알통에 쥐가 날 수도 있습니다. 망치질, 드릴 사용, 아령 들기 등의 일을 많이 했을 때 팔 알통에 피로가 누적되고 긴장, 수축되는데 과거에 이두근을 다친 적이 있다면 더 조심해야 합니다. 이미 근육이 약해졌는데 무리하게 사용하면 좋지 않습니다. 특히 새벽에 체온이 떨어졌을 때 근육이 지나치게 수축되면서 경련이 일어날 수 있는데, 이럴 때는 다친 근육을 되도록 사용하지 말아야 합니다.

저림 증상이나 통증이 없는데 발이 항상 차가운 분들이 있습니다. 찬 곳에 노출되면 발바닥에 쥐가 나서 움직일 수 없다고 호소하기도 하는데요. 체질적으로 수족냉증이 있는 경우가 그렇습니다. 손발이 모두 차가운 사람, 발만 차가운 사람, 발가락 끝과 손가락 끝만 차가운 사람, 배가 차면 발이 차가워지는 사람, 추운 곳에 나가면 급격하게 온도가 떨어지는 피하지방이 부족한 사람 등 다양합니다.

이런 경우 찜질이 증상 완화에 도움이 됩니다. 체온이 떨어질 때 따뜻한 찜질을 해주면 혈액순환이 개선돼 경련을 진정시킬 수 있습니다. 특히 체질이 냉한 사람이라면 온찜질이나 따뜻한 목욕이 더욱 도움이 되죠. 밤에 수면 양말을 신거나 핫팩을 발에 대놓고 자는 것도 좋습니다. 만약 온찜질로 개선되지 않는다면 몸에서 냉기를 없애주는 한약으로 치료받기를 권합니다.

이처럼 대부분의 근육 경련은 지압과 마사지, 찜질 등으로 해결됩니다. 하지만 쥐가 난 다리가 붓고 종아리에 알이 밴 것처럼 근육통이 심하다면 응급처치로 침을 맞는 것도 괜찮습니다. 눌러도 안 없어질 정도의 쥐나 뭉침은 한방에서 침을 맞으면 바로 해결되는 편인데, 만약 해결되지 않는다면 수축이 너무 오래되어 안의 조직이 괴사했거나 세포가 변성되었을 가능성이 있습니다. 이럴 때는 피를 빼거나 부항을 쓰면 됩니다. 몸이 차가우면서 근육통이 심한 경우 뜸으로 치료하면 바로 호전될 수 있습니다.

원인별 맞춤 치료법으로 근육을 풀어주자

근육 경련은 생명을 위협하는 심각한 질병은 아니지만 삶의 질을 저해하고, 원인에 따라 건강에 영향을 줄 수 있는 증상입니다. 통증이 약해도 일주일에 한 번꼴로 쥐가 난다면 생활이 굉장히 불편해집니다. 쥐가 주로 밤에 수면 중 일어나기 때문에 수면장애로 이어질 가능성도 있지요. 따라서 쥐가 자주 난다면 치료를 받는 것이 좋습니다. 원인별로 그에 맞는 치료법을 찾아야 합니다.

한방에서는 근육 경련에 대해 기본적으로 문진과 맥을 짚어 원인을 찾고, 혈액 검사와 초음파 검사를 통해 다양한 가능성을 점검합니다. 만약 여러 가지 검사를 했는데도 근육경련을 유발하는 기저질환을 찾지 못했다면 다음 두 가지를 의심해볼 수 있습니다.

한 가지는 약물에 의한 근육경련입니다. 대표적으로 고지혈약을 들 수 있는데, 영양과 미네랄이 빠져나가는 이뇨제도 포함됩니다. 고지혈약, 혈압약, 당뇨약, 알레르기약을 장기 복용하다가 그에 대한 부작용으로 쥐가 날 수 있는 거죠. 이런 경우라면 약물만 바꾸어 주어도 쥐가 나지 않을 수 있습니다.

두 번째로 전신 기혈이 허약한 경우인데, 나이가 들어 쇠약해져서 쥐가 생기는 것이어서 보약을 먹어서 몸의 기운을 보하면 해결할 수 있습니다.

어느 부위에서 쥐가 나는지를 보는 것도 필요합니다. 잘 때 옆구리 쪽에서 쥐가 난다면 두 가지를 의심해볼 수 있는데, 골반 혹은 늑간 신경통입니다. 옆구리 약간 밑쪽이면 골반이 비틀어져 혈액순환이 안 되고 신경에 문제가 생겨서 쥐가 날 수 있습니다. 약간 옆구리 위쪽이라면 늑간 신경통이거나 몸을 옆으로 틀 때가 많아서 발생할 수 있습니다.

골프처럼 한쪽으로만 스윙하거나 몸을 좌, 우 어느 한쪽으로 반복해서 움직이면서 일을 하는 경우에도 쥐가 날 수 있는데, 한쪽으로만 비틀지 말고 반대로 틀면서 균형을 맞추면 예방할 수 있어요. 만약 아픈 부위에 통증이 있다면 대상포진 전조증상일 수도 있습니다. 대상포진의 경우 쥐가 나는 느낌이거나 가려우면서 아프다가 수포가 올라오는 경우가 많습니다. 만약 대상포진일 경우에는 통증과 함께 피부가 빨갛게 되므로 확인이 필요합니다.

만약 교통사고 후유증으로 손발 저림이 심하다면 한방 치료를 받는 것이 좋습니다. 교통사고 후유증은 목이나 허리에 많이 나타나는 편인데, 특히 신경에 대한 후유증이면 척추를 바르게 하는 추나와 여러 가지 약침을 통해 해결할 수 있습니다. <u>근육 손상으로 인한 근육 경련이라면 근육에 영양을 공급할 수 있는 한약으로 후유증을 해결할 수 있지요.</u> 근육에 영양을 공급할 수 있는 여러 가지 한약재를 섞은 한약을 체질에 맞게 복용하면 근육이 잘 발달해 쥐가 나는 것을 예방하는 데 도움이 됩니다.

항암 치료를 받고 있는데 손발이 저리고 감각 저하가 있고 손발 관절이 아플 때도 한방치료가 효과적입니다. 암 자체보다는 항암제의 부작용으로 생긴 증상으로, 항암제의 독성은 간에 영향을 미치기도 하는데요. 간은 우리가 섭취한 음식물에서 나쁜 물질을 걸러내고, 간에 모인 영양소를 이용해 새로운 물질을 만들며, 영양소를 온몸에 골고루 배분하는 역할을 합니다. 따라서 간이 나빠지면 혈관이나 근육에 필요한 영양이 잘 공급되지 않아 혈관이나 근육이 위축될 수 있고, 손발 저림이나 근육 경련이 일어날 수 있습니다.

이렇게 항암제 후유증으로 망가진 근육이나 혈관은 한약으로 보강하면 도움이 됩니다. 근래에는 양방에서는 항암제로 암세포를 죽이고, 한방에서는 항암제의 독성을 제거해 부작용을 최소화하는 치료를 많이 하지요. 양한방이 협진하면 항암제 부작용으로 인한 근육 경련을 효과적으로 치료할 수 있습니다.

쥐가 날 때 눌러주면 좋은 경혈

쥐가 특히 잘 나는 부위는 종아리인데, 이때 승근혈과 승산혈 두 가지 혈자리를 눌러주면 좋습니다. 발꿈치를 들었을 때 종아리 뒤쪽에 볼록 튀어나온 비복근이 두 갈래로 갈라진 지점이 승산혈인데, 모양이 마치 산꼭대기처럼 생겼다고 해서 이런 이름이 붙었습니다. 종아리를 많이 써서 피로감으로 쥐가 날 때 누르는 자리입니다.

승근혈은 승산혈의 위쪽에 있는데 두 자리를 손으로 꾹 눌러주면 시원합니다. 만약 눌렀을 때 아프다면 쥐가 날 확률이 높은 것이므로 자주 눌러주는 게 좋습니다. 팔 쪽에 문제가 생겼을 때는 팔꿈치에 있는 곡지혈을 눌러주고, 손이 오그라드는 사람은 합곡혈을 눌러주면 좋습니다.

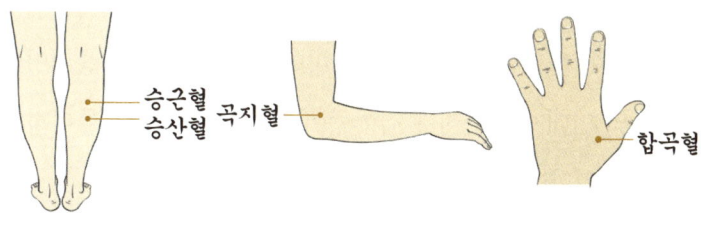

24 발목 염좌
걷다가 자꾸
발목을 삐끗해요

> 발목이 약한지 걷다 보면 자주 삐끗해요. 높은 신발을 신어서 그런가 싶어 요즘에는 굽 낮은 운동화만 신는 데도 여전히 삐끗하곤 합니다. 좀 쉬면 낫기는 하는데, 점점 삐끗하는 횟수가 잦아지니 이러다 발목이 약해져 아예 걷지도 못할까 불안합니다.

방치하면 큰코다친다

살면서 누구나 한 번쯤은 발목을 삐어 본 적이 있을 것입니다. 발목 관절은 무릎 관절이나 어깨 관절에 비하면 작고 하중을 맨 밑에서 받아내어 움직임도 많지만 전거비인대, 후거비인대, 종비인대 등 세 종류의 인대가 단단하게 잡아주어 활동이 많아도 흔들리지 않을 수 있는 것입니다.

다리뼈가 하중을 감당하려면 발가락뼈와 뒤꿈치가 하중을 받아야 하는데, 발을 삐끗하면 체중이 한쪽으로 쏠리게 됩니다. 대개 바깥 복숭아뼈 쪽으로 쏠리는데, 하중이 많이 쏠리면 발목 관절을 붙잡고 있던 인대가 벌어지면서 뼈의 위치가 살짝 어긋나지요. 그러면서 안에 있던 혈관이 터지거나 인대가 손상되면 붓고 아프거나 열이 나거나 빨개지는 증상이 나타납니다. 이를 흔히 '삐었다'고 표현하는데, 정식 병명은 '발목 염좌'입니다.

발목 염좌는 안 겪어본 사람이 없을 정도로 흔한 질병입니다. 주로 외상과 충격에 의해 발생하지만 발목을 너무 많이 쓰거나 잘못된 자세로 발목에 무리가 갔을 때 발생하기도 합니다.

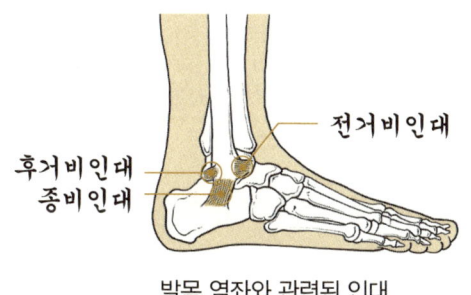

발목 염좌와 관련된 인대

살짝 삐끗했을 때는 쉬면서 찜질을 해주면 금방 낫기 때문에 병원을 찾는 분들이 많지 않은데요. 하지만 자주 삐끗하는데도 그냥 방치하면 발목을 지탱해주는 인대가 점점 약해져 발목이 불안정해질 수 있습니다. 그렇게 되면 더 자주 삐고, 인대가 손상되는 악순환이 일어나므로 발목을 삐면 충분히 쉬고, 적절한 치료를 받는 것이 좋습니다.

염좌와 골절, 이렇게 구분한다

발목을 삐끗했을 때 조금 쉬면 괜찮아지는 경우도 있지만 쉬어도 낫지 않고 너무 아플 때는 단순히 삔 것이 아니라 발뼈가 골절되었을 수 있습니다. 골절은 뼈가 부러지는 것으로 대개 골절이 발생하면 염좌가 동반된다고 볼 수 있습니다.

보통 발목을 삐었을 때 걸어 다닐 수 있으면 뼈는 괜찮고 인대가 손상된 염좌라 생각하기 쉬운데요. 걸어 다닐 수 있어도 골절인 경우도 있으니 조심해야 해요. 만약 골절인데 모르고 방치하면 십중팔구 악화되기 쉽습니다. 골절인지, 염좌인지를 구분하려면 '오타와 앵클 룰(Ottawa Ankle Rule)'을 기준으로 살펴보면 됩니다. 이는 1992년 캐나다 오타와에서 공식화된 발목관절 규칙으로 다음 4군데를 눌렀을 때 통증이 있으면 골절을 의심하고 엑스레이 검사를 할 것을 권합니다.

첫 번째로 발목 바깥쪽 복숭아뼈 후면 끝에서 다리 방향으로 6cm까지 눌러보고, 두 번째로 안쪽 복숭아뼈에서도 똑같이 눌러봅니다. 복숭아뼈에는 경골과 비골이라는 정강이뼈가 연결되어 있는데, 발목 바깥쪽 복숭아뼈 위를 눌렀을 때 아프면 비골이, 발목 안쪽을 눌렀을 때 아프면 경골이 골절되었을 가능성이 크지요.

세 번째 눌러보아야 할 부위는 새끼발가락의 중간에 있는 '중족골'입니다. 발등뼈라고도 하는데, 이 부위도 잘 부러집니다. 눌렀을 때 엄청나게 아프다면 중족골 골절을 의심해야 합니다. 대개 살짝 댈 수도 없을 정도의 강한 통증을 느낄 수 있습니다.

마지막으로 복숭아뼈 앞쪽에 있으면서 두 개의 종아리뼈를 받쳐주는 거골과 주상골이라는 뼈인데 이 역시 잘 부러집니다. 복숭아뼈의 앞쪽 부위가 탱탱 부어 있으면서 출혈이 있어 빨갛다면 거골이나 주상골이 부러졌을 가능성이 큽니다.

이 네 군데를 눌렀을 때 아프면 골절을 의심해야 합니다. 골절 환자의 99%는 통증을 호소합니다. 하지만 눌렀을 때 아픈데도 골절이 아닌 경우도 40% 정도 되니, 골절이 의심되면 병원을 찾아 정확한 진단을 받아볼 것을 권합니다.

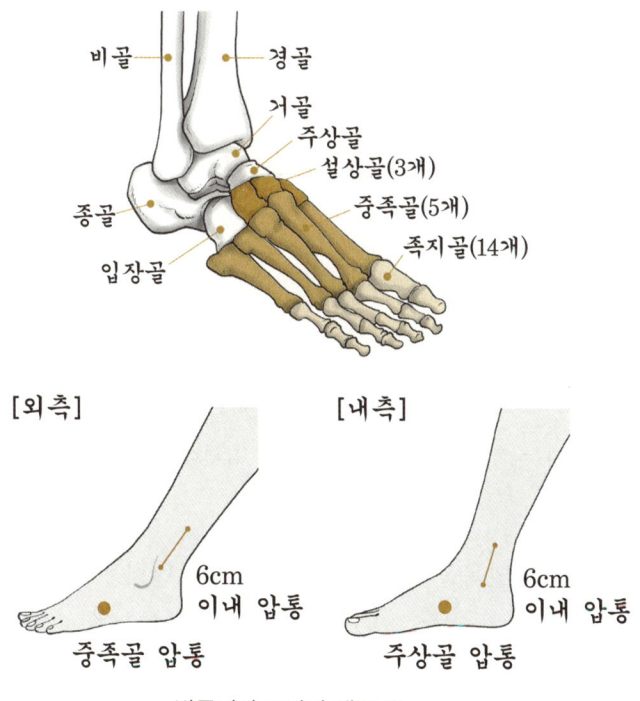

발목뼈와 오타와 앵클 룰

뼈가 부러졌다면 걱정부터 하는 분들이 많습니다. 다행히 발뼈는 깁스를 하고 침과 약침, 한약 등의 치료를 병행하면 비교적 잘 회복되는 편입니다. 다만 골절이 예상 기간이 지나도 유합되지 않는다면 산골환 등을 복용하여 뼈에서 진이 잘 나오게 해주어야 합니다.

염좌 치료의 키워드, RICE

발목을 삐었을 때는 기본적으로 RICE 요법을 해야 합니다. RICE 요법이란 안정(Rest), 얼음찜질(Ice), 압박(Compression), 거상(Elevation)을 말합니다.

첫 번째로 안정(Rest)을 취해야 합니다. 발목을 삔 상태에서 움직이면 인대가 더 손상돼 악화될 수 있는데요. 사람마다 다르지만 대개 1~3일 정도는 안정을 취하는 것이 좋습니다.

두 번째, 얼음찜질(Ice)을 하는 것도 도움이 됩니다. 얼음주머니나 찬물로 적신 수건을 삔 부위에 올려놓으면 염증을 억제하고 혈관을 수축시켜 내부 출혈과 부종을 감소시킬 수 있습니다. 발목을 삔 후 가능한 한 빨리 시작하고, 한 번 할 때 너무 오래 하지 말고 10~15분 정도 하는 것이 좋은데요. 얼음이 피부에 직접 닿지 않도록 주의해야 합니다.

세 번째는 발목을 삔 부위를 압박붕대나 탄력붕대로 압박(Compression)하는 것입니다. 상처 부위를 압박하면 부종과 종창을 줄이고, 상처 부위가 안정되는 효과가 있습니다. 발목 관절을 지탱하는 근육을 도와 체중 부하를 덜어주지요.

마지막으로 손상 부위를 심장보다 높이 올려주는 거상(Elevation)이 필요합니다. 다리를 심장보다 높게 올리면 중력에 의한 부종을 예방하고 염증 반응을 줄일 수 있습니다. 잠잘 때는 방석이나 베개를 이용해 다리를 위로 올린 상태를 유지하고, 휴식을 취할 때도 거상을 하면 회복기간이 빨라집니다.

발목을 삐었을 때 잘 대처하는 것도 중요하지만 삐지 않도록 예방하는 것이 더 중요한데요. 우선 발목에 쏠리는 하중을 덜어주기 위해 노력해야 합니다. 잘못된 자세로 서 있거나 걸을 때 발목에 하중이 많이 가해지므로 올바른 자세를 유지하고, 직업적으로 어쩔 수 없이 오래 서 있거나 걸어야 한다면 발목에 무리가 가 시큰거릴 때 지체하지 말고 쉬도록 합니다.

시간 날 때마다 발을 마사지해주는 것도 좋습니다. 아픈 쪽 발을 반대쪽 무릎으로 양반다리 하듯이 올려놓은 다음 앞꿈치를 몸 쪽으로 당겨줍니다. 그러면 뒤꿈치 아킬레스건이 팽팽해지고, 발바닥을 길게 잇는 족저근막도 팽팽해지는데, 이때 가볍게 마사지해줍니다. 발목을 돌리면서 근육이나 인대에 쌓인 피로도 풀어주고, 단단하게 굳은 부위를 풀어주면 도움이 됩니다. 한 번에 10회 정도 마사지해주고, 하루에 3번 이상 반복하면 좋습니다. 낮에 근무할 때는 시간 내기가 어려울 수 있는데 화장실 가는 시간만 잘 이용해도 충분합니다. 낮에 3~5회 정도는 화장실을 가는데, 그때마다 2~3분 정도 투자하면 발목 염좌를 예방할 수 있습니다.

25 족저근막염
발뒤꿈치가 아파
걸을 수가 없어요

> 50대에 접어들면서부터 운동을 열심히 하기 시작했습니다. 주로 걷기 운동을 많이 하는데, 얼마 전에 좀 무리하게 오래 걷고 난 뒤부터는 발뒤꿈치가 아파 걸을 수가 없습니다. 특히 자고 일어나서 첫발을 뗄 때 많이 아픕니다. 조금 걸으면 좀 나아지기는 하는데, 왜 이렇게 발뒤꿈치가 아픈 것일까요?

첫발을 뗄 때 유난히 아프다면

발은 체중을 제일 밑에서 다 받아내는 부위입니다. 만약 서 있거나 걸을 때 체중이 그대로 발에 실린다면 충격이 너무 커서 발이 약해지거나 병이 나기 쉬울 텐데요. 다행히 발 맨 밑바닥에는 신발에 까는 깔창처럼 충격을 주는 지방조직이 있고, 발의 모양이 하중을 분산시켜주는 아치 형태로 되어 있어 충격을 최소화할 수 있습니다.

발바닥이 아프다는 것은 발바닥 지방이 얇아지거나 아치가 무너졌다는 신호입니다. 특히 아치가 무너지면 안 되는데, 발바닥 아치가 무너지지 않도록 단단하게 잡아주는 것이 바로 '족저근막'입니다. 족저근막은 발바닥 뒤꿈치에서 다섯 개의 발가락으로 이어지는 근육을 싸고 있는 두껍고 질긴 막으로, 어떤 이유에서든 이 막이 손상되면 발바닥이 아파 잘 걷지 못하게 됩니다.

발바닥이 아픈 이유는 다양한데, 족저근막염은 비교적 특징적인 증상이 있어 구분하기가 쉽습니다. 다 그런 것은 아니지만 족저근막염으로 고생하는 환자분들은 대부분 주로 아침에 일어나서 첫발을 뗄 때 소스라치게 아프다고 호소합니다. 혹은 오전에 오래 앉아서 일하다 점심 식사를 하러 일어나서 걸으려고 할 때 발뒤꿈치에 심한 통증을 느낍니다.

이처럼 족저근막염으로 인한 통증은 주로 가만히 앉아 있다 일어날 때 혹은 자다가 일어날 때 많이 발생합니다. 족저근막은 발을 사용하지 않을 때는 짧아져 있다가(수축) 발을 바닥에 디딜 때 늘어나는데요. 만약 족저근막에 염증이 있으면 늘어날 때 통증이 발생하고, 가만히 있다 걸으려고 할 때 통증이 더 심해집니다. 그 이유는 오랫동안 가만히 있으면 족저근막이 경직돼 늘어날 때 더 많은 무리가 가해지기 때문이지요.

첫걸음은 아프긴 해도 좀 걷다 보면 완화되는 편입니다. 그래서 대수롭지 않게 여기고 방치하는 경우도 있는데, 나중에는 통증이 심해져 안 아픈 한쪽 발로만 걷게 될 수도 있으니 주의해야 합니다. 발바닥에 사마귀나 티눈이 없는데도 갑자기 움직일 때 발바닥이 아프다면 족저근막염을 의심하고 꼭 치료를 받는 것이 좋습니다.

젊은층은 과도한 운동, 40대 이후는 퇴행이 주원인

족저근막염은 연령에 관계없이 발생할 수 있습니다. 20대부터 60대까지 다양한 연령층에서 나타나며, 평발이나 높은 아치를 이루는 발 같은 구조적 문제 외에도 여러 가지 원인으로 발생합니다.

<u>20~30대의 젊은 층에서는 과도한 운동이 주된 원인인 경우가 많습니다.</u> 예를 들어 평소에는 괜찮다가 운동을 시작한 지 얼마 지나지 않아 발바닥 통증이 생긴다면 족저근막염을 의심해볼 수 있습니다. 격렬한 운동으로 족저근막에 갑작스러운 충격이 가해지면 손상되면서 염증이 생기는 것이어서 과거에는 마라토너 축구선수와 같은 운동선수에게서 주로 발생했습니다. 축구선수 손흥민도 족저근막염을 겪은 적이 있죠. 요즘에는 운동을 즐기는 일반인들도 족저근막염을 겪는 사례가 많아지고 있습니다.

또한 발에 불편한 신발도 족저근막염의 원인이 될 수 있습니다. 바닥이 딱딱한 등산화, 하이힐 혹은 굽이 낮은 신발 모두 발에 부담을 줄 수 있습니다. 특히 여성들은 하이힐 때문에 족저근막염에 걸릴 위험이 남성보다 약 1.3배 높습니다. 반면, 남성은 바닥이 낮거나 깔창이 얇은 스니커즈처럼 충격 흡수가 부족한 신발 때문에 족저근막염이 발생하기도 합니다. 잘 맞지 않는 신발이나 너무 꽉 끼는 새 구두를 신어서 뒤꿈치로 하중이 몰릴 때도 문제가 될 수 있습니다.

비만도 족저근막염의 원인 중 하나입니다. 체중이 증가하면 발에 가해지는 하중이 커지면서 족저근막이 손상될 위험이 높아집니다.

족저근막염 환자 중 대부분은 40~60대에 해당합니다. 이 연령대에서 족저근막염이 흔한 이유는 '퇴행' 때문입니다. 여기서 퇴행이란 단순한 노화가 아니라 과도한 사용으로 인해 신체 조직이 노화되는 현상을 말합니다. 특히 체중이 과도하게 나가면 퇴행이 가속화됩니다. 퇴행이 진행되면 뒤꿈치의 종골뼈 끝이 뾰족한 상태로 변하기도 하는데, 이러한 뼈끝(골극)이 인대와 신경을 자극하여 통증을 유발할 수 있습니다.

족저근막염을 예방하려면 많이 걷거나 운동 후 충분한 휴식을 취하는 것이 가장 중요합니다. 휴식을 통해 발꿈치 아래 지방조직을 회복시키고 염증을 가라앉혀 통증을 줄일 수 있습니다.

한방에서는 침으로 치료가 잘 되며 부항, 뜸을 이용한 치료와 함께 약침, 도침 같은 방법도 사용합니다. 여기에 한약을 복용하면 족저근막 주변의 인대, 근육, 혈관의 재생을 도울 수 있습니다.

또한 스트레칭도 효과적입니다. 발목을 천천히 돌리거나 발가락을 손으로 잡아 몸 쪽으로 당기는 동작은 족저근막을 부드럽게 만들어 혈액순환을 개선하고 통증 완화에 도움을 줄 수 있습니다.

족저근막염은 조기에 적절한 관리와 치료를 받는다면 충분히 호전될 수 있는 만큼 평소 발 건강에 신경 쓰고 무리하지 않는 습관을 가지는 것이 중요합니다.

26 퇴행성 관절염
무릎이 아픈데 운동하는 게 좋을까? 안 하는 게 좋을까?

> 나이가 들면서 무릎이 아프기 시작했습니다. 병원에서는 운동해야 한다고 하는데, 걷기 운동을 하려 해도 아파서 오래 할 수가 없습니다. 어떨 때는 운동하고 나면 더 아픈데, 아파도 참고 운동하는 것이 좋은 건가요? 아프면 안 하는 것이 좋지 않을까요?

수영&자전거 타기&걷기 등 관절 하중 덜어주는 운동하기

뼈와 뼈 사이에는 흔히 물렁뼈라고 불리는 연골이 있습니다. 이 연골은 뼈끼리 직접 부딪칠 때의 충격을 완화시켜주는 중요한 역할을 합니다. 비록 연골이 부드럽고 말랑한 조직이지만, 지속적으로 마찰이 생기면 닳기 쉽지요. 다행히 연골 표면에서는 점액이 분비되고, 연골을 둘러싼 부위는 활액이라는 미끌미끌한 액체가 감싸 보호해줍니다. 여기에 뼈와 뼈를 연결해주는 인대까지 포함한 모든 구조를 통틀어 '관절'이라고 합니다.

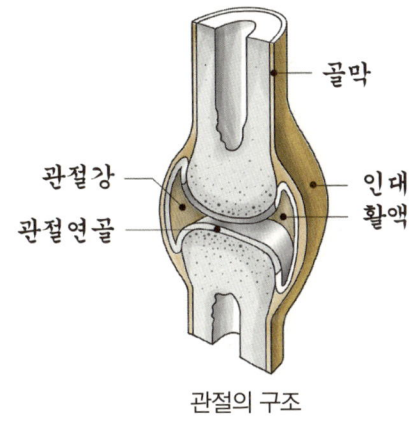

관절의 구조

하지만 이렇게 관절을 보호하는 여러 장치가 있음에도 불구하고, 나이가 들수록 관절은 점점 닳게 됩니다. 연골이 얇아지거나 손상되면 염증이 생기고, 충격 흡수 능력도 떨어져 관절 노화가 가속화되는 악순환이 일어납니다.

관절에 염증이 생기면 통증이 발생합니다. 움직일 때는 마찰이 심해져 더 아플 수도 있지만, 그렇다고 해서 움직이지 않으면 더 큰 문제가 생길 수 있습니다. 운동을 하면 기혈순환이 촉진되어 손상된 연골의 재생을 돕고, 관절을 보호하는 활액의 분비를 활성화할 수 있지만, 반대로 움직임이 적으면 활액 분비가 줄어들어 마찰이 심해지고 손상이 악화될 수 있습니다. 물론 관절에 과도한 하중을 주는 운동은 피해야 합니다.

관절에 가장 좋은 운동은 수영입니다. 수영을 배우지 못했더라도 물속에서 걷는 것만으로도 관절에 큰 도움이 됩니다. 물의 부력 덕

분에 관절에 실리는 하중이 줄어들기 때문입니다.

자전거도 관절에 좋은 운동입니다. 자전거는 안장이 상반신의 무게를 지탱해주어 관절 부담을 덜어주는데요. 다만, 안장의 높이를 잘 맞추는 것이 중요합니다. 안장이 너무 높거나 낮으면 관절에 무리가 갈 수 있으니, 안장에 앉아 페달에 발을 얹고 힘을 줘 페달링을 할 때 무릎이 약간 구부러진 정도(약 15~20도)가 되도록 높이를 조절하는 것이 좋습니다.

걷기나 산책도 괜찮습니다. 걷기는 수영이나 자전거에 비해 관절에 조금 더 하중이 실리지만, 비교적 안전한 운동입니다. 꾸준히 산책을 하면 관절 건강에 도움이 됩니다.

건강을 위해 등산을 하는 분들이 많은데, 등산은 관절 건강에 좋지 않은 영향을 미칠 수 있는 운동입니다. 일반적으로 걸을 때 관절에 체중의 약 1.3배의 하중이 실리는데, 등산 시에는 올라갈 때 체중의 2~3배, 내려올 때는 5~7배의 하중이 실립니다. 경사가 가파를수록 무릎관절에 가해지는 하중은 더욱 심해집니다. 등산 자체가 관절에 큰 부담을 주는 것은 물론 넘어지거나 발을 삐끗해 관절을 다칠 위험도 높습니다. 관절이 안 좋은 분들은 가능하면 등산을 피하는 것이 좋습니다.

관절 통증이 심한 경우에는 스트레칭이 큰 도움이 됩니다. 나이가 많을수록 스트레칭을 꾸준히 해주면 관절이 더 부드럽고 건강하게 유지됩니다. 간단한 스트레칭 방법을 소개한다면, 먼저 앉아서 하는 스트레칭 방법이 있습니다. 의자에 앉아 발 앞꿈치를 몸 쪽으로 당기면서 다리를 쭉 뻗어 180도가 되도록 합니다. 무릎 뒤쪽이 당기면서 자극을 느낄 수 있습니다. 이 상태를 20~30초 유지한 뒤 천천히 내립니다. 왼쪽과 오른쪽 번갈아 가며 20회 반복합니다. 이 동작은 누워서도 할 수 있는데, 침대나 소파에 누운 상태에서 동일하게 진행하면 됩니다.

서서 하는 스트레칭도 좋습니다. 벽을 짚고 서서 반대쪽 손으로 다리를 뒤로 당겨 종아리와 허벅지가 닿도록 하고, 이 상태를 20~30초 유지한 뒤 천천히 풀어줍니다. 이 동작도 20회 반복하면 좋습니다. 마무리로 누워서 자전거 돌리기 동작을 합니다. 누운 상태에서 공중에 다리를 들어 올리고 자전거를 돌리는 동작을 20~30회 반복합니다. 3세트 정도 하면 관절에 도움이 됩니다.

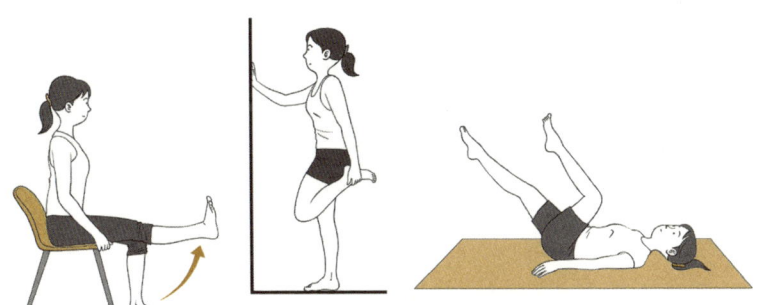

퇴행성 관절염 예방을 위한 운동법

음주보다 비만이 더 나쁘다

퇴행성 관절염은 주로 노화로 인해 발생합니다. 하지만 나이가 젊더라도 관절을 과도하게 사용하면 일찍 관절염이 올 수 있습니다.

대표적인 예로 운동선수를 들 수 있는데 선수 생활 동안 관절을 무리하게 사용한 결과 40대에 이미 관절이 심하게 손상되어 고생하는 경우가 많습니다.

<u>술과 담배도 퇴행성 관절염을 악화시키는 주요 요인입니다.</u> 술은 마실 때마다 염증 반응을 일으키는데, 이 과정이 반복되면 백혈구 수치가 줄어들고 염증 물질이 더욱 활성화됩니다. 이러한 변화는 관절염 발생 가능성을 높이고, 이미 관절염이 있는 경우에는 증상이 악화되기 쉽습니다.

흡연 역시 관절염에 좋지 않은 영향을 미칩니다. 장기간 담배를 피우면 폐 기능이 떨어질 뿐 아니라 면역 기능도 약해집니다. 면역력이 저하되면 손상된 관절이 회복되지 않고 오히려 악화되는 경우가 많습니다.

그렇다면 술과 담배보다 더 나쁜 요인은 무엇일까요? 바로 비만입니다. 퇴행성 관절염은 쉽게 말해 무게와의 전쟁입니다. 술은 마신 뒤 염증을 일으키긴 하지만, 그 영향은 하루 정도로 제한적입니다. 반면, <u>체중은 하루 종일 관절에 지속적으로 부담을 주지요. 그래서 정상 체중을 유지하는 것이 중요합니다.</u>

관절에 실리는 하중은 단순히 체중과 비례하지 않습니다. 예를 들어, 체중이 1kg만 늘어도 관절에 가해지는 하중은 2~3kg가 됩니다. 실제 늘어난 체중보다 2~3배 이상 관절에 부담을 주는 것이지요. 결국 체중이 늘어날수록 관절에 걸리는 부담은 훨씬 더 커지며, 관절이 빨리 닳고 퇴행 속도도 빨라질 수밖에 없습니다. 따라서 표준 체중을 유지하는 것이 관절 건강을 지키는 핵심입니다.

퇴행성 관절염과 류마티스 관절염, 어떻게 다를까?

퇴행성 관절염과 류마티스 관절염을 헷갈려 하는 분들이 많은데요. 먼저 류마티스 관절염은 면역체계의 문제로 인해 발생하는 자가면역질환입니다. 면역체계가 자신의 신체를 공격하면서 관절에 염증이 생기는 질환으로, 초기에는 주로 손마디가 뻣뻣해지는 증상으로 시작됩니다. 특히 아침에 자고 일어난 직후가 가장 심하고, 움직이면 증상이 조금 완화되는 것이 특징입니다.

질환이 진행되면 손마디뿐만 아니라 발가락, 무릎, 어깨, 발목 등 다양한 관절에 통증과 부종이 생길 수 있습니다. 류마티스 관절염의 또 다른 특징은 대칭적인 관절에 통증이 나타나는 경우가 많다는 점입니다. 예를 들어 왼쪽 손목이 아프면 오른쪽 손목도 아플 가능성이 높습니다.

퇴행성 관절염은 이와 달리 관절을 많이 사용하거나 외상을 입은 부위에서 발생합니다. 주로 무릎, 어깨, 발목과 같이 체중을 지탱하거나 반복적으로 사용한 부위에 증상이 나타납니다. 다만, 류마티스 관절염에서도 같은 부위가 붓고 아플 수 있어 헷갈릴 수 있습니다. 다음과 같은 증상이 나타나면 퇴행성 관절염일 가능성이 높습니다.

① 움직일 때 뚝뚝 소리가 난다.
② 오랫동안 움직이지 않다가 움직이려 할 때 관절이 뻣뻣하게

굳은 느낌이다.

③ 관절 주변이 붓고 점차 변형이 일어난다.

④ 움직일 때 통증이 심하다(증상 악화 시 움직임과 무관하게 통증이 지속적으로 나타남).

⑤ 관절의 운동 범위가 점차적으로 제한된다.

퇴행성 관절염은 병원에서 엑스레이로 쉽게 판독할 수 있습니다. 물론 정밀한 검사가 필요할 경우 MRI나 CT를 촬영하기도 하지만, 엑스레이만으로도 충분히 구별 가능합니다.

<u>한방에서는 통증을 일으키는 염증을 없애고자 혈액을 활성화해주는 활혈, 진통, 소염을 위한 약물을 사용합니다. 또한 노화로 인해 점막이 손상된 경우 점막을 재생하는 약도 사용합니다.</u> 청소년의 성장을 돕는 약물을 재구성해 연골의 성장과 재생을 촉진하는 방식으로 퇴행성 관절염을 치료하기도 합니다.

<u>퇴행성 관절염을 예방하기 위해 근골격계의 기능을 활성화해주는 약을 처방하기도 합니다.</u> 기와 혈을 보강해 근육 발달을 도와 관절의 퇴행을 막는 효과를 기대할 수 있습니다. 퇴행성으로 진행되기 전에 미리 침이나 약침, 추나, 뜸 등의 치료를 받으면 전이를 늦추거나 예방할 수 있습니다.

비가 오면 관절이 더 쑤시고 아픈 이유

어르신들이 관절을 주무르며 "비가 오려나, 관절이 쑤시고 아프네"라고 하는 말씀을 들어본 적 있을 것입니다. 실제로 비가 오거나 날씨가 흐릴 때 관절염이 악화되어 더 아픈 경우가 흔합니다.

이 현상은 기압의 변화와 관련이 있습니다. 날씨가 흐리거나 비가 오는 날은 저기압 상태인데요. 저기압이란 내 주변의 공기가 먼 지역의 공기보다 압력이 낮아진 상태를 말합니다. 우리 몸은 평소 일정한 내부 압력을 유지하고 있는데, 외부 기압이 떨어지면 관절 속의 관절액이 기압의 영향을 받아 팽창하거나 줄어들 수 있습니다.

건강한 관절은 이런 변화에 잘 적응할 수 있지만, 나이가 들거나 퇴행성 관절염이 진행된 경우 혹은 이전에 다쳤던 관절처럼 염증이 있는 부위는 기압의 변화로 인해 민감해질 수 있습니다. 저기압으로 인해 팽창한 관절액이 염증 부위를 압박하면 통증이 심해지는 것입니다.

장마철의 높은 습도도 관절 통증을 악화시킵니다. 우리 몸이 가장 편안한 습도는 약 50% 정도인데, 장마철에는 대기 중 습도가 80~90%까지 올라갑니다. 이럴 때는 모공을 통해 몸 밖으로 빠져나가야 할 수분이 제대로 배출되지 못합니다. 체액이 몸 안에 정체되면서 관절 주변에 압력을 가하게 되고, 이로 인해 관절 통증이 더욱 심해질 수 있습니다.

27 손목 건초염
손목이 아파
마우스 클릭하기도 힘들어요

> 직업상 마우스를 하루 종일 사용할 때가 많습니다. 일이 바빠 며칠 야근을 했더니 손목이 시큰거리며 아파서 한의원에서 침을 맞았는데 금방 가라앉았습니다. 그런데 다시 일을 시작했더니 아예 마우스를 클릭조차 하지 못할 정도로 심해졌습니다. 빨리 나을 수 있는 방법이 없을까요?

범인은 바로! 컴퓨터와 스마트폰

흔히 손목이 아프면 손목터널증후군부터 의심하는 경우가 많습니다. 하지만 만약 마우스나 키보드를 자주 사용해 손목이 아프다면, 손목 건초염일 가능성이 더 큽니다. 손목에는 신경과 힘줄이 지나가는 수근관이라는 통로가 있는데, 이 통로가 좁아지면서 신경을 압박하면 손목터널증후군이 됩니다.

반면, 손목 건초염은 건초에 염증이 생기는 질환입니다. 건초는 힘줄(건)을 둘러싸며 인대와 뼈를 잡아주는 역할을 합니다. 힘줄 끝에 있는 건초가 염증으로 인해 부어오르거나 손상되면 손목 건초염이 발생합니다. 주로 엄지손가락 쪽에서 나타나지만, 손목 어디에서든 생길 수 있습니다. 이 병은 처음으로 스위스 외과 의사 프리츠 드 퀘르벵에 의해 기술되었으며, 그의 이름을 따서 드퀘르벵 증후군이라고도 부릅니다.

최근 손목 건초염은 컴퓨터와 스마트폰 사용이 늘어나면서 급격히 증가하고 있습니다. 특히 컴퓨터 사용으로 인해 약 30% 증가했다고 합니다. 마우스를 자주 클릭하거나 키보드를 힘주어 사용하는 동작은 손목에 부담을 주는데, 특히 마우스를 사용할 때 엄지손가락을 바깥쪽으로 움직이는 동작이 손목에 무리를 주어 건초염을 유발할 수 있습니다. 반면, 엄지손가락을 사용하지 않고 독수리 타법으로 키보드를 치는 경우에는 건초염이 잘 발생하지 않습니다.

이전에는 손목 건초염이 주로 여성 환자에게서 많이 나타났습니다. 행주를 짜거나 걸레를 짜는 일, 김장 같은 집안일 대부분이 손목을 많이 쓰는 일이었으니까요. 또한 산후조리와도 관련이 있습니다. 출산 후에는 태반 박리로 인해 일시적으로 산모의 혈액량이 부족해질 수 있습니다. 혈액이 부족하면 인대와 힘줄, 근육이 약해져 손목 건초염이 생기기 쉬운 상태가 됩니다. 이런 상황에서 충분한 휴식 없이 집안일을 하면 증상이 악화될 수 있습니다.

손목 건초염의 주증상은 통증입니다. 통증이 심하면 손목을 움직이기 어려울 뿐 아니라 부어오르기도 합니다. 손목터널증후군은 신경이 압박되어 손가락 저림 증상이 어깨까지 퍼질 수 있지만, 손목 건초염은 손상된 부위에만 통증이 집중되는 것이 특징입니다.

손목 건초염 여부를 자가진단하는 방법이 있습니다. 엄지손가락을 네 손가락 안으로 넣고 주먹을 쥡니다. 그 상태에서 손목을 새끼손가락 방향으로 내립니다. 이 동작을 할 때 손목에 통증이 느껴진다면 손목 건초염일 가능성이 높습니다.

이외에도 엄지손가락을 사용할 때 심한 통증이 느껴지거나, 글씨를 쓰거나 젓가락질을 하는 것이 어렵거나, 손목을 누를 때 극심한 통증이 발생한다면 손목 건초염을 의심할 수 있습니다.

침과 손목운동을 병행하면 금상첨화

손목 건초염에는 침 치료가 효과적입니다. 더 빠른 효과를 원한다면 약침 치료인데, 염증 부위에 직접 약물을 주입해 통증을 빠르게 완화시켜주며, 맞고 나서 바로 통증이 덜한 느낌이 드는 경우가 많습니다. 요즘에는 초음파로 건초를 관찰하면서 약침액을 주입하는 '초음파약침'도 효과가 좋아 많이 시행되고 있습니다. 또한 추나요법으로 튀어나온 뼈를 안쪽으로 밀어 교정하면서 잡아주는 방법도 있습니다. 이는 손목의 균형을 맞춰 통증을 줄이는 데 도움이 됩니다.

손목 건초염 초기 단계에서 욱신욱신하거나 뻐근하다면 냉찜질이 적합합니다. 반면, 손목을 많이 사용해 움직임이 좋지 않으면 온찜질이 더 좋습니다.

　문제는 손목 건초염이 재발하기 쉽다는 점입니다. 손목 사용을 완전히 피할 수 없어서 그런 것인데요. 집안일이나 컴퓨터 작업처럼 손목을 사용할 수밖에 없는 상황이 많아 증상이 반복적으로 나타날 가능성이 높습니다.

　침 치료와 함께 간단한 손목운동을 병행하면 증상 완화와 재발 예방에 도움이 됩니다. 손목 건초염은 특정 부위를 반복적으로 사용하면서 발생하기 때문에, 반대 방향으로 움직이는 동작을 추가해주는 것이 좋습니다. 예를 들어 엄지를 바깥쪽으로 자주 돌렸다면 반대로 안쪽으로 돌리는 동작을 합니다. 손목을 가볍게 돌리는 동작도 좋으며, 테니스공을 쥐었다가 풀기를 반복하거나, 고무줄을 손가락에 끼우고 벌렸다 오므리는 동작도 손목과 손가락 근육을 강화하는 데 도움이 됩니다.

　마우스나 키보드를 사용할 때 손목 받침대를 사용하거나 손목에 부담을 덜 주는 버티컬 마우스를 사용해 손목이 꺾이는 관절 각도를 줄여주는 것도 좋습니다. 어깨가 안쪽으로 둥글게 굽는 라운드 숄더도 손목 통증을 유발하므로 시간 날 때마다 어깨를 펴주는 스트레칭을 해주는 것도 도움이 됩니다. 다소 통증이 있더라도 뭉친 근육이 풀려서 시원한 느낌이 들도록 하되 너무 무리하지 않도록 주의합니다.

라운드 숄더 개선에 도움이 되는 스트레칭 방법 (한 운동당 약 10회씩, 잠시 쉬면서 3세트 반복)

- 벽 슬라이드 : 발을 어깨 너비로 벌리고 벽을 바라보고 약 30㎝ 정도 간격을 두고 선다. 그 자세로 팔꿈치부터 손날까지 벽에 대고 위쪽으로 쭉 뻗었다가 팔꿈치가 직각이 될 때까지 내린다. 이때 어깨를 들지 않으면서 팔을 최대한 높이 움직여야 한다.
- 소흉근 스트레칭 : 벽과 간격을 두고 가슴을 펴고 선 다음 팔꿈치를 직각으로 해서 벽에 손바닥을 대고 다른 한 손으로 허리를 잡고 선다. 그 자세로 벽 쪽 발을 앞으로 디디고 몸을 앞쪽으로 밀어준다.
- 소흉근 폼롤러 스트레칭 : 엎드린 자세에서 폼롤러를 어깨와 가슴근육이 만나는 위쪽에 둔 다음, 한 팔로 바닥을 짚고 다른 팔은 위로 쭉 뻗어서 아래위로 천천히 움직이면 소흉근이 풀리는 효과가 있다.

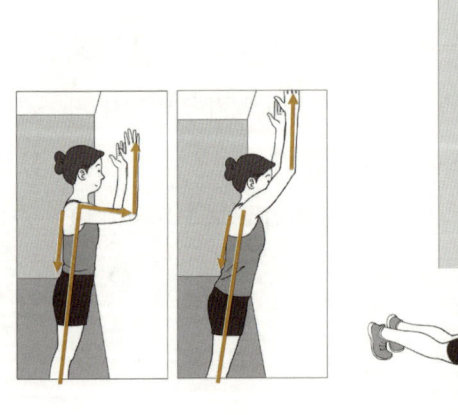
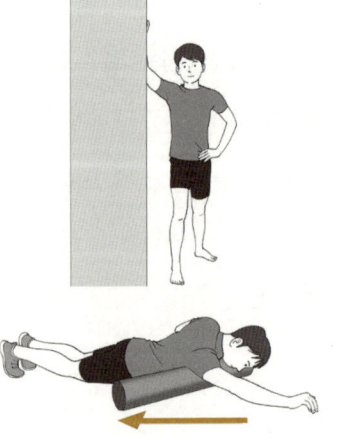

28 골프 엘보
팔이 아파 그 좋아하던 골프를 못 쳐요

> 늦은 나이에 골프를 시작했는데, 너무 재미있습니다. 이렇게 재미있는 운동을 왜 이제야 시작했는지 후회가 될 정도입니다. 그런데 열정이 과했는지 팔이 아픕니다. 팔이 아파 골프를 못 치니 너무 속이 상합니다. 어떻게 해야 빨리 팔이 나을 수 있을까요?

팔이 아플 때 통증의 정확한 위치를 찾아라

테니스를 많이 쳤는데 팔이 아프다면 흔히 '테니스 엘보', 골프를 많이 쳤는데 팔이 아프다면 '골프 엘보'라고들 하죠. 하지만 실제로는 반드시 테니스나 골프 때문에 이런 증상이 생기는 것은 아닙니다. 팔꿈치가 바깥쪽인지 안쪽인지 어디가 아픈지는 어떤 운동을 했느냐보다는, 그 운동을 어떻게 했고 어떤 동작을 얼마나 오래 반복했는지가 더 영향을 미칩니다.

테니스의 경우, 주로 오른손만 많이 사용하게 되는데요. 특히 백핸드 동작에서는 양손을 쓸 때도 있지만, 실제로는 왼손에 충격이 잘 가지 않아요. 그래서 대부분의 통증이 오른손에서 나타나죠. 예를 들어 오른손에 충격을 반복적으로 받다 보면 팔을 들었을 때 엄지손가락 방향에서 팔꿈치 쪽으로 통증이 생길 수 있습니다. 이는 팔꿈치의 인대가 늘어나면서 염증이 생겨 발생하는데, 이를 흔히 '테니스 엘보'라고 부릅니다.

골프의 경우는 양손으로 그립을 잡기 때문에 양팔 모두에서 통증이 발생할 수 있습니다. 골프는 팔을 들어 올렸다가 내리는 스윙 동작을 반복적으로 하게 되는데, 이런 동작을 과도하게 하면 팔꿈치 뼈와 아래팔 근육을 연결하는 힘줄이 늘어나 염증이 생길 수 있습니다. 주로 팔꿈치 안쪽에서 통증과 함께 저리거나 화끈거리는 증상이 나타나며, 심한 경우에는 손가락까지 아플 수 있습니다.

결국, '테니스 엘보'냐 '골프 엘보'냐 하는 명칭보다는, 팔 위쪽을 다쳤느냐 아래쪽을 다쳤느냐가 더 중요한 포인트입니다. 테니스나 골프를 치다 보면 엄지손가락 쪽의 요골(Radius)과 새끼손가락 쪽의 척골(Ulna)이 서로 비틀리며 손목이 회전하게 되는데, 이 과정에서 과도한 압력이 오래 지속되면 두 뼈를 잡아주는 인대들이 부을 수 있습니다. 그러면 인대가 약해지면서 뼈가 한쪽으로 밀리게 되고, 이로 인해 통증이 발생할 수 있죠.

이런 통증을 예방하려면 무엇보다 무리하지 않는 것이 중요합니다. 예를 들어, 골프를 칠 때는 '뒤땅'을 치는 상황에서 손목과 팔에 무리가 많이 갈 수 있으니, 올바른 자세로 치는 것이 필요합니다. 추운 겨울에는 스트레칭을 충분히 해서 관절과 근육을 미리 풀어주는 것이 부상을 예방하는 데 도움이 됩니다. 무엇보다 자신의 몸 상태를 잘 살피면서 적절한 강도로 운동하는 것이 중요합니다.

팔의 통증을 가라앉힐 수 있는 응급 지압법

골프를 치던 중에 팔이 아프거나 라운드를 끝내고 나서 통증이 느껴진다면 어떻게 해야 할까요? 가장 좋은 방법은 병원을 방문해 적절한 치료를 받는 것입니다. 하지만 급하게 통증을 완화해야 하는 상황이라면, 간단한 응급조치를 시도해볼 수 있습니다.

만약 팔을 뻗었을 때 엄지손가락 방향으로 통증이 느껴진다면, 이는 골프 엘보로 진행될 가능성이 있습니다. 이럴 때는 상완요골근이라는 근육을 찾아 눌러주거나 당겨보는 방법이 효과적일 수 있습니다. 상완요골근은 팔을 쭉 뻗었을 때 팔 위쪽 뼈와 아래쪽 뼈가 만나는 경계 부근에 위치하는데, 두 뼈가 만나는 부분에서 조금 튀어나온 근육입니다.

먼저, 이 상완요골근을 손으로 잡고 꾹 눌러보거나 살짝 당겨보세요. 이 과정에서 통증이 조금 줄어들거나 시원하게 느껴지는 부위를 찾을 수 있을 겁니다. 만약 근육을 당겼을 때 더 시원하게 느껴진다면, 그 부위를 당기고 풀어주는 동작을 3초씩 3회 정도 반복하세요. 반대로 눌렀을 때 시원하다면, 손바닥으로 팔꿈치를 잡고 엄지손가락 방향으로 부드럽게 밀어주는 동작을 해보세요.

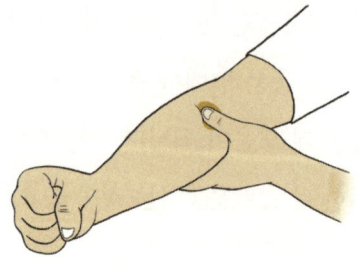

상완요골근 마사지하는 법

하지만 이 방법은 어디까지나 임시 응급조치일 뿐입니다. 이렇게 하면 잠깐 통증이 가라앉아 다시 샷을 시도할 여유가 생길 수 있지만, 본격적인 치료가 필요한 상태는 여전히 남아 있습니다. 라운드를 마친 후에는 가능한 한 빨리 가까운 한의원이나 병원에 가야 합니다. 한의원에서는 침이나 부항 치료로 염증을 완화하고 통증을 줄일 수 있습니다.

또한 이 지압법은 추나요법에 기초한 동작이므로, 전문가에게 추나치료를 받으면서 통증을 완화하고, 염증이 완전히 가라앉을 때까지 무리한 운동은 피하는 것이 좋습니다. 건강한 상태를 유지하면서 골프를 즐기기 위해서는 이런 예방과 관리가 무엇보다 중요합니다.

그럼에도 불구하고 만성화되었다면 곡지서경탕 등의 한약을 복용할 것을 권합니다. 곡지서경탕은 강황, 당귀, 해동피와 백출, 적작약과 강활 등의 한약재로 구성된 한약으로, 아픈 팔꿈치 인대를 풀어주고 염증을 완화시켜 통증을 줄여주는 효과가 있습니다.

〈근육 · 뼈〉

29 노인성 근감소증
살을 뺐더니 캔을 따기 힘들 정도로 기력이 떨어졌어요

> 70대 초반까지만 해도 큰 문제가 없었는데, 중반에 접어들면서 기력이 떨어지는 것을 느낍니다. 예전에는 단숨에 올라가던 계단도 한두 번 쉬어야 하고, 손가락에 힘이 없어 캔을 따기도 힘듭니다. 걷기 운동을 열심히 해서 살을 좀 뺐는데, 혹시 살이 빠져서 그런 걸까요? 어떻게 해야 기운을 찾을 수 있을까요?

근감소증, 노화 아닌 질병

많은 분이 나이가 들면서 근육이 줄어드는 것을 자연스러운 현상으로 받아들이곤 합니다. 실제로 근육은 나이가 들수록 서서히 감소합니다. 40대부터 조금씩 줄기 시작해 50대부터는 매년 약 1%씩 감소하죠. 이렇게 근육이 줄어들다 보면 80대쯤에는 40대 이전과 비교했을 때 근육량이 절반 정도에 불과합니다.

나이가 들면서 근육이 일정 부분 줄어드는 것은 자연스러운 노화 과정입니다. 하지만 근육이 지나치게 줄어들어 일상생활에 지장이 생긴다면, 이는 단순히 노화가 아니라 근감소증이라는 질병으로 보아야 합니다. 이미 미국에서는 2016년에 근감소증을 질병으로 인정했으며, 우리나라 역시 2021년 말부터 근감소증을 질병으로 분류하고 질병코드를 부여했습니다.

<u>40대부터 근육은 감소하기 시작하는데, 대개 60대까지는 일상생활에 큰 지장을 주지 않습니다. 하지만 70대부터 근육 감소 속도가 급격히 빨라지며, 특히 75세 이상에서는 약 10명 중 4명이 근감소증으로 고생하고 있습니다.</u>

그렇다면, 내가 근감소증인지 어떻게 알 수 있을까요? 가장 쉬운 방법은 평소 생활에서 변화된 점을 체크해보는 것입니다. 예를 들어 이전에는 가볍게 들던 짐이 갑자기 힘겨워졌거나, 한 번에 올라가던 계단이 힘들어졌다면 근감소증을 의심해볼 필요가 있습니다. 계단을 오르내릴 때 발을 잘못 디뎌 걸리거나, 에스컬레이터를 탈 때 제대로 발을 올리지 못할까 두려워지는 것도 신호일 수 있습니다.

<u>근감소증 초기에는 전신적인 피로감을 느끼기도 합니다.</u> 근육량이 줄어들면 같은 일을 해도 남은 근육을 더 많이 사용해야 하기에 쉽게 피로해질 수밖에 없습니다. 이와 함께 전반적인 운동 능력이 떨어지고, 최근 1년 이내에 체중이 10% 이상 감소했다면 근감소증일 위험이 높습니다.

근감소증 자가진단법

　근감소증인지 스스로 확인해볼 수 있는 방법이 있습니다. 우선 악력이 어느 정도인지 살펴보는데, 질병관리청의 국민건강영양조사(2019)에 따르면 남녀 모두 30대 때 정점(남성 43.3㎏, 여성 25.8㎏)을 찍고 감소해, 65세 이상에서는 남성 33.7㎏, 여성 20.4㎏이 평균 악력이라고 합니다. 같은 연령대의 아시아인 평균 악력(남성 33.8㎏, 여성 21.3㎏)보다 더 낮습니다. 아시아근감소증진단그룹의 악력 기준에 따르면 남성 28㎏ 미만, 여성 18㎏ 미만이면 근감소증이라 할 수 있습니다.

　또 다른 방법은 종아리 둘레를 측정하는 것입니다. <u>종아리는 하체 근육량을 간단히 평가할 수 있는 중요한 지표입니다. 일반적으로 남성의 경우 종아리 둘레가 34㎝ 이하, 여성은 32㎝ 이하라면 근감소증을 의심해볼 수 있습니다.</u> 특히 65세 이상이면서 성별과 무관하게 32㎝ 이하라면 근감소증이라 할 수 있습니다. 측정 방법은 간단한데 키와는 큰 상관이 없고 종아리에서 가장 두꺼운 부분을 자로 재보면 됩니다.

　종아리가 중요한 이유는 지방이 거의 없고 근육으로 구성된 부위이기 때문입니다. 허벅지의 경우 지방이 차기 쉬워 정확한 근육 상태를 평가하기 어렵지만 매우 중요한 역할을 하는 부위이죠. 허벅지 근육은 우리 몸의 에너지를 저장하고 하체를 지탱하는 데 핵심적인 역할을 합니다. 만약 허벅지가 가늘어지고, 만졌을 때 단단함이 없어졌다면 근감소증을 의심해보는 것이 좋습니다.

걷는 속도도 중요한 신호입니다. 건널목에서 보통 20초 정도의 시간이 주어지는데, 이 시간 안에 건널목을 건너는 것이 힘들다면 근감소증일 가능성을 생각해봐야 합니다. 걷는 속도가 느려지는 것은 근육이 약해지고 있다는 초기 신호일 수 있습니다.

마지막으로, 근감소지수(SMI)를 확인하는 방법도 있습니다. 헬스장이나 목욕탕에 있는 인바디 기계를 사용해 팔, 다리, 그리고 전체 근육량을 측정할 수 있습니다. 근감소지수는 근육량을 키의 제곱으로 나눈 값으로, 남성은 7.0 이하, 여성은 5.7 이하일 경우 근감소증으로 판단할 수 있습니다.

유산소운동보다는 근력운동

연세가 있는 분들은 주로 걷기나 자전거 타기 같은 유산소운동을 많이 합니다. 유산소운동은 심폐 기능을 활성화하고, 에너지를 소모해 체지방을 줄이는 데 효과적이어서 건강에 도움이 됩니다. 하지만 근육량을 늘리기에는 큰 도움이 되지 않지요. 근육량을 늘리려면 덤벨이나 바벨을 들어 올리거나 스쿼트 등 하중을 주는 근력운동이 필요합니다.

그렇다고 해서 무리하게 근력운동을 할 필요는 없습니다. 젊은 사람들이 하는 강도 높은 운동을 그대로 따라 하려 하기보다는, 근육에 약간의 자극만 줘도 충분합니다. 예를 들어 근육에 힘을 주었다가 천천히 풀어주는 방식으로 '운동하고 있구나', '산소가 공급되고 있구나' 등의 신호를 근육에게 주는 정도면 됩니다. 가벼운 근력운동이라도 꾸준히 하면 근육이 서서히 늘어납니다.

요즘 일부러 엘리베이터 대신 계단을 이용하는 분들이 많습니다. 이는 아주 좋은 습관입니다. 특히 근감소증에서 가장 중요하게 여기는 근육 중 하나가 종아리 근육입니다. 심장에서 나온 혈액을 다시 심장으로 올려보내려면 종아리 힘이 중요합니다. 만약 종아리 근육이 부족하면 혈액을 제대로 밀어올리지 못해 혈류 속도가 둔화될 수 있습니다. 계단 오르기는 종아리 근육을 강화하는 데 효과적이어서 근감소증 치료에 도움이 됩니다. 다만 무릎 관절에 부담을 줄 수 있기 때문에 관절염이 있는 분들은 피하는 것이 좋습니다.

근감소증이 있으면서 비만하다면 가벼운 운동만으로는 회복하기 어렵습니다. 근육이 부족한 상태에서 허벅지가 굵다면 그 무게 때문에 무릎 관절에 무리가 갈 수 있으므로, 무리한 근력운동보다는 먼저 체중 감량에 초점을 맞추는 것이 좋습니다. 근육이 붙지 않더라도 다이어트를 통해 체중을 줄이고, 취미생활로 즐길 수 있는 가벼운 운동을 시작하는 것을 추천합니다.

다이어트가 어느 정도 진행되어 체중이 감소하면, 그때부터 운동량을 점진적으로 늘려 근감소증 치료에 집중하면 됩니다. 이때 운동 계획표와 식단표를 함께 작성하는 것이 중요한데요. 연세가 있는 분들은 젊은 사람들에 비해 결과가 나타나는 데 시간이 걸리므로, 3년 정도의 긴 호흡으로 계획을 세우는 것이 좋습니다. 또한 체중이 빠지면 같은 운동을 계속하기보다는 다른 운동으로 변경하거나 스트레칭을 추가하고, 통증이 있으면 통증 치료를 병행하는 것이 필요합니다. 시간이 걸리지만, 건강을 위해 꼭 필요한 과정입니다.

<u>비만하다면 근력운동을 할 때 중량보다 횟수에 집중하는 것이 안전합니다.</u> 예를 들어 50kg을 한 번에 들 수 있는 분이라면, 20~30kg의 무게를 10~20번 드는 것이 좋습니다. 저중량으로 횟수를 늘리는 방식은 다이어트에도 도움이 됩니다.

비만하지 않은 사람이 근육을 단련하려면 어느 정도 하중이 추가되는 것이 필요합니다. 근감소증 진단을 받은 분이라면 중량을 늘리기가 어렵겠지만, 40~50대에 근감소증이 의심되고 기저질환이 있다면 횟수를 줄이고 무게를 늘리는 방식의 운동을 시도할 수 있습니다.

<u>나이가 들어 무거운 무게를 들지 못한다면 맨몸으로 하는 근력운동도 좋습니다.</u> 예를 들어 근력이 부족한 분이 팔굽혀 펴기를 하는 건 무리이므로, 힘이 많이 들어가지 않는 방법으로 운동하는 게 좋습니다. 벽과 약간 간격을 둔 상태로 서서 양손을 벽에 대고 팔굽혀 펴기를 하는 것처럼 팔을 접었다 폈다 해줍니다. 이때 대흉근에 힘이 들어가게 해주면 됩니다. 이외에도 의자에 걸터앉아서 다리를 살짝 접었다 펴는 운동도 좋은데, 허벅지와 종아리 근육을 강화하는 데 도움이 됩니다.

질 좋은 단백질 섭취가 중요하다

근육을 만드는 데 가장 중요한 영양소는 단백질입니다. 일반적으로 하루에 필요한 단백질 섭취량은 체중 1kg당 1g 정도인데요. 체중이 60kg이라면 하루 약 60g의 단백질이 필요합니다. 근감소증 진단을 받았다면 이보다 조금 더 많은 양을 섭취할 것을 권하기도 합니다.

단백질은 다양한 음식에 포함되어 있습니다. 닭가슴살의 경우 100g당 약 35g, 돼지고기는 100g당 약 20g의 단백질을 함유하고 있습니다. 만약 60g의 단백질을 채우려면 돼지고기 약 300g을 섭취해야 하고, 닭가슴살로는 약 180g이 필요합니다. 하지만 매일 이 정도의 양을 고기로만 채우지 말고 동물성 단백질과 식물성 단백질을 함께 섭취하는 것이 더 효과적입니다. 식물성 단백질은 콩, 두부, 씨앗류, 통곡물 등에 풍부합니다.

또한 단백질은 한꺼번에 섭취하기보다는 매 끼니마다 나눠서 골고루 섭취하는 것이 좋습니다. 우리 몸은 근육을 생성하기 위해 한 번에 사용할 수 있는 단백질의 양이 제한적이기 때문입니다. 특히 단백질이 근육 형성에 필요한 아미노산으로 전환되는 과정은 식사 직후에 가장 활발하게 일어나므로, 매 끼니 20~30g 정도로 나누어 섭취하는 것이 가장 효율적입니다.

아침 식사로 과일만 먹는 분들이 있는데, 이런 식습관은 단백질 섭취를 방해할 수 있습니다. 과일은 탄수화물의 일종이며, 당뇨병 환자에게 좋지 않은 영향을 미칠 수 있습니다. 아침 식사에도 단백질을 포함해 영양소를 균형 있게 섭취하는 것이 중요합니다.

많은 방송에서는 근감소증에 대해 "약은 없다, 오직 식이요법과 운동이 답이다"라고 강조합니다. 그러나 한방에서는 인대나 뼈 손상으로 인해 근육이 약해진 분 혹은 근육량이 부족한 분을 위한 다양한 약재가 있습니다. 예를 들어 폐 기능이 떨어진 분은 폐 기능을 강화하는 한약, 간 수치가 문제가 되는 분은 간 기능을 보강하는 약과 함께 근육을 강화하는 치료를 병행할 수 있습니다. 환자의 체질과 상태에 맞게 처방되므로, 필요에 따라 한의학적 도움을 받는 것도 좋은 방법입니다.

여러 약재 중 근감소증에 가장 좋은 것은 녹용입니다. <u>다른 한약재 없이 녹용만으로 구성한 단녹용탕을 1년 동안 매일 일정량 복용하면서 운동을 병행하면 근성장이 두드러지게 좋아집니다.</u>

> **치매를 악화시키는 근감소증**
>
> 요즘 많은 분들이 가장 두려워하는 병 중 하나가 바로 치매입니다. "근감소증 때문에 치매가 생기거나 악화될 수 있나요?"라고 묻는 분들이 많은데요. 실제로 근감소증은 치매와 깊은 연관이 있을 수 있습니다.
>
> 우리 몸의 근육과 신경은 모두 뇌의 통제를 받습니다. 뇌가 건강해야 팔과 다리의 감각신경이나 운동신경도 정상적으로 작동하지요. 하지만 반대로, 감각신경과 운동신경이 활발히 작동하면 뇌신경을 자극하고 발달시키는 데도 큰 영향을 줍니다. 쉽게 말해, 근육과 신경이 뇌를 돕는 역할을 하는 것입니다.
>
> 그런데 근감소증으로 인해 근육이 제 역할을 하지 못하고, 신경 전달이 원활하지 않으면 뇌의 활동성이 떨어질 수 있습니다. 뇌가 둔해지면서 점점 위축되기 쉽고, 신경 조직에 염증이 생길 가능성도 높아집니다. 이런 상태는 파킨슨병이나 치매 같은 신경 퇴행성 질환의 증상을 악화시키는 요인이 될 수 있습니다.

30 골다공증
계단 오르내릴 때 다리가 아픈데, 혹시 골다공증 아닐까요?

> 60대 중반에 접어들면서 여기저기 아픈 데가 많습니다. 요즘 들어 통증이 더 심해지는 느낌인데, 특히 계단을 오르내릴 때 다리가 많이 아픕니다. 가만히 있어도 허리가 무지근하게 아픈데 뼈가 약해진 것일까요? 폐경 이후 골다공증이 잘 생긴다는데, 골다공증 때문에 아픈 건 아닐까요?

아무 증상이 없었는데 골다공증이라고?

연세가 많으신 분들 중에서 등산을 하거나 계단을 오르내릴 때 무릎이 아프다면, 골다공증을 의심하는 경우가 많은데요. 그러나 실제로 골다공증은 초기에는 증상이 거의 없습니다. 무릎 통증을 호소하는 분들이 검사를 받아보면, 대부분 골다공증보다는 인대나 연골에 문제가 생겨 통증이 발생하는 경우가 많습니다.

드물게 골다공증 환자 중 골반이나 고관절에 통증을 호소하는 분들이 있지만, 대부분의 환자들은 통증을 느끼지 못하는 경우가 많아서 잘 모른 채 지내다가, 골절이 발생한 후에야 병을 인지하는 편입니다.

골다공증은 뼈에 구멍이 생겨 약해지는 질환으로, 가벼운 충격만으로도 쉽게 골절이 일어날 수 있습니다. 특히 겨울철에는 혈관이 좁아져 혈액순환이 원활하지 않고, 근육도 뻣뻣해지기 때문에 충격을 흡수하지 못해 골절의 위험이 더 커지는 만큼 날씨가 추워질수록 더욱 주의가 필요합니다.

골다공증이 생기는 원인은 다양합니다. 가장 흔한 원인은 노화지만, 유전적인 요인도 영향을 미칠 수 있지요. <u>여성분들의 경우 갱년기가 되면 여성 호르몬이 부족해져 골다공증이 잘 생기게 됩니다.</u> 여성 호르몬은 뼈를 생성하는 조골세포를 활성화시키는 역할을 합니다. 뼈를 사용할수록 손상이 생기기 마련이라 새로운 뼈를 지속적으로 만들어야 하며, 낡은 뼈 찌꺼기를 청소해 자리를 마련해야 새로운 뼈가 생길 수 있습니다.

뼈를 생성하는 세포를 '조골세포'라고 하고, 낡은 뼈 찌꺼기를 제거하는 세포를 '파골세포'라고 합니다. 이 두 세포가 균형을 이뤄야 뼈가 건강하지만, 여성 호르몬이 급격히 감소하면 조골세포의 기능이 약화되어 균형이 깨지고, 이로 인해 골다공증이 발생하기 쉬워집니다.

남성의 경우에는 비만이나 기타 질환이 골다공증의 원인이 되는 경우가 있습니다. 60세 이전에는 폐경 이후의 여성들에게서 골다공증이 주로 발생하지만, 60세를 넘어서면 남성에게도 골다공증이 빈번히 나타납니다. 노화가 남성의 뼈 건강에도 영향을 미치기 때문입니다.

칼슘과 적당한 염분 필수!

골다공증은 예방이 무엇보다 중요합니다. 이미 진단을 받았다면 음식 섭취만으로 회복하기는 어렵습니다. 하지만 골다공증으로 진행되기 전에 뼈에 좋은 음식을 잘 챙기고, 뼈에 나쁜 음식을 피함으로써 그 진행을 다소 늦출 수 있습니다.

어떤 음식이 뼈에 좋지 않을까요. 대표적으로 담배, 술, 카페인이 있습니다. 특히 카페인은 이뇨 작용이 강해 신장에서 칼슘이 재흡수되는 것을 방해하고 소변으로 배출되게 만듭니다. 술은 뼈를 생성하는 조골세포의 활동을 억제하며, 담배 속 니코틴과 타르는 뼈에 산소와 영양 공급을 방해하고 칼슘 흡수를 저해합니다. 따라서 이 세 가지를 멀리하는 게 좋습니다.

반면, 뼈 건강에 도움을 주는 가장 중요한 영양소는 칼슘입니다. 칼슘은 소화가 잘되지 않아 뼈로 잘 전달되지 않는 경우가 많은데요. 칼슘 영양제를 복용하더라도 일부는 체내에서 소화가 잘되지 않아 섭취가 어렵다는 분들도 있습니다. 이런 경우에는 칼슘 흡수를 돕는 비타민 D를 함께 섭취하는 것이 중요합니다. 비타민 D는 영양제로 섭취해도 되고, 햇볕을 충분히 쬐는 것만으로도 자연스럽게 생성될 수 있습니다.

<u>칼슘이 풍부한 음식으로는 멸치, 치즈, 우유, 견과류, 두부, 연어, 브로콜리와 같은 녹황색 채소 등이 있습니다.</u> 견과류 중에서는 아몬드를 하루에 약 한 줌(20알 정도) 먹는 것을 권장합니다. 두부도 좋습니다. 두부의 주재료인 콩에는 식물성 에스트로겐이 들어 있어 부작용 없이 뼈를 튼튼하게 해줍니다. 또한 연어는 비타민 D와 마그네슘이 풍부해 뼈 건강에 매우 유익합니다. 홍화씨는 골다공증으로 골절이 발생했을 경우 뼈가 잘 붙도록 돕는 역할을 합니다. 홍화씨 가루를 물에 타서 차로 마시면 도움이 됩니다.

골다공증 환자는 음식을 싱겁게 먹어야 한다는 이야기가 있지만, 꼭 그렇지 않습니다. 과거에는 나트륨이 혈압과 혈관질환에 영향을 준다는 이유로 섭취를 제한해야 한다는 의견이 지배적이었지만, <u>적절한 소금 섭취는 오히려 건강에 유익합니다.</u> 몸의 소금 농도가 0.9% 이하로 떨어지면 면역력이 약해질 수 있고 질병에 걸릴 위험이 높아질 수 있습니다. 소금은 바이러스를 소독하는 역할도 하기 때문입니다. 다만, 소금을 과도하게 섭취하면 나트륨이 칼슘을 끌고 나가 소변으로 배출하기 때문에 음식을 지나치게 짜게 먹는 것은 피해야 합니다.

골다공증 예방 및 치료에 도움이 되는 한약

한방에서는 골다공증을 크게 원발성과 속발성으로 나누어 설명합니다. 먼저 원발성은 주로 여성의 폐경이나 노화와 같이 자연스러운 변화로 인해 발생하는 것을 말하는데요. 한의학에서는 노화가 진행되면서 몸의 진액이 고갈되고, 그로 인해 뼈가 약해지며 구멍이 생겨 가벼워지는 상태로 이해합니다. 이럴 땐 뼈를 튼튼하게 하고 노화를 방지하는 한약 치료가 도움이 될 수 있습니다. 주로 뼈를 강화하고 골밀도를 높이는 데 효과가 있다고 알려진 우슬, 두충, 구척, 오가피와 같은 한약재를 많이 사용합니다.

속발성 골다공증은 다른 질환으로 인해 발생하는 경우를 말합니다. 이때는 원인이 되는 질환을 치료하는 것이 우선입니다. 예를 들어 갑상선 기능 항진증이 원인이라면 갑상선을 치료하는 한약을 통해 접근합니다. 원인을 정확히 파악하고 그에 맞는 치료를 시행하는 것이 골다공증을 관리하는 데 중요합니다.

31 낙상사고
욕실에서 미끄러진 후 엉덩이가 너무 아파요

> 70대 중반입니다. 아직 근력이 괜찮은 것 같은데, 욕실에서 샤워하고 나오다 그만 미끄러지고 말았습니다. 심하게 엉덩방아를 찧었고, 통증이 무척 심했지만 좀 쉬면 낫겠지 싶어 병원에는 가지 않았습니다. 그런데 시간이 지나도 통증이 사라지지 않고 움직이기도 힘듭니다. 뼈가 부러진 것일까요?

골다공증 있으면 낙상에 주의할 것

빙판길이나 타일에서 미끄러져 넘어지는 사고를 한자로 '떨어질 낙(落)' 자를 써서 낙상(落傷)이라고 합니다. 주로 고령층에서 많이 발생하는데, 나이가 들수록 골밀도가 낮아지고, 유연성과 반사 신경이 둔화되며 근력이 약해져 가벼운 낙상에도 큰 부상을 입기 쉽지요.

낙상의 주요 원인 중 하나는 골밀도의 감소와 골다공증입니다. 골밀도가 낮거나 골다공증이 있다면, 뼈가 약해 작은 충격에도 크게 다칠 가능성이 높아집니다. 골밀도가 떨어지는 양상은 여성과 남성에서 차이가 있습니다. 여성은 폐경과 함께 여성 호르몬이 감소하면서 골밀도가 급격히 감소하는 반면, 남성은 남성 호르몬 감소로 인해 골밀도가 완만하게 줄어듭니다. 하지만 <u>낙상 환자 중 남성이 많은 이유는 나이가 들어도 여성보다 근력을 쓸 기회가 많고, 야외 활동이 많아 낙상 위험에 더 많이 노출되기 때문입니다.</u>

낙상으로 병원을 찾은 환자들을 보면 뇌출혈이나 엉덩이뼈 골절 같은 심각한 부상을 입은 경우가 많습니다. 뇌출혈 중 지주막하 출혈은 뇌 표면의 동맥 손상이 원인인데, 유연성이 떨어져 손으로 넘어짐을 방지하지 못하고 머리가 먼저 부딪힘으로써 발생하는 경우가 많습니다. 뇌출혈이 생기면 극심한 두통과 함께 의식이 혼미해지므로 즉시 병원으로 가야 합니다.

엉덩이뼈 골절은 골다공증과 관련이 깊습니다. 낙상 시 엉덩이에 근육이 충분히 있으면 충격을 흡수할 수 있지만, 근육이 부족하고 골다공증이 있는 경우 가벼운 충격에도 엉덩이뼈가 쉽게 골절될 수 있습니다. 그렇게 되면 거동이 어려워지고 운동 부족으로 인해 욕창이나 합병증이 발생하며, 심한 경우 다시 걷지 못하는 상황에 이를 수도 있습니다.

엉덩이뼈 골절만큼 심각한 중증 질환으로는 고관절 골절이 있습니다. 고관절이 부러지면 거의 움직이지 못하게 되어, 전신 건강이 급격히 악화될 수 있습니다. 또한 척추압박골절도 흔히 발생하는데, 낙상으로 엉덩방아를 찧을 때 요추 1번이 충격을 받아 생깁니다. 골밀도가 낮거나 골다공증이 있는 경우 뼈가 쉽게 부서질 수 있습니다. 척추압박골절은 고관절 골절과 마찬가지로 장기간 거동이 어려워지고, 치료 후에도 만성적인 통증을 남길 수 있으므로 주의가 필요합니다.

낙상으로 인한 부상 중에는 뇌출혈, 엉덩이뼈 골절, 고관절 골절, 압박골절처럼 통증이 심하고 움직이기 어려운 경우가 많습니다. 이때는 심각성을 인지해 병원을 찾지만, 증상이 가벼운 경우에는 대수롭지 않게 여겨 방치하다가 상태가 악화되는 경우가 많으니 주의가 필요합니다.

낙상 후 손목이 아픈 경우도 자주 발생합니다. 넘어질 때 반사적으로 손으로 바닥을 짚기 때문인데, 이 경우 골절보다는 인대 손상이 흔합니다. 손목 주위가 붓고 빨갛게 되는 증상이 나타나며, 이를 방치하면 인대가 파열되거나 심한 경우 골절로 진행될 수 있습니다.

뼈가 완전히 부러지면 통증이 심하고 모양이 변하기 때문에 골절 여부를 쉽게 알 수 있어 바로 치료를 받는 경우가 많죠. 반면, 실금이 간 정도면 통증이 덜하고 움직일 수 있어 뼈에 문제가 없다고 생각하고 활동하다가 중복 골절로 진행되면서 뼈가 더 길게 찢어질 수 있습니다. 나무를 완전히 부러뜨리지 않고 반쯤 부러진 채로 다시 힘을 가하면 찢어지는 것과 비슷합니다.

뼈가 부러진 부위는 칼로 자른 것처럼 매끈하기보다는 울퉁불퉁

하거나 뾰족한 경우가 많습니다. 이 뾰족한 부분이 주변의 인대나 신경을 손상시키면 영구적인 손상이나 대수술이 필요할 수 있으므로, 낙상 후 통증이 있다면 꼭 병원에서 엑스레이를 찍어 골절 여부를 확인해야 합니다. 심하지 않으면 가까운 한의원에서 침을 맞거나 부항을 뜨는 것도 도움이 되지만, 조금이라도 통증이 남아 있다면 병원에서 엑스레이를 찍어보고 치료받을 것을 권합니다.

예방이 곧 최선의 치료법!

젊었을 때는 낙상을 하더라도 순발력과 유연성이 좋아 크게 다치지 않을 가능성이 높습니다. 가볍게 넘어져 손바닥에 찰과상을 입는 정도라면, 상처 부위의 이물질을 제거하고 소독하여 세균 침투를 막으면 큰 문제 없이 회복할 수 있습니다. 가벼운 골절, 혹, 멍이 드는 경우도 있지만, 침이나 부항으로 어혈을 제거하고 뼈가 잘 붙도록 도와주는 한약 치료를 병행하면 빠르게 나을 수 있습니다. 나이가 들수록 작은 낙상에도 큰 부상으로 이어질 위험이 크기 때문에, 무엇보다 낙상을 예방하는 것이 최선입니다.

낙상의 주요 원인은 골다공증이므로 골다공증 예방이 매우 중요합니다. 체중이 많이 나가는 사람은 체중이 뼈를 자극하여 단련시키는 효과가 있어 골다공증 발생 위험이 낮은 편이지만, 저체중이거나 다이어트를 자주 하는 사람들은 상대적으로 골다공증에 걸릴 위험이 높습니다.

그렇다고 골다공증 예방을 위해 일부러 체중을 늘려야 한다는 건 아닙니다. 비만은 골다공증 예방에는 도움이 될 수 있으나, 대사증후군 등 다양한 건강 문제를 유발할 수 있으니까요. 대신 스쿼트와 같은 근력운동과 스트레칭을 통해 근력을 키우고 유연성을 향상시키는 것이 효과적입니다. 노약자라면 스쿼트 동작이 어려울 수 있으므로 의자를 잡고 앉았다 일어나는 동작을 반복하는 것으로도 충분히 도움이 됩니다.

식습관 관리도 중요합니다. 짠 음식은 피하는 것이 좋습니다. 나트륨을 많이 섭취하면 뼈에 있는 칼슘이 녹아 나오고 재흡수를 방해하여 골다공증을 유발하거나 악화시킬 수 있습니다. 또한 술, 커피, 담배, 탄산음료, 고지방 음식, 육류 등을 되도록 줄이는 것이 좋습니다. 요즘에는 골다공증 치료에 효과적인 약물도 있으니, 증상이 심하다면 약물치료와 함께 식이요법, 운동을 병행하는 것이 좋습니다.

생활 속 주의도 필요합니다. 낙상 사고는 주로 겨울철에 많이 발생합니다. 추운 날씨에는 유연성이 떨어져 갑작스러운 상황에 대처하기 어렵고, 길도 미끄럽기 때문입니다. 겨울철에는 너무 두꺼운 옷을 입기보다는 얇은 옷을 여러 겹 겹쳐 입어 움직임이 둔해지지 않도록 하는 것이 좋습니다.

또한 주머니에 손을 넣고 걷는 것도 위험합니다. 넘어질 때 손을 사용해 충격을 완화하지 못하면 엉덩이뼈나 고관절이 골절되거나 뇌출혈로 이어질 수 있습니다. 장갑을 착용하고, 걸을 때 자세를 낮추고 보폭을 줄이면 좀 더 안전합니다.

길을 다닐 때 조심하는 자세가 중요한데요. 빙판길에서는 당연히 조심하겠지만, 얼음 위에 눈이나 낙엽이 쌓여 있는데도 잘 모르고 걷다가 넘어질 수도 있습니다. 겨울철에 오전 11시 이후 기온이 영상으로 올라가면 햇빛이 닿는 도로 일부는 녹지만, 그늘진 곳은 여전히 미끄러울 수 있으니 각별히 주의해야 합니다.

낙상 사고는 야외뿐만 아니라 집안에서도 자주 발생합니다. 특히 목욕탕처럼 미끄러운 곳에서 많이 일어나는 만큼 바닥 타일을 바꾸거나 미끄럼 방지 패드나 스티커를 설치하는 것이 좋습니다. 비누나 세제가 바닥에 남아 있는 것도 낙상의 원인이 될 수 있으므로 항상 정리해야 합니다.

베란다도 낙상 사고가 발생하기 쉬운 장소입니다. 미끄럽지 않은 슬리퍼를 사용하는 것이 안전하며, 창문에 생긴 결로로 인해 바닥에 물기가 생기지 않도록 관리해야 합니다. 또한 집안에서 전선에 발이 걸리거나 바닥에 깔린 매끄러운 침구류로 인해 넘어질 수 있으므로, 낙상을 유발할 수 있는 요인을 미리 점검하고 제거하는 것이 필요합니다.

낙상 사고 때 도움이 되는 한약

낙상 사고로 인해 팔이나 고관절이 부러져 수술을 받으면 몸의 기력이 크게 약해질 수 있는데, 이럴 때 기력을 보강하고 회복을 돕는 한약재나 음식을 함께 복용하는 것이 좋습니다.

기력 회복에는 녹용이 특히 좋은데요. 녹용은 골다공증 치료와 낙상 사고 후유증 회복에 널리 사용되는 대표적인 한약재로, 약해진 몸의 기운을 북돋우고 소화기능과 면역력을 강화해 회복을 촉진하는 데 효과적입니다.

만약 수술 후 염증이 남아 있다면, 두충, 속단, 우슬과 같은 한약재가 도움이 됩니다. 이 약재들은 염증을 완화하고 회복을 돕는 데 효과적입니다. 낙상으로 인해 어혈이 생겼다면 홍화와 도인 같은 약재를 사용해 혈액순환을 개선하고 어혈을 제거할 수 있습니다.

· Part 4 ·

내분비대사 건강

〈오장육부〉

32 역류성 식도염
속이 쓰리고 가슴이 답답해 잠을 못 자요

> 낮에는 괜찮은데 자다 보면 속이 쓰리고 울렁거려 잠을 못 자요. 가슴이 타는 것처럼 뜨겁고 답답하기도 해요. 잠들었다가도 속이 쓰려 깨고, 한 번 깨면 다시 잠들기도 어렵습니다. 날마다 잠을 설치다 보니 몸도 너무 힘들고, 기분도 우울합니다. 왜 이런 걸까요?

잠을 잘 못자고 기침이 많다면

역류성 식도염은 위산이 역류해 식도에 염증을 일으키는 질환입니다. 위염만큼 흔한 병이지만 증상이 가벼운 경우가 많아 잘 모르고 지나치는 경우가 대부분인데, 통계에 따르면 역류성 식도염 진단을 받은 환자 중 치료를 받는 사람은 약 10%에 불과합니다. 증상이 심해지기 전 자각하기가 어렵습니다.

역류성 식도염이 있으면 가슴이 쓰리고 답답하며, 심한 경우에는 가슴이 타는 듯한 통증을 느낄 수 있습니다. 속이 쓰리고 울렁거리기도 하고, 목에 이물감이 생기거나 목소리가 변하기도 합니다. 이러한 증상 외에도 수면장애가 나타날 수 있습니다. 특히 수면장애는 역류성 식도염의 초기 증상일 수 있는데, 약 90%의 환자가 이를 단순 수면 문제로 여겨 역류성 식도염으로 인식하지 못합니다.

역류성 식도염은 주로 위장 상부의 분문부라는 괄약근이 약해지면서 발생합니다. 위와 식도 사이에 위치한 괄약근은 음식이 식도를 통해 내려오면 열리고, 음식이 모두 내려간 후에는 닫혀서 위산이 식도로 역류하지 못하도록 막아줍니다. 그런데 괄약근이 약해지면 위산이 식도로 역류해 염증을 유발하게 됩니다.

분문부의 괄약근이 약해졌더라도 낮에는 주로 서 있거나 앉아 있기 때문에 위산이 잘 역류하지 않습니다. 하지만 밤에 누우면 위와 식도가 수평이 되어 위산이 역류하기 쉽습니다. 그래서 가슴이 답답하거나 속이 쓰려 잠에서 깨는 경우가 많습니다.

<u>역류성 식도염의 증상 중 하나로는 마른기침이 있습니다. 위산이 식도로 역류하면 가슴이 체한 것처럼 답답하거나 가래가 끓는 느낌이 들어 기침이 나게 됩니다.</u> 이 기침은 기관지염과 혼동될 수 있는데, 기관지염과 다르게 가래가 없는 마른기침이라는 특징이 있습니다. 또한 일반적인 기침은 잠을 자면 가라앉는 경우가 많지만, 역류성 식도염으로 인한 기침은 밤에 악화됩니다. 위산이 역류하면서 목을 자극하기 때문이지요. 이때 목이 칼칼해지고 가래가 있는 듯한

느낌이 들며 기침이 유발됩니다. 물을 마시거나 음식을 섭취해 위장을 채우면 일시적으로 기침이 가라앉기도 합니다.

기침을 낫게 하려면 역류성 식도염 때문인지, 아니면 기관지염 때문인지 구분할 수 있어야 합니다. 역류성 식도염으로 인한 기침은 식도에 염증이 생긴 것이므로 위장약을 사용하고 식생활을 조절해야 합니다. 반면, 기관지염은 폐와 기도에 염증이 생긴 것이므로 폐와 관련된 약을 사용해야 합니다.

수면 자세만 바꿔도 좋아질 수 있다

역류성 식도염이 있는 경우 왼쪽으로 누워서 자는 것이 좋은데, 이는 소화관의 구조와 관련이 있습니다. 위장은 왼쪽으로 완만한 곡선을 그리며 위치하고 있으며, 이를 만곡부라고 부르는데 위에서 음식물과 위산이 저장되는 넓은 공간입니다. <u>왼쪽으로 누워 자면 이 만곡부에 위산이 고이게 되어 식도로 역류할 가능성이 줄어들어 증상 완화에 도움이 됩니다.</u> 반면, 오른쪽으로 누워 자면 위산이 역류하기 쉬워져 잠에서 깨거나 속쓰림, 가슴의 알싸함, 울렁거림 같은 증상이 나타날 수 있습니다.

역류성 식도염이 있을 때는 꿈을 많이 꾸게 됩니다. 위산이 역류하면서 위와 식도를 자극하면, 뇌가 깨어나는 과정에서 꿈을 꾸게 되는 것인데요. 특히 비장과 위장이 건강하지 않을 때는 집을 짓는 꿈을 자주 꾸는 경우가 있습니다. 이러한 꿈이 자주 나타난다면, 역류성 식도염 여부를 확인해보는 것이 좋습니다.

33 위축성 위염

위축성 위염은 정말 암이 되나요?

> 평소 소화가 안 되거나 쓰린 적도 없는데, 건강검진에서 위축성 위염이라는 진단이 나왔습니다. 한국인들에게 위염은 흔하다고 하지만 위축성 위염은 암으로 진행할 수도 있다고 하니 갑자기 걱정이 많아졌습니다. 위축성 위염도 치료하면 괜찮은 거지요?

증상만으로는 구분이 어렵다

위염은 매우 흔한 질환으로, 건강검진을 받은 사람 중 약 85%에서 발견될 정도입니다. 거의 대부분의 사람들이 위염을 가지고 있다고 해도 과언이 아니지요. 하지만 위염 중에서도 위축성 위염은 가볍게 넘겨서는 안 되는데요. 이를 치료하지 않고 장기간 방치할 경우, 위암으로 진행할 가능성이 있기 때문입니다.

위축성 위염은 만성적 염증 때문에 위 표면 점막이 얇아지는 것으로, 일반적인 위염과 증상이 거의 비슷하여 주의가 필요한데요. 여러 가지 소화장애가 골고루 나타나는 것이 특징입니다. 보통 소화장애를 호소하는 환자분들의 증상을 들어보면 트림이 자주 나온다, 속이 더부룩하다, 메슥거린다, 속이 쓰리다, 팽만감이 있다, 가스가 찬다 등 다양한 증상이 있습니다. 이 중 한 가지 증상만 나타날 수도 있고, 소화장애가 심한 경우에는 세 가지 이상의 증상이 동반되기도 합니다. 위축성 위염도 소화장애와 비슷하게 속쓰림과 함께 여러 소화기 증상이 동반될 수 있으므로, 단순한 소화장애와 구분하기가 쉽지 않습니다.

위축성 위염은 소화장애와 비슷한 증상을 나타내기도 하지만, 일부 환자는 아무런 증상이 없는 경우도 있습니다. 실제로 증상이 서너 가지나 있어 내시경 검사를 받았는데 정상으로 나오는 경우도 있고, 반대로 아무 증상이 없는데 정기검진을 통해 위내시경을 찍어보니 위축성 위염이 진단되기도 합니다.

위 건강을 위협하는 잘못된 식습관&스트레스

위축성 위염이 위암으로 진행할 가능성이 있다 보니, 진단을 받으면 곧 암에 걸리거나 이미 걸린 것처럼 두려워하는 분들이 많습니다. 물론 위축성 위염이 있으면 암으로 진행하지 않도록 주의와 관리가 필요합니다. 하지만 "위축성 위염이 곧 위암이 된다"는 말은 다소 과장된 부분이 있습니다.

실제로 위축성 위염이 있는 경우, 없는 사람에 비해 위암 발생 위험이 약 6배 정도 높아지는 것은 사실입니다. 그렇다고 모두 위암에 걸리는 것은 아닙니다. 반대로 위염이 없는 사람에게도 위암이 발생할 수 있으니, 과도한 걱정보다는 적절한 관리가 더 중요합니다.

위축성 위염이 있더라도 적절히 치료하고 잘 관리하면 큰 문제가 없습니다. 필요시 약물치료를 병행할 수 있지만, 무엇보다 식이요법이 가장 중요합니다. 한국인에게 위염이 흔한 이유 중 하나가 잘못된 식습관이라는 점은 이미 잘 알려져 있는데요. 올바른 식습관을 유지하고 위에 좋은 음식을 섭취하면 충분히 개선될 수 있습니다.

위 건강을 위협하는 요인 중 하나는 스트레스입니다. 스트레스로 인해 위 주변 조직들이 뭉치면서 발생하는 현상을 한의학에서는 '담적'이라고 부르는데요. 스트레스뿐 아니라 짜고 매운 음식을 자주 섭취하면, 위 점막이 자극을 받아 얇아지면서 담적이 생길 수 있습니다. 술도 위를 자극하는 대표적인 나쁜 요인이고, 흡연 역시 좋지 않습니다. 담배의 유해 성분 약 15%가 위장으로 직접 들어가 위에 부담을 줍니다.

국도 주의가 필요합니다. 한국인들은 국을 자주 먹는 식습관을 가지고 있는데, 국에 포함된 나트륨은 물론이고 뜨거운 국 자체가 위 점막에 자극을 줄 수 있습니다. 특히 국에 밥을 말아서 꿀떡 삼키는 습관은 위장이 약한 사람에게 부담을 줄 수 있습니다. 위장이 좋지 않은 분들은 밥을 국에 말아 먹는 습관을 고치고, 음식을 충분히 씹은 후 넘기는 습관을 들이는 것이 좋습니다.

위장 내 독소별 치료법

우리 몸의 오장에서 발생하는 독소를 한방에서는 '적(積)'이라고 부릅니다. 보통 적은 식적, 혈적, 한적, 기적, 담적 등 다섯 가지가 있고, 이를 오적(五積)이라 합니다. 음식물이 소화되면서 발생한 노폐물이 쌓여서 생기는 것이 식적(食積), 생리불순·어혈·혈관 파열 등 혈액순환이 안 돼 발생하는 혈적(血積), 몸이 냉해서 쌓이는 한적(寒積), 기의 흐름이 불안정해 발생하는 기적(氣積), 스트레스로 인해 생기는 담적(痰積)이 오적인데, 정도의 차이는 있지만 모두 위장 장애를 일으킬 수 있습니다.

적의 종류에 따라 치료방법이 달라지는데요. 기의 흐름이 막혀서 생긴 기적은 침으로 막힌 기를 뚫어주고 기를 보강하는 한약을 처방하여 치료합니다. 담적이 원인일 경우 반하, 진피, 복령, 생강, 감초 등의 약재로 만든 이진탕을 사용하거나 스트레스로 인해 생긴 노폐물을 제거하는 약을 처방합니다. 식적은 음식으로 인해 발생하므로, 평위산이라든지 소화와 관련된 음식을 삭혀내는 약을 처방합니다. 음식의 소화는 위산에 의해 삭혀지는 발효현상입니다. 대부분의 약, 예를 들어 신곡이나 맥아 등도 발효를 촉진하는 약재들입니다.

혈적은 도인, 홍화, 목단피 등의 약재로 어혈을 녹여서 배출하게 만드는 처방을 사용합니다. 외과적으로는 습부항으로 어혈을 빼기도 합니다. 한적은 몸이 냉하거나 찬 음식 때문에 위염이 생긴 경우인데 건강, 오수유, 고량강, 목향 등 위와 장을 따뜻하게 해주는 처방을 하고 뜸, 왕뜸, 적외선 치료 등이 도움이 됩니다.

한약뿐만 아니라 침과 부항을 함께 사용하기도 하고, 위장 부위에 추나를 하기도 합니다. 일종의 장 마사지를 하는 것인데 배나 옆구리에 생긴 단단한 덩어리, 즉 적취를 풀어주는 데 효과적입니다. 적취 부위를 누르면 굉장히 아픈데, 마사지로 이를 풀어주면 위가 훨씬 편안해지고 소화 기능도 개선될 수 있습니다.

34 장상피화생

장상피화생은 한 번 생기면 완치가 어렵나요?

> 위내시경 검사를 한 후 위축성 위염과 장상피화생이 있다는 소견을 들었습니다. 위축성 위염은 들어본 적이 있는데, 장상피화생은 또 뭔가요? 병원에서는 헬리코박터가 원인일 수 있다며 항생제 치료를 권합니다. 항생제를 복용하지 않고도 나을 수 있는 방법이 없을까요?

위축성 위염보다 암으로 진행될 확률이 높다

맵고 짠 음식을 좋아하는 식습관 때문에 한국인들에게 위염은 매우 흔한 질환입니다. 위 점막에만 염증이 있는 표재성 위염, 점막이 살짝 벗겨져 약간의 출혈이 있는 미란성 위염은 위염 초기에 흔히 발생하는 형태인데요. 이 두 가지는 비교적 가벼운 단계로, 잘 치료하면 금방 회복할 수 있습니다.

하지만 위축성 위염은 이와 다릅니다. 위축성 위염은 주로 헬리코박터 파일로리 감염이나 만성 위염으로 인해 발생하며, 위 점막의 상피 재생 능력이 떨어지고, 소화액을 분비하는 위선이 파괴되면서 위 점막이 점점 얇아지는 질환입니다. 위축성 위염 자체로는 건강이나 소화 기능에 큰 문제가 생기지 않을 수 있지만, 오랫동안 지속되면 더 심각한 상태인 장상피화생으로 진행될 수 있습니다.

장상피화생이란, 원래 주름이 있어야 할 위 점막이 장 점막처럼 변형되는 상태를 말합니다. 선홍색의 위 점막이 회백색으로 바뀌고 작은 돌기가 생깁니다. 위 점막이 손상과 회복을 반복하며 이를 견디기 위해 장 점막처럼 바뀌는 것입니다. 위축성 위염이 장상피화생 단계로 진행되었다는 것은 위가 상당히 약해졌고, 위장 세포가 변형되면서 암 발생 가능성이 높아졌음을 의미합니다. 실제로 위축성 위염만 있어도 위암 발생 확률이 약 여섯 배 높아지는데, 장상피화생으로 진단받은 경우 확률은 최소 열 배 이상으로 증가하는 만큼 적극적인 관리가 필요합니다.

항생제 대신 한약으로 헬리코박터균을 없앨 수 있을까?

헬리코박터균은 위축성 위염과 장상피화생은 물론, 위암을 일으킬 수 있는 원인 중 하나이기 때문에 없애야 하는데요. 하지만 이 균은 매우 끈질기고 강력한 균으로, 제거하려면 최소 1~2주 동안 여러 종류의 강력한 항생제를 복용해야 하고 그럼에도 잘 죽지 않아 장기간 항생제를 복용하는 경우도 많습니다. 이 과정에서 항생제의 부작용으로 인해 위장이 나빠지는 일이 빈번하게 발생합니다.

이런데도 헬리코박터를 없애기 위해 꼭 항생제를 사용해야 할까요? 한방 치료만으로 장상피화생을 치료한 사례가 있습니다. 한 환자는 이명 때문에 내원했는데, 이명을 치료하는 과정에서 위를 보호하고 강화하는 한약을 함께 처방받았습니다. 위가 튼튼해서 음식이든 한약이든 소화를 잘 시켜야 어떤 병이든 회복할 수 있기 때문에, 이명을 치료하면서 위를 보호하고 강화하는 약을 함께 썼고, 이명을 완치할 수 있었습니다. 소화도 너무 좋아졌습니다.

몇 년 뒤 환자는 위 문제로 다시 내원했습니다. 특별히 속이 불편하지는 않았는데, 위내시경 검사 결과 위축성 위염과 장상피화생이 있다는 진단을 받고 항생제를 복용하면서 속이 너무 불편해졌기 때문입니다. 환자는 소화가 잘 안 되고 속이 더부룩한 증상을 호소했습니다.

치료를 위해 소화 기능을 돕는 한약과 면역력을 높여 헬리코박터를 없앨 수 있는 처방을 진행했습니다. 일정 기간 항생제를 끊고 한약만 복용했는데, 이후 검사에서 헬리코박터가 완전히 사라졌다는 결과가 나왔습니다.

많은 분들이 헬리코박터는 항생제를 사용하지 않으면 절대 없어지지 않는다고 알고 있습니다. 물론 헬리코박터가 매우 강력한 균인 것은 사실이지만, 우리 몸에는 나쁜 균과 싸울 수 있는 면역체계가 있습니다. 면역력이 충분히 강하면 항생제를 사용하지 않아도 헬리코박터를 제거할 수 있다는 것이 환자를 통해 입증된 것이지요. 이 환자뿐 아니라 비슷한 임상례가 많이 있습니다.

또 다른 사례도 있습니다. 귀에 곰팡이균이 생겨 항생제를 복용하기 시작한 환자는 장기간 항생제를 복용하면서 소화장애가 생겼고, 점차 속쓰림과 함께 위축성 위염과 장상피화생까지 진행되었습니다. 이 환자는 속쓰림 증상을 완화하는 약과 함께 소화 기능을 돕고 면역력을 강화하며 입맛을 돋우는 한약을 처방받았습니다. 치료 후 속쓰림과 소화 문제가 크게 개선되었고, 약 복용을 중단한 뒤 2년이 지난 후 내시경 검사에서는 장상피화생과 위축성 위염이 모두 사라졌다는 소견을 받았습니다.

소화장애와 같은 위장질환은 한약으로도 충분히 관리가 가능합니다. 위 점막이 장처럼 변한 경우 회복이 불가능하다고 생각하는 분들도 있지만, 실제로는 그렇지 않습니다. 면역력을 강화하면서 위장의 상태에 맞춰 약을 가미하면 대부분의 경우 호전되거나 완치될 수 있습니다.

35 신장질환
소변에 거품이 많아요

> 엄마가 신장이 안 좋아 오래 고생하셨습니다. 그래서 신장에 좋다는 음식과 영양제를 먹으면서 관리를 하고 있는데, 얼마 전부터 소변에 거품이 많아졌습니다. 신장이 안 좋으면 소변에 거품이 많다는데 어쩌면 좋죠?

신장, 간보다 더한 침묵의 장기

신장은 우리 몸에서 노폐물을 제거하는 마지막 단계를 담당하는, 중요한 신체 기관입니다. 음식을 섭취하고 소화·흡수되는 과정에서 필연적으로 노폐물이 생기게 되는데요. 음식물 찌꺼기는 대변으로 배출되고, 수분과 혈액에 쌓인 노폐물은 신장이 걸러내어 소변으로 배출됩니다.

노폐물은 단순한 찌꺼기가 아니라 우리 몸을 해칠 수 있는 독소입니다. 만약 신장이 약해져 이 노폐물을 제대로 배출하지 못하면, 독소가 몸에 남아 여러 가지 문제를 일으킬 수 있습니다. 대장에서 숙변이 오랫동안 배출되지 못하고 남아 있다면 대변에 포함된 독소가 몸 전체를 망가뜨려 심각한 질병을 유발할 것입니다. 신장의 역할도 이와 비슷합니다. 신장이 독소를 걸러내지 못하면, 혈관을 비롯한 신체 여러 부위로 독소가 흘러가 대사성 질환이나 심장질환까지 유발할 수 있습니다.

<u>신장질환은 급성으로 생길 수도 있지만 대부분은 노화, 당뇨병, 고혈압과 같은 대사성 질환에 의해 발생합니다.</u> 신장에서 혈액 속 노폐물을 걸러내는 역할을 하는 조직을 사구체라고 하는데, 신장 안에 있는 작은 모세혈관 덩어리로 실타래처럼 뭉친 형태입니다. 일반적으로 혈관이 손상되면 가장 작은 모세혈관부터 망가집니다. 그래서 당뇨병이나 고혈압 같은 대사성 질환이 있을 경우 사구체가 손상되기 쉽습니다.

사구체가 손상되면 독소를 걸러 배출하지 못하게 되고, 이로 인해 몸이 산성화되고 염증이 생기며, 만성피로를 유발할 수 있습니다. 질환이 더 진행되면 신장이 점점 더 망가져 투석이 필요하거나, 심한 경우 신장 이식까지 가게 될 수도 있습니다.

신장은 이처럼 중요한 역할을 하는데도, 병이 많이 진행되기 전까지는 증상이 거의 나타나지 않습니다. 흔히 간을 '침묵의 장기'라고 부르지만, 신장은 간보다 더 침묵하는 장기라고 할 수 있습니다. 그 이유 중 하나는 신장이 양쪽에 하나씩 두 개가 있기 때문입니다.

한쪽 신장이 망가져도 다른 한쪽이 어느 정도 기능을 대신하기 때문에 양쪽이 모두 손상되기 전까지는 눈에 띄는 증상이 나타나지 않을 수 있습니다.

증상이 나타난다 해도 만성피로, 피부 건조, 부종 같은 흔한 증상으로 시작되기 때문에, 다른 질환과 구분하기 어려워 가볍게 넘기는 경우가 많습니다. 예를 들어 부종은 갑상선질환이나 여성의 생리 주기와도 관련이 있을 수 있어, 신장질환에서 오는 부종인지 구분하기가 더욱 어렵습니다.

의료진은 얼굴색의 변화를 통해 신장 이상을 어느 정도 추정할 수 있습니다. <u>신장이 좋지 않으면 혈액이 산성화되면서 잿빛 얼굴을 띠는 경우가 많습니다. 반면 간이 나쁠 때는 검붉은 색조가 나타납니다. 이처럼 색깔의 차이가 있지만, 정확한 판단을 위해서는 검사가 필요합니다.</u>

신장 상태를 확인하기 위해 건강검진에서는 소변검사와 혈액검사를 시행합니다. 신장의 기능은 사구체 여과율을 기준으로 평가되는데, 사구체 여과율이 60 미만이면 신부전이 시작된 것으로 진단합니다. 또한 혈액검사를 통해 혈당 수치와 당화혈색소를 확인하여 당뇨병이 신장에 영향을 미쳤는지 추가로 검사할 수 있습니다.

정상 거품 vs. 병적인 거품

신장은 침묵의 장기라고 불리지만, 증상이 아예 없는 것은 아닙니다. 주의 깊게 관찰해야 할 대표적인 신호 중 하나는 소변의 거품입니다. 평소보다 소변에 거품이 많이 생긴다면 신장에 문제가 있는 것은 아닌지 의심해볼 필요가 있습니다.

물론 소변에 거품이 생겼다고 해서 무조건 걱정할 필요는 없습니다. 소변을 볼 때 낙차가 크면 물리적으로도 거품이 생길 수 있지요. 이 거품이 신장 문제로 생긴 것인지 단순히 낙차에 의한 것인지를 확인하려면, 변기 물을 내려보면 됩니다. 낙차로 생긴 거품은 물을 내리면 자연스럽게 사라지지만, 신장질환으로 생긴 거품은 물을 내려도 여전히 남아 있을 가능성이 높습니다. 이런 경우 신장질환을 의심하고 병원을 방문해 검사를 받아보는 것이 좋습니다.

소변에 거품이 많아지는 것 외에도, 소변색의 변화도 신장질환의 중요한 신호입니다. 소변색이 뿌옇게 탁하거나 심한 경우 콜라색으로 변할 수도 있는데, 이런 경우 신장이 나빠졌을 가능성이 크며, 특히 소변에 피가 섞여 나오는 경우에는 즉시 병원을 찾아야 합니다.

소변의 변화와 함께 몸이 붓는 증상도 나타날 수 있습니다. 특히 눈 주변이나 얼굴, 손발이 붓는다면 신장이 나빠지고 있다는 신호일 수 있습니다. 부종 증상이 반복적으로 나타난다면 주의 깊게 관찰하고, 필요하면 검사를 받아보는 것이 좋습니다.

신장에 문제가 있을 때 통증이 동반되기도 합니다. 신장 문제로 인한 통증은 주로 옆구리나 등 쪽에서 느껴지는데, 신장이 12쌍(좌우 각 12개)의 갈비뼈 중 마지막 열두 번째 갈비뼈 속에 들어 있기 때문입니다. 통증이 나타날 정도면 중기 이상의 만성화된 상태일 가능성이 높습니다.

신장질환은 신부전만을 의미하지 않고, 요로질환이나 결석질환도 있습니다. 이때 통증은 서혜부(사타구니)나 아랫배 옆구리의 복사근 쪽에서 나타날 수 있습니다. 특히 결석이 있으면 통증이 간헐적으로 매우 심해지는 특징이 있으니 이런 증상이 있을 경우에도 빠른 진찰이 필요합니다.

신장 회복을 돕는 식이요법과 한방치료

신장에서 이상 신호가 오면 상태를 더 나빠지지 않게 관리하기 위해 식이요법이 매우 중요합니다. 특히 단백질 섭취를 제한하는 것이 핵심인데요. 단백질은 대사 과정에서 요독을 생성하는데, 이는 피로와 식욕 저하를 일으킬 수 있기 때문입니다.

물론 고기를 아예 먹지 않아야 한다는 것은 아닙니다. 일정량의 단백질을 섭취해야 하는데, 고기나 단백질 음식의 양을 조절하는 것이 중요합니다. 예를 들어 <u>고기는 탁구공 크기 1개 분량, 계란 1개, 두부 반모 이하, 우유 1잔, 생선 작은 1토막 중에서 한 가지씩 매 끼니 섭취해도 괜찮습니다.</u> 적정량을 유지하면서 균형 잡힌 식사를 하면 됩니다.

또한 소금 섭취량을 줄이는 것도 중요합니다. 만성 신장질환자라면 하루 소금 섭취를 5g 이하(나트륨 2g 이하)로 제한하는 게 필요하고, 소금이 많이 들어간 찌개, 국, 김치, 젓갈, 장아찌 등은 가능한 한 줄이는 것이 좋습니다. 간장, 된장, 고추장 등도 염분 함량이 높으니 주의해야 합니다. <u>간을 강하게 하지 않고, 가능하면 염분을 낮</u>

<u>춘 조리법을 사용하는 것이 신장 건강에 도움이 됩니다.</u>

신장이 좋지 않을 때는 노폐물을 배출하지 못하므로 해독 치료가 필요합니다. 한방에서는 신장 기능 회복을 위해 침, 뜸, 한약 치료를 병행합니다. 한약이 신장에 안 좋다고 말하는 분들이 있는데, 칼륨이 들어간 한약은 안 좋을 수 있습니다. 하지만 산수유, 오미자, 복분자, 토사자, 쑥, 우슬 등 신장에 좋은 한약재들이 많습니다. 환자의 체질과 증상을 고려해 적절한 한약재를 사용하면 망가진 신장 기능을 회복하는 데 도움이 됩니다.

36 대장암
변에 피가 보여요

> 최근 소화가 잘 안 되는 느낌은 있었는데, 크게 불편하지는 않았습니다. 그런데 얼마 전 변을 봤는데 뭔가 붉은 것이 보여 자세히 살펴보았더니 피가 섞여 있었습니다. 대장암일 때 혈변을 본다는데, 정말 대장암일까요? 제 나이 이제 40인데, 젊은 사람들도 대장암에 걸릴 수 있나요?

대장암, 젊은층이 더 위험하다

대장암은 주로 50대 이후에 많이 발생하는 질환입니다. 여러 가지 원인이 있지만, 가장 큰 원인은 노화입니다. 50년 동안 몸에 좋은 음식도 먹었겠지만 술, 담배를 비롯한 몸에 해로운 음식들을 꾸준히 섭취하며 장이 점차 지치고 약해지는 것이 자연스러운 과정입니다. 그런데도 매일 음식을 먹어야 하기 때문에 장은 쉴 틈이 없고, 지속적으로 들어오는 음식들을 처리하다 보면 용종이 생기거나, 암으로 진행될 가능성이 있는 선종이 나타나기도 합니다. 이 시기에 잘 관리하지 않으면 암으로 발전할 위험이 커집니다.

50대 이후에 대장암이 많이 발견되는 또 다른 이유는, 대장암 검진이 주로 50세 이후부터 집중적으로 이루어지기 때문입니다. 기본적으로 대장암의 소인이 있거나 대변 상태가 좋지 않은 경우에는 45세부터 검진을 권장합니다. 하지만 국가 암 검진 프로그램에서는 보통 50세 이후부터 분변잠혈검사를 시행하며, 이상이 발견될 경우 내시경으로 검진을 진행하도록 하고 있습니다.

이러한 검진 체계 때문에, 젊은층에서는 대장암이 발생해도 조기에 발견하지 못하고 2기나 3기로 진행된 후에야 진단되는 경우가 많습니다. 대장암은 원래 젊은층에서는 드물게 발생하는 암이지만, 최근에는 특이하게도 한국에서 젊은층의 대장암 발생률이 증가하고 있습니다. 미국 콜로라도대학교 연구팀이 최근 발표한 연구 결과에 따르면, 우리나라 20~49세 대장암 발생률은 인구 10만 명당 12.9명 수준으로, 조사 대상 42국 중 1위를 차지했다고 합니다.

<u>젊은층에서 대장암 발생률이 높아지는 이유가 뭘까요? 주된 이유는 식생활입니다.</u> 젊은층은 간단히 먹을 수 있는 패스트푸드나 인스턴트식품을 선호하는 경우가 많습니다. 이러한 음식에는 대장암을 유발하기 쉬운 빨간 살코기가 많이 포함되어 있으므로 멀리하는 것이 좋습니다.

배달음식과 야식을 자주 먹는 것도 대장암 위험을 높이는 요인입

니다. 배달음식과 야식은 보통 지방 함량이 높고 자극적이어서 위와 장에 좋지 않은 영향을 미칩니다. 여기에 더해 채소 섭취가 적고, 장 건강에 유익한 음식을 덜 섭취하는 식습관이 젊은층의 대장암 발병률 증가에 큰 영향을 미치고 있습니다.

대부분 3기 이상이어야 증상이 나타난다

대장암은 초기에는 증상이 거의 없는 질환입니다. 초기에는 단순히 배가 더부룩하거나 변비 혹은 출혈이 나타날 수 있는데, 이것만으로는 대장암을 의심하기 어렵지요. 배가 일시적으로 더부룩하거나 복부 팽만감이 생기는 것은 단순한 소화장애나 체했을 때에도 나타날 수 있고, 혈변은 치질 등 항문질환으로 인해 일시적으로 발생할 수도 있으니까요. 실제로 대장암 초기에는 장의 불편감이 거의 없으며, 그나마 느껴지는 증상도 음식을 잘못 먹었을 때의 불편함 정도로 가벼운 경우가 대부분이죠.

대장암을 의심할 만한 뚜렷한 증상은 보통 3기 이상이 되었을 때 나타나는 경우가 많습니다. 장이 막힌 듯한 느낌이 든다면 이미 3기에 접어든 상태일 가능성이 높습니다. 3기 이상의 대장암에서 나타나는 대표적인 증상은 검붉은 혈변이나 냄새가 심한 혈변입니다. 이 외에도 변비와 설사가 반복되거나, 장이 계속 더부룩하고 복통을 유발하는 증상이 복합적으로 나타날 수 있습니다.

이처럼 대장암은 초기 증상이 거의 없고, 상당히 진행되기 전까지는 알아차리기 어렵기 때문에, 젊은층도 가능한 한 정기적인 검사를 받아보는 것이 중요합니다. 국가 검진 대상자가 아니더라도 가족력이 있거나 스스로 대장암 검진이 필요하다고 느껴진다면, 병원을 찾아 검사를 받아볼 것을 권합니다.

혈변이면 다 대장암일까?

혈변을 보게 되면 대장암을 의심할 수 있지만, 먼저 혈액의 색을 관찰하는 것이 중요합니다. 혈액이 선홍색이라면 대부분 치질이나 치핵에서 발생한 출혈일 가능성이 큽니다. 이런 경우 출혈은 보통 대변을 다 본 이후 마지막에 똑똑 떨어지는 형태로 나타나며, 하루 이틀 내에 자연스럽게 사라지는 편입니다. 하지만 출혈이 너무 자주 반복된다면 단순 치질로 넘기지 말고 내시경 검사를 받아보는 것이 좋습니다.

대장암일 경우 혈액은 보통 검붉은 색을 띠게 됩니다. 이것은 대장의 구조와 관련이 있는데요. 대장의 길이는 약 1.5m, 소장은 6~7m 정도로 길며, 대장은 맹장에서 시작합니다. 만약 맹장 부위에서 출혈이 발생하면 대장을 따라 오랜 시간을 이동하면서 피가 산화되어 새까만 색의 대변으로 나타날 수 있습니다. 반대로 하행결장이나 좌측 대장에서 출혈이 발생한 경우, 혈액이 짙은 갈색을 띠게 됩니다. 이는 출혈 이후 대장 안에서 3~4시간 동안 머무르는 동안 혈액의 색이 점점 진해지기 때문입니다.

따라서 검붉은 대변이 관찰되면 대장암 가능성을 염두에 두고, 바로 병원을 방문해 검사를 받는 것이 좋습니다. 용변을 본 후에 자신의 변을 관찰하는 습관은 대장암을 조기에 발견하는 데 큰 도움이 됩니다.

물론 변의 색이 검다고 꼭 암이라는 건 아닙니다. 장 상태가 좋지 않거나 섭취한 음식의 영향을 받은 것일 수도 있으니까요. 예를 들어 와인이나 비트 같은 붉은색 계열의 음식을 섭취하면 변이 검붉게 보일 수 있습니다.

변 전체가 검게 나오는 경우는 드물지만 변의 일부가 검거나, 장에 변이 너무 오래 머물러 있을 때 염소 똥처럼 검게 나올 수 있습니다. 이는 주로 만성변비에서 나타나는 증상입니다.

과거에는 변비와 대장암의 연관성이 있다고 여겨졌지만, 최근 연구 결과에 따르면 변비와 대장암 사이의 직접적인 관계는 크지 않은 것으로 나타났습니다. 다만 변비가 있으면 용종이 생길 가능성이 높아지며, 그중 일부는 암으로 진행될 수 있는 선종이나 톱니바퀴 용종일 수 있습니다.

대장암 재발률 낮춰주는 식생활 개선방법

재발률 높은 대장암의 발병 원인으로 노화로 인해 약해진 장 조직과 잘못된 식습관이 지목되고 있는데요. 암을 유발한 식습관을 바꾸는 게 쉽지 않은 만큼 재발 위험이 커질 수 있습니다.

완치 판정을 받았더라도, 정기적인 대장내시경 검진을 통해 잘 관리해야 합니다. 만약 재발했더라도 정기적으로 검진하면 0기나 1기와 같은 초기 단계에서 발견할 수 있습니다. 재발이더라도 조기에 발견하고, 식생활 관리를 철저히 하며, 충분한 수면과 함께 금주와 금연을 실천한다면, 90% 이상 완치가 가능합니다.

예방이 가장 중요한 치료입니다. 잘못된 식습관을 개선하고, 장에 좋은 음식을 섭취하는 것이 대장암을 예방하는 데 큰 역할을 합니다. 우선, 가공육과 특히 빨간 살코기 섭취를 줄이는 것이 중요합니다. 빨간 고기의 붉은색은 미오글로빈이라는 색소 때문인데, 미오글로빈에 포함된 철분은 필요한 영양소지만, 과다 섭취하면 문제를 일으킬 수 있습니다.

<u>빨간 고기 섭취의 적정량은 일주일에 500g 이하입니다.</u> 매일 150g 이상 먹거나, 야식으로 고기를 자주 섭취하거나, 한 번에 많은 양을 먹는 것은 피해야 합니다. 부족한 단백질은 콩, 두부, 견과류 등 다른 식품을 통해 섭취하는 것이 좋습니다.

<u>음주와 흡연도 대장암 예방을 위해 반드시 줄이거나 끊어야 합니다.</u> 많은 분들이 담배가 대장암과 직접적인 연관이 없다고 생각하지만, 오해입니다. 담배를 피우면 연기의 약 15%가 위장으로 흡수되며, 발암물질이 혈액 속으로 들어가 대장까지 도달합니다. 이는 약해진 대장 조직을 더 손상시키고, 암에 대한 방어력을 떨어뜨릴 수 있습니다.

기름진 음식도 대장 건강에 좋지 않습니다. <u>기름진 음식을 먹고 담배를 피우는 습관을 고쳐야 합니다. 특히, 식후에 담배를 피우는 습관은 위험합니다.</u> 많은 분들이 식후 담배가 장운동을 활발하게 해 소화를 돕는다고 착각하지만, 근거 없는 잘못된 믿음입니다. 식후에

담배를 피우는 것은 발암물질을 장에 더 많이 전달해 대장 건강을 크게 해칠 수 있습니다.

주기적인 대장 검진을 통해 대장암으로 진행할 가능성이 있는 선종이나 톱니바퀴 용종을 조기에 제거하는 것이 중요하고, 무엇보다도 건강한 식습관을 유지하는 것이 대장암 예방에 가장 큰 도움이 됩니다. 섬유질이 많은 우엉차, 산약(마)을 많이 먹고, 커피와 녹차도 예방효과가 있으므로 적정량을 섭취할 것을 권합니다.

37 성인 야간뇨
밤에 소변이 마려워 자주 깨요

> 젊었을 때는 안 그랬는데, 나이가 들면서 밤에 자다 소변이 마려워 깨곤 합니다. 보통 2~3회 정도 깨는데, 심할 때는 1~2시간 간격으로 계속 깹니다. 소변 때문에 자주 깨면 다음날 일어나도 영 몸이 무겁고 머리도 개운하지 않습니다. 왜 이렇게 밤에 소변이 자주 마려운 것일까요?

숙면 방해하는 야간뇨, 원인은 노화 때문

나이가 들게 되면 성인들도 어린이들처럼 야뇨, 야간뇨 등 소변 장애를 겪을 수 있습니다. 야뇨는 밤에 자다가 소변을 지리는 것을 말하고, 야간뇨는 밤에 소변 때문에 자주 깨서 화장실에 가는 증상을 말합니다.

성인 야뇨증은 약 1~2.6% 정도의 성인에게 발생하는데, 1년에 두 번 이상 소변을 지리면 해당합니다. 대부분은 과민성 방광에 의해 발생하며, 소변이 마려운 것을 인지했지만 미처 깨기 전에 소변을 보게 되는 경우가 많습니다.

성인의 야간뇨는 야뇨증과 달리 주로 음식 섭취나 노화에 의해 발생합니다. 방광 괄약근의 힘이 약해지는 것이 첫 번째 원인이고, 당뇨병 같은 성인질환이나 음주, 카페인 과다 섭취 등도 영향을 미칠 수 있습니다.

60세 이상에서는 자다가 한 번 정도 소변을 보기 위해 깨는 것이 정상으로 간주됩니다. 나이가 들면서 방광 괄약근의 힘이 약해지기 때문인데요. 그러나 일반 성인이라면 밤에 깨지 않고 잘 수 있는 것이 정상적인 상태입니다.

야간뇨는 단순히 밤에 소변을 보는 문제로 끝나는 것이 아니라, 수면장애와 밀접한 관련이 있습니다. 야간뇨로 인해 수면장애가 발생할 수 있고, 반대로 수면장애가 야간뇨를 유발하기도 합니다. 방광은 보통 약 400~500cc 정도의 용적을 가지고 있으며, 약 200~300cc가 차기 전까지는 요의를 잘 느끼지 않는 것이 일반적인데요. 수면장애로 인해 깊은 잠을 자지 못하고 자주 깬다면, 200cc 남짓 찬 상태에서도 소변을 보게 되는 경우가 생길 수 있습니다.

수면 3시간 전, 수분 섭취 금지

야간뇨가 있는 분들은 밤에 수분 섭취를 제한하는 것이 중요합니다. 일반적으로 물을 많이 마시면 밤에 소변을 보기 위해 깨는 경우가 있는데, 야간뇨가 있는 경우에는 더욱 문제가 될 수 있습니다. <u>잠자리에 들기 약 3시간 전부터는 물을 마시지 않는 것이 좋으며, 자기 전에 반드시 소변을 봐서 방광을 비우는 습관을 들이는 것이 도움이 됩니다. 또한 카페인이 들어간 음료는 이뇨작용을 촉진하므로 섭취를 피해야 합니다.</u>

새벽에 깨서 목이 마를 때는 물을 너무 많이 마시지 않도록 주의합니다. 만약 자기 전에 전혀 수분 섭취를 하지 않았다면, 밤에 깼을 때 입을 적실 정도로만 한 모금 마셔 갈증을 해소하는 것이 좋습니다. 비염이 있는 분들은 코막힘으로 인해 입을 벌리고 숨을 쉬다 보니 입이 쉽게 마를 수 있는데요. 실제로 몸의 수분이 부족한 것이 아니므로, 입가심 한 모금으로 갈증을 해소하는 것이 적당합니다.

스트레스는 야간뇨와 야뇨 모두에 영향을 미칩니다. 야뇨를 겪는 어린이들은 자다가 소변을 지렸다는 사실 자체로 큰 스트레스를 받을 수 있습니다. 아이가 소변을 지리더라도 "괜찮아"라고 안심시켜주는 것이 중요합니다. 소변을 지리지 않은 날에는 "오늘은 안 쌌네!"라고 칭찬해주며 긍정적인 강화를 통해 스트레스를 줄여주는 것이 야뇨 치료에 도움이 됩니다.

성인의 경우, 야간뇨로 인해 겪는 스트레스는 더욱 심각할 수 있습니다. 조바심이 클수록 증상이 악화될 가능성이 높으므로, 마음을 편안히 가지는 것이 중요합니다. 일상에서 스트레스를 받더라도 자기 전에 완전히 풀고 편안한 상태에서 잠자리에 드는 것이 야간뇨 증상을 완화하는 데 도움이 됩니다.

한방에서는 소변의 양이나 색, 나이를 고려해 한약을 처방해 치료합니다. 신장과 방광 기능이 약해져 밤에 소변을 자주 보는 경우에는 신 기능을 강화해주는 '축천환'을 처방합니다. 하복부가 차가워 방광의 기능이 약해진 경우라면 부자, 육계와 같이 몸을 따뜻하게 해주는 한약재로 구성된 '팔미환'이 좋습니다. 빈뇨와 배뇨장애에 도움이 되는 '육미환'과 소변이 혼탁할 때 효과가 좋은 '비해분청음'도 많이 사용합니다.

〈대사증후군〉

38 당뇨병
밥을 먹고 나면 너무 피곤해요

> 단 것을 너무 좋아합니다. 먹을 때마다 혈당이 걱정되긴 하는데, 달달한 맛의 유혹을 끊기가 힘듭니다. 그런데 요즘 밥을 먹고 나면 유난히 졸립니다. 커피를 마셔도 졸음이 깨지 않아 잠깐이라도 책상에 엎드려 눈을 붙이곤 합니다. 이런 저를 보고 선배가 혈당 검사를 해보라고 하는데, 정말 당뇨병 때문에 식곤증이 생긴 것일까요?

식후에 나도 모르게 잠이 쏟아진다면 혹시?

나이가 들수록 걸리기 쉬운 대표적인 만성 질환 중 하나가 당뇨병입니다. 당뇨라는 말은 직역하면 '소변에 당이 있다', '소변에 설탕이 섞여 나온다'는 뜻입니다. 실제로 소변 속 당(뇨당)을 의미하며,

한자로는 '소갈'이라고도 합니다. 소갈은 갈증이 심하다는 의미로, 많이 먹고 소변을 많이 보고 갈증이 많이 나는 것을 '삼다 증상'이라고 부릅니다. 이 삼다 증상은 당뇨병의 대표적인 증상입니다.

원래 몸에서 당은 소변으로 빠져나오지 않아야 정상입니다. 당은 우리 몸의 세포 안으로 들어가 에너지로 사용되어야 하는데, 이때 중요한 역할을 하는 것이 바로 인슐린입니다. 췌장에서 분비되어 당을 세포 안으로 옮겨주는 역할을 합니다. 인슐린이 부족하거나 충분히 분비되지만 제대로 작동하지 않는 경우, 당이 세포로 들어가지 못하고 혈액 속에 쌓이게 되는데요. 이렇게 혈당이 높은 상태가 지속되면 일부 당이 소변으로 빠져나오게 되고, 이를 '당뇨'라고 합니다.

당뇨병의 가장 큰 문제는 진단받기 전까지 뚜렷한 증상이 없다는 점입니다. 당뇨 전단계일 때는 특별한 이상을 느끼지 못하다가, 병이 어느 정도 진행되고 나서야 합병증으로 인해 혈당을 체크하게 되는 경우가 많습니다. 흔히 당뇨병의 대표적인 증상으로 알려진 '삼다 증상'이 나타났다면, 이미 상당히 진행되었다고 볼 수 있습니다.

당뇨 초기에는 전형적인 증상보다 피로감으로 나타나는 경우가 많습니다. 식사 후 졸음이 몰려오는 것도 당뇨 전단계에서 흔한 증상 중 하나입니다. 물론 당뇨가 없어도 식곤증이 발생할 수 있습니다. 주로 기가 허하거나 위장의 기능이 떨어질 때 심해지며, 환절기에도 체온조절이 잘 안 되고 기력이 쇠해지면 잘 발생합니다. 하지만 식곤증이 심하면 혈당을 체크해 당뇨 여부를 확인해보는 것이 안전합니다.

밥을 먹고 나서도 쉽게 허기가 지거나, 이유 없이 체중이 감소하거나, 시력이 나빠지는 것도 당뇨 전단계의 신호일 수 있습니다. 이러한 증상들은 눈에 띄는 당뇨병 증상이 아니어서 그냥 지나치기 쉬운데, 꼭 혈당을 체크해야 합니다.

흔히들 당뇨병에 걸리면 평생 약을 먹어야 한다고 생각합니다. 실제로 식이요법과 운동을 아무리 철저히 해도 일단 당뇨병이 발생하면 원래의 상태로 돌아가기가 어렵습니다. 하지만 당뇨 전단계에서 관리를 시작하면 당뇨병으로 진행되는 것을 막을 수 있습니다. 간단한 양약이나 한약 치료로 당뇨 전단계에서 호전된 사례가 많습니다.

당뇨 전단계는 건강 관리에서 매우 중요한 시기입니다. 이 시기에 어떻게 관리하느냐에 따라 당뇨병으로 진행될 수도 있고, 예전의 건강한 상태로 돌아갈 수도 있습니다. 물론 혈당이 정상으로 돌아왔다고 해도 방심은 금물이죠. 관리를 소홀히 하면 언제든 다시 당뇨병이 발생할 수 있기 때문에 꾸준한 관리가 필요합니다.

식이섬유 → 단백질 → 탄수화물 순으로 식사한다

당뇨를 예방하고 관리하려면 식습관과 생활습관이 무엇보다 중요합니다. 특히 초기 단계나 경증일 때는 식이조절과 운동만으로도 혈당을 잘 관리할 수 있지요. 운동도 중요한 역할을 하지만, 식사가 당뇨 관리에서 차지하는 비중이 더욱 큽니다.

당뇨 환자에게 탄수화물을 줄이는 것은 기본입니다. 어떤 분들은 탄수화물을 아예 섭취하지 않는 경우도 있는데, 탄수화물은 우리 몸에 꼭 필요한 영양소이므로 적절히 섭취하는 것이 중요합니다. 단, 혈당을 급격히 올리는 단당류나 흰쌀밥, 당이 많은 과일은 피하는 것이 좋습니다. 대신 잡곡, 현미, 흑미와 같은 복합 탄수화물 위주의 식사를 하면 혈당 조절이 수월해집니다.

탄수화물을 줄이고 단백질 섭취를 늘리는 것도 중요한 전략이지만, 단순히 음식의 양만 조절하는 것이 아니라 식사 순서를 바꾸는 것도 큰 도움이 됩니다. 대부분 식사를 시작할 때 밥부터 먹는 분들이 많은데, 식이섬유가 많은 반찬을 먼저 먹는 것이 좋습니다. 예를 들어 나물, 샐러드처럼 식이섬유가 풍부한 음식을 먼저 섭취한 뒤에 단백질(생선, 고기, 두부 등)을 먹고, 마지막에 탄수화물을 먹으면 됩니다. 이렇게 하면 포만감이 생겨 탄수화물을 덜 섭취하게 되고, 식이섬유가 탄수화물의 흡수를 지연시켜 혈당 상승이 완만해집니다.

탄수화물을 의식적으로 줄이려고 하면 스트레스를 받을 수 있지만, 식이섬유부터 먹고 순서를 조정하면 자연스럽게 탄수화물 섭취량이 줄어듭니다. 이는 부담 없이 혈당을 관리할 수 있는 좋은 방법입니다.

한방에서는 당뇨병을 치료할 때 생진거소탕이나 백호탕을 주로 처방합니다. '생진거소탕'은 찰벼의 밑동을 베어 응달에서 말린 '천초'를 주원료로 하는 한약으로 당뇨의 신약이라 불릴 정도로 혈당을 조절하는 데 효과가 좋습니다. '백호탕'은 다음, 다뇨, 다식 증상을 완화하는 데 도움이 되는 한약으로 당뇨를 개선하는 데 효과적입니다.

이 밖에도 여름에 갈증을 달래주는 생맥산의 약재를 차로 마시는 것도 당뇨에 좋습니다. 생맥산은 인삼, 맥문동, 오미자 등 세 가지를 합친 것인데 여름에 냉차로 마셔도 좋고 인삼차, 맥문동차, 오미자차 등으로 기호에 맞게 단독으로 선택하는 것도 좋습니다.

39 고지혈증
콜레스테롤 수치가 높은데, 약을 먹어야 할까요?

건강검진을 했는데, 콜레스테롤 수치가 높게 나왔습니다. 다른 수치는 정상인데, 나쁜 콜레스테롤(LDL) 수치가 좀 높습니다. 130까지가 정상인데, 160입니다. 병원에서는 약을 먹으라고 하는데, 약을 안 먹고 낮출 수 있는 방법은 없을까요?

혈관 속의 시한폭탄

건강검진에서 혈당과 혈압과 함께 반드시 확인하는 항목 중 하나가 바로 콜레스테롤 수치입니다. 콜레스테롤 수치가 높아서 고지혈증으로 진단받고 잘 관리해야 한다고 주의를 들었을 텐데, 고지혈증이 대체 뭘까요?

콜레스테롤 자체는 우리 몸에 필요한 중요한 성분입니다. 콜레스테롤은 세포막, 호르몬, 비타민 D, 담즙산을 만드는 데 필수적인 요소로, 뇌, 신경, 근육, 피부, 간, 창자 등 우리 몸 거의 모든 곳에 존재합니다. 그러나 콜레스테롤이 필요 이상으로 많아지면 문제가 발생합니다. 과도한 콜레스테롤은 혈액순환을 방해하며, 심혈관질환 같은 치명적인 질병을 유발할 수 있습니다.

콜레스테롤은 지방 성분으로 이루어져 있습니다. 혈액 속에 지방이 많아 콜레스테롤 수치가 높아진 상태를 '고지혈증'이라고 부릅니다. 한방에서는 고지혈증을 '담음', '어혈', '습담'이라는 개념으로 보고 있습니다. 담음은 앞서 설명한대로 위와 장에서 흡수된 음(飮)이 스트레스를 받아 담(痰)이 된 것을 말하고, 어혈(瘀血)은 혈액순환이 원활하지 못해 정체된 상태이며, 습담(濕痰)은 몸속 기혈 순환이 원활하지 못해 축축하고 끈적한 물질이 생긴 상태를 말합니다. 쉽게 말하면 체내에서 원활하게 순환되지 못한 것들이 걸쭉하고 탁한 형태로 혈액 속을 떠다니는 상태가 고지혈증인 것이지요.

그렇다면 왜 콜레스테롤이 증가할까요? 대표적인 원인으로는 유전과 비만이 있습니다. <u>가족력이 있는 경우 정상 체중을 유지하고 식사 관리를 잘해도 고지혈증이 발생할 수 있고, 심지어 약물치료를 받아도 조절이 어려운 경우도 많습니다.</u>

또한 지방을 과도하게 섭취하면 체내 지방이 쌓이면서 고지혈증이 발생하기 쉽습니다. 실제로 고지혈증 환자 중 비만이 많은 이유도 이 때문입니다.

유전과 비만 외에 고혈압도 고지혈증을 유발하는 데 영향을 줍니다. <u>혈압이 높아지면 혈관에 가해지는 압력이 증가해 혈관이 약해지</u>

<u>거나 손상되는데, 이 부위에 콜레스테롤이 쌓이면서 고지혈증이 발생할 가능성이 커집니다.</u> 고혈압과 고지혈증을 함께 앓는 경우도 흔합니다.

간혹 눈꺼풀이 모기 물린 것처럼 살짝 부풀어 오른 '황색종'이 생기는 경우가 있는데, 이는 혈액 속 콜레스테롤 수치가 높을 때 나타날 수 있는 증상 중 하나입니다. 하지만 대부분의 고지혈증은 증상이 없습니다. 혈관 속에 지방 찌꺼기가 쌓여 혈관이 좁아지더라도, 50% 이상 막히기 전까지는 자각 증상이 없는 경우가 많습니다. 이 때문에 고지혈증을 '혈관 속의 시한폭탄'이라고 부르는 것입니다.

혈관이 점점 좁아지다 막히면 여러 가지 합병증이 발생할 수 있습니다. 뇌로 가는 혈관이 막히면 뇌경색, 심혈관이 막히면 협심증이나 심근경색 같은 치명적인 심장질환으로 발전할 수 있습니다. 췌장에 지방이 축적되면 췌장에서 분비하는 이자액이나 소화 분비액이 나가지 못해 염증이 생기기도 합니다.

이처럼 고지혈증은 심각한 합병증을 초래할 수 있기 때문에 증상이 없더라도 방치해서는 안 됩니다.

포화 지방산 섭취 줄이고 규칙적 운동으로

고지혈증은 유전적인 요인이 큰 영향을 미치지만, 규칙적인 운동과 식이요법으로 충분히 예방할 수 있습니다. 그런데 지방이 많은 음식이나 유제품을 많이 먹는다고 해서 반드시 고지혈증이 생기는 것은 아닙니다. 지방에도 좋은 지방과 나쁜 지방이 있기 때문입니다.

식품에 함유된 좋은 지방(불포화 지방산)과 나쁜 지방(포화 지방산)의 함량을 고려해 섭취하는 게 좋습니다.

지방산은 온전히 포화돼 있거나 불포화 상태로 존재하는데, 포화 지방은 녹는점이 높고 불포화 지방은 녹는점이 낮습니다. 즉, 포화 지방은 상온에서 고체로 존재하게 되고, 불포화 지방은 상온에서 액체로 존재할 수 있는 것입니다. 우리 몸에 두 지방이 들어온다면 포화 지방은 혈관벽에 붙거나 혈액 속에 고체로 떠다니면서 혈액 흐름을 방해할 수 있지만 불포화 지방은 그럴 우려가 적은 것이지요. 그래서 포화 지방보다 불포화 지방의 섭취를 권하는 것입니다.

흔히 쇠고기와 돼지고기에는 포화 지방산이 많고 오리고기에는 불포화 지방산이 많다고 알려져 있는데, 그렇지 않습니다. 모든 고기에 포화 지방산과 불포화 지방산이 함께 들어 있으며, 고기 종류 그리고 부위에 따라 함유된 지방산의 양이 다릅니다. 쇠고기와 돼지고기의 경우 포화 지방산보다 불포화 지방산 비율이 약간 높습니다. 우리 한우의 포화 지방산 비율은 일반 소고기의 1/4 수준이라고 알려져 있습니다. 오리고기의 경우 포화 지방산보다 불포화 지방산 비율이 많이 높습니다. 쇠고기와 돼지고기 기름은 안 좋고 오리고기 기름은 좋은 걸로 볼 수는 없는 것입니다.

따라서 특정 고기가 좋고 나쁘고를 따지기보다 어느 부위인지와 섭취량, 조리법에 신경을 쓰는 게 바람직합니다. 돼지고기의 경우 기름이 많은 삼겹살보다 등심이나 안심이, 쇠고기의 경우 사태·우둔살·안심 등이 좋습니다. 또한 포화 지방산 섭취를 더 늘릴 수 있는

굽거나 튀기는 요리보다 삶거나 찌는 방식의 요리법을 추천합니다.

또한 규칙적인 유산소운동은 지방을 태우는 데 매우 효과적이며, 식이요법과 함께 고지혈증 예방과 관리에 큰 도움을 줍니다. 그러나 운동과 식이요법을 열심히 했음에도 불구하고 고지혈증이 조절되지 않는 경우 약물치료가 필요할 수 있습니다. 이때 양약의 부작용(간 독성, 근육 손상 등)이 우려된다면, 한약을 병행해 치료하면 부작용을 줄이면서 지방 분해를 돕는 데 효과적입니다.

40 기립성 저혈압
앉았다 일어날 때 핑 돌아요

> 건강검진에서 고혈압 진단을 받고 약을 복용하기 시작했습니다. 그런데 약을 먹으면서부터 앉았다 일어날 때 머리가 핑 돌면서 어지럽습니다. 잠깐 가만히 있으면 괜찮아지는데, 혈압약 부작용으로 이런 증상이 나타나는 것일까요? 시간이 지나면 괜찮아질까요?

자주 나타나면 치료가 필요하다

고혈압은 혈압이 높은 상태이고, 저혈압은 혈압이 낮은 상태를 말합니다. 기립성 저혈압은 누워 있다가 갑자기 일어날 때 발생하는데, 자세 변화로 인해 뇌로 혈액이 빠르게 올라가지 못하면서 혈압이 일시적으로 떨어지는 상태입니다. 보통 기립했을 때 5분 이내에 수축기 혈압이 20mmHg 이상 혹은 이완기 혈압이 10mmHg 이상 떨어질 때 '기립성 저혈압'으로 진단합니다.

이 증상은 주로 저혈압 환자에게서 흔히 나타나지만, 저혈압이 없는 사람이라도 특정 상황에서는 일시적으로 경험할 수 있습니다. 예를 들어 목욕탕에서 오랜 시간 있다가 나오거나, 과도한 야외 활동 후 태양광을 많이 쬐었을 때 일시적으로 나타나기도 합니다. 고혈압 환자도 혈압약을 과다 복용했을 때 기립성 저혈압 증상이 나타날 수 있습니다.

기립성 저혈압이 가끔 발생하는 경우에는 큰 문제가 되지 않지만, 자주 발생하면 주의가 필요합니다. 주로 머리가 핑 돌며 어지럼증이 많이 나타납니다. 두통과 함께 팔다리에 힘이 빠지거나 손발이 저리다고 호소하는 분들도 있지요. 이 정도 증상이라면 벽을 짚거나 의자에 앉아 안정을 취하면 대부분 금방 회복됩니다.

문제는 증상이 심해져 일시적인 기억상실이나 실신을 동반할 때입니다. 단순히 쓰러졌다 깨어나면 다행인데, 넘어지며 머리를 부딪치면 뇌진탕이 생길 수도 있고 다른 부위를 세게 부딪치면 추가적인 외상으로 이어질 수 있습니다.

또한 기립성 저혈압이 있는 사람은 없는 사람에 비해 노년기에 치매나 허혈성 뇌질환(뇌로 가는 혈액이 부족해 발생하는 질환)이 생길 위험이 높아질 수 있습니다. 이런 이유로 기립성 저혈압이 자주 발생한다면 적절한 치료와 관리가 필요합니다.

기립성 저혈압 응급 대응법과 치료법

기립성 저혈압 증상이 나타났을 때는 자세를 낮추는 것이 가장 중요합니다. 쪼그려 앉거나 벽에 기대어 머리 위치를 낮추면 혈액이 뇌로 원활하게 공급되며 혈압이 과도하게 떨어지는 것을 막을 수 있습니다. 주변에 다른 사람이 있다면 부축을 받아 안전하게 자세를 유지하는 것도 필요하지요. 특히 넘어지거나 쓰러질 경우 뇌진탕이나 2차 외상이 발생하지 않도록 주의해야 합니다. 여름철처럼 햇빛이 강한 날에는 햇빛에 과도하게 노출돼 혈관이 확장되고 혈압이 더 떨어지지 않도록 그늘에서 충분히 쉬는 것이 중요합니다.

기립성 저혈압은 나이가 들수록 더 자주 발생합니다. 심혈관계의 순환 기능이 떨어지기 때문인데, 특히 평소 운동하지 않은 경우 종아리 근육의 펌프질 능력이 약해져 기립성 저혈압이 심하게 나타날 수 있습니다. 꾸준히 하체 운동을 하면 혈액순환이 개선되고, 아래에서 위로 혈액을 올리는 능력이 좋아져 기립성 저혈압 증상을 완화할 수 있습니다.

운동만으로 회복되지 않는 경우, 한약을 복용하는 것도 좋은 방법입니다. 대표적으로 녹용이 많이 사용되는데, 녹용은 원기를 보강하고 빈혈과 저혈압에 탁월한 효능이 있습니다. 녹용은 빈혈을 개선하면서 심혈관계의 근본적인 순환 능력을 향상시키기 때문에 기립성 저혈압 치료에 도움을 줄 수 있습니다. 철분제를 통해 빈혈을 조절할 수도 있지만, 녹용은 오랜 기간 빈혈 증상을 예방하는 데도 효과적입니다.

나이가 젊은 경우에는 녹용을 한두 번만 복용해도 효과를 볼 수 있는 경우가 많습니다. 다만 녹용만으로 기립성 저혈압을 완전히 치료하는 것은 아니고, 진단을 통해 개인의 상태에 맞는 처방이 함께 이루어져야 합니다. 예를 들어 심장 기능이 약한지, 비장(脾臟)의 기능이 떨어진 건 아닌지, 신음(腎陰)과 신양(腎陽)의 기능이 어떠한지에 따라 맞춤 처방이 필요합니다.

41 만성피로증후군
늘 피곤하고, 많이 자도 피로가 풀리지 않아요

> 요즘 들어 부쩍 피곤합니다. 바쁘게 살다 보면 피곤한 게 당연하지만 그래도 예전에는 피곤해도 하루 정도 푹 쉬고 잘 자고 나면 괜찮았습니다. 그런데 지금은 그렇게 바쁘지도 않았는데 피곤하고, 잘 자고 나도 여전히 몸이 무겁습니다. 왜 그럴까요?

만성피로와 만성피로증후군, 어떻게 다를까?

대부분의 현대인들이 피로감에 시달리고 있습니다. 업무량은 많고 잠을 잘 시간은 부족하니 몸과 마음이 지치는 것은 어쩌면 당연한 일이지요. 일반적인 피로는 충분히 쉬면 회복되지만, 여러 사정으로 인해 쉬지 못하는 날들이 지속돼 피로가 계속되면 '만성피로'라고 부릅니다.

많은 분들이 만성피로와 만성피로증후군을 같은 것으로 생각하기 쉽지만, 엄연히 다른 점이 있습니다. 어감상 비슷한 것 같지만, 원인과 성격에서 차이가 있습니다.

우리 몸이 건강하려면 에너지를 생성하고, 해독하며, 노폐물을 제거하는 시스템이 원활히 작동해야 합니다. 그러나 간부전, 간염, 당뇨병, 신부전, 갑상선기능저하증 같은 질환이 있으면 이 시스템이 제대로 작동하지 못해 피로가 쌓일 수밖에 없습니다. 이런 질병들은 대부분 만성피로를 동반하며, 근본 원인인 질병을 치료하면 피로도 해결될 수 있습니다.

<u>스트레스 역시 만성피로의 주요 원인입니다.</u> 우울증이나 불안증이 있는 사람들은 특히 만성피로를 많이 호소합니다. 우울증 자체가 피로감을 유발하기도 하고, 우울증 치료를 위해 사용하는 항우울제를 오래 복용하면 피로감이 발생할 수 있습니다. 항우울제뿐만 아니라 고혈압, 고지혈증 치료제와 같은 약물도 장기간 복용하면 면역계를 약화시키며 만성피로를 유발할 수 있습니다. 이런 경우, 약물을 변경하면 피로감이 완화될 수 있습니다.

반면, 만성피로를 유발할 만한 질병이 없고 임상적으로 잘 설명되지 않는 피로가 6개월 이상 지속된다면 '만성피로증후군'을 의심해봐야 합니다. 이는 <u>일반적인 피로감과는 차원이 다른데 ①기억력 또는 집중력 장애, ②인후통, ③목이나 겨드랑이 임파선의 비대 및 통증, ④근육통, ⑤관절통, ⑥평소와 다른 새로운 두통, ⑦잠을 자고 일어나도 상쾌하지 않은 증상, ⑧평소와 달리 운동 후 24시간 이상 지속되는 심한 피로감</u> 등이 나타날 수 있습니다. 이런 증상 중 4가지

이상이 동시에 6개월 정도 지속되면 만성피로증후군으로 진단할 수 있습니다. 만성피로를 호소하는 이들 중 약 2~5% 정도가 만성피로증후군으로 진단됩니다.

아직까지 만성피로증후군의 원인이 분명하게 밝혀진 건 아니지만, 면역계·중추신경계·호르몬계 등의 이상, 정신적 문제, 독성 물질에의 노출 등과 연관됐을 것으로 추정되고 있습니다.

만성피로증후군은 단순히 충분히 쉬는 것만으로는 해결되지 않는 만큼 적극적인 치료와 관리가 필요합니다.

만성피로를 이기는 생활습관

만성피로증후군의 정확한 원인은 아직 밝혀지지 않았고 증상에 따라 치료법이 달라질 수 있지만, 모든 환자들에게 공통적으로 권하는 것은 생활습관을 개선해야 한다는 점입니다. 무엇보다 스트레스를 줄이는 것이 중요합니다. 스트레스는 만성피로의 주요 원인 중 하나로, 가능한 한 스트레스 상황을 피하거나 이를 해소할 수 있는 방법을 찾는 것이 필요합니다. 두 번째로, 양질의 수면을 취해야 합니다. 충분한 수면 시간을 확보하더라도 낮과 밤이 바뀌는 생활을 한다면 몸이 제대로 회복되지 않을 수 있습니다.

밤에 자는 수면이 중요한 이유는, 수면 상태에 들어갔을 때 뇌의 송과체에서 분비되는 멜라토닌 때문입니다. 멜라토닌은 단순히 수면을 유도하는 역할뿐만 아니라, 낮 동안 손상된 세포를 복원하고 재생하는 작용을 하는데요. 하지만 낮에 자면 멜라토닌 분비가 원활하지 않아 세포 재건이 이루어지지 않으며, 이로 인해 염증이나 피부질환과 같은 문제가 발생할 수 있습니다. 이는 사람이 낮에 활동하고 밤에 자는 생활에 적응해온 오랜 진화의 결과입니다.

또한 알코올도 만성피로를 유발할 수 있으므로 피해야 합니다. 수면장애가 있는 분들 중 알코올에 의존해 잠을 청하려는 경우가 있는데, 오히려 문제를 악화시킬 수 있습니다. 특히 2년 이상 장기간 음주를 지속하면 만성피로증후군이 나타날 가능성이 높아집니다.

생활습관을 개선하는 것이 가장 중요하지만, 단기간에 바꾸는 것이 쉽지 않을 것입니다. 이럴 때는 치료를 병행하며 점진적으로 변화하는 것이 더 효과적입니다.

서양 의학에서는 만성피로증후군에 대한 명확한 치료법이 부족하지만, 한방에서는 이미 오래전부터 이 증상에 대한 이해와 치료법을 발전시켜 왔습니다. 《동의보감》에서는 만성피로를 '허로'로 정의하며, 이를 세분화해 원인별로 분류했습니다. 과도한 스트레스나 과로로 인해 발생하는 오로(五勞), 선천적 요인이나 신체 장기(오장육부)의 허약함으로 인해 발생하는 육극(六極), 추위에 지나치게 민감하거나 몸이 찬 상태로 인해 발생하는 칠상(七傷) 등입니다.

이처럼 한방에서는 원인을 구체적으로 분석하여 개인별로 맞춤 처방이 가능합니다. 원인에 따라 침 치료나 한약을 통해 피로를 줄이고, 동시에 생활습관을 교정하면 더 빠르고 효과적으로 만성피로에서 벗어날 수 있습니다.

간질환

42 간에 지방이 꼈다고 하는데, 어떻게 해야 할까요?

> 특별한 증상은 없는데, 건강검진에서 지방간이라고 나왔습니다. 간에 지방이 꼈다는데 심각한 건가요? 지방간을 없애려면 약을 먹어야 하는 건지, 아니면 다른 치료법이 있는지도 궁금합니다. 별 불편한 증상이 없는데, 꼭 치료해야 하는 것인지도 알고 싶어요.

지방간, 증상 없다고 방심은 금물!

지방간은 말 그대로 간에 지방이 있는 상태를 말합니다. 간이 정상이어도 지방이 약간 있지만 그 비율이 5% 이내여야 하고, 이보다 많은 지방이 간에 축적되어 있으면 '지방간'이라고 합니다.

지방간은 주로 과도한 음주로 인해 발생합니다. 하지만 술을 많이 마시지 않더라도 지방간이 생길 수 있습니다. 주로 비만, 당뇨병, 고지혈증 같은 대사증후군과 함께 나타나는 경우가 많습니다.

지방간이 있을 때 피로감과 권태감, 오른쪽 상복부 통증이 나타날 수 있지만 대부분 무증상인 편입니다. 이 때문에 지방간 진단을 받고도 심각하게 여기지 않는 분들이 많은데요. 지방간을 방치하면 간염, 간경변, 간암으로 진행될 가능성이 있어 조심해야 합니다.

<u>지방간은 식이요법과 운동요법으로 치료될 수 있습니다.</u> 술과 비만이 주원인인 알코올성 지방간이라면, 반드시 술을 끊고 식이요법과 운동요법으로 정상체중을 유지하는 것이 중요합니다. 비알코올성 지방간이 당뇨병 같은 대사증후군으로 인해 발생한 경우라면, 원인 질병을 잘 관리하는 것이 필요하지요. 복용 중인 약물이 원인인 경우라면, 약물 복용을 중단하거나 다른 약물로 대체하는 것도 방법이 될 수 있습니다.

간질환을 예방하는 여섯 가지 수칙

지방간뿐만 아니라 간염, 간경변 등 간질환은 다음의 여섯 가지 수칙만 잘 지켜도 충분히 예방할 수 있습니다. 사실 누구나 알고 있는 내용이지만, 지키지 못하는 경우가 많습니다. 건강에는 왕도가 없습니다. 여기서 소개하는 수칙을 꾸준히 실천하면 지방간은 자연스럽게 치유되고, 더 심각한 간질환으로 진행되는 것도 막을 수 있습니다.

첫째, 술을 멀리해야 합니다. 간질환을 떠올릴 때 가장 먼저 생각나는 것이 술이지요. 술이 간에 가장 치명적으로 작용하는 이유는 주독 때문인데요. 우리나라의 과음하는 음주문화도 간 건강에 좋지 않은 영향을 미칩니다. 과거에는 '술 권하는 사회'라는 말이 있을 정도로 원치 않아도 술을 마셔야 하는 상황이 많았지만, 요즘은 다소 나아지고 있어 다행입니다.

<u>술을 많이 마신 후 간이 회복되려면 최소 72시간(3일) 이상의 금주가 필요합니다.</u> 따라서 금주를 목표로 하되, 그게 어렵다면 과음한 뒤 최소한 72시간 이상은 금주하도록 노력해야 합니다.

둘째, 술잔을 돌리지 않습니다. 술잔을 돌리면 플루나 코로나 같은 비말감염, 헬리코박터 등이 전염될 가능성이 높아질 뿐 아니라 술을 빨리 마시게 되는 문제를 일으킵니다. 따라서 술잔 돌리기를 피하고, 국이나 찌개 같은 음식을 같이 먹는 것도 자제하는 것이 좋습니다.

셋째, 간염 백신을 맞아야 합니다. B형 간염 항체 검사를 통해 자신의 상태를 확인하는 것이 중요합니다. 일부 사람들은 이미 항체를 가지고 있지만, 백신을 맞았음에도 항체가 생성되지 않는 경우도 있습니다. 간암 가족력이 있거나 항체가 없는 경우에는 예방 접종을 통해 항체를 생성해야 합니다. <u>예방 접종은 간질환을 예방하는 데 매우 효과적인 방법입니다.</u>

네 번째, 감염에 주의해야 합니다. 손톱깎이, 칫솔, 면도기를 다른 사람과 함께 사용하는 경우 간염 바이러스에 감염될 위험이 있습니다. 또한 귀를 뚫거나 문신을 할 때 소독이 제대로 이루어지지 않으면 감염이 발생할 수 있습니다. 개인 위생용품은 반드시 개별적으로 사용하고, 시술 시에는 위생 상태를 철저히 확인해야 합니다.

다섯 번째, 약물을 오남용하지 말아야 합니다. 양약은 소량으로도 바로 효과가 나타날 수 있는데, 즉각적인 효과가 있다는 건 그만큼 몸에서 강하게 작용하고 있다는 의미입니다. 간 독성과 신장 독성을 유발할 가능성이 있지요. 특히 간 기능이 좋지 않은 사람은 약물 복용 전 의사에게 간 상태를 알리고 처방을 받아야 합니다. 약물의 과다 복용이나 자의적인 사용은 반드시 피해야 합니다.

여섯 번째, 적절한 체중을 유지해야 합니다. 비만은 지방간의 주요 원인 중 하나입니다. 고지혈증과 간 기능 저하가 겹치면 간에 기름이 많이 축적되는데요. 비만하다면 다이어트를 통해 체중을 조절하여 지방간을 예방하고 간 기능 저하를 막아야 합니다. 특히 복부 비만에 주의해야 합니다. 복부에 지방이 많거나 혈액 내 중성지방이 많은 경우, 혈액이 간을 거치면서 간에 기름이 쌓여 지방간으로 이어질 가능성이 높습니다.

지방간은 시간이 지나면 담석을 유발하거나 황달로 이어질 수 있고, 더 심각한 경우 간암 바이러스가 침투하면 복수가 차거나 간경화로 진행될 위험도 있습니다.

많은 사람들이 지방간이나 비만의 원인을 지방 섭취로만 생각하지만, 탄수화물 섭취 제한도 중요합니다. 밥, 빵, 면 등 탄수화물은 몸에서 열량으로 사용된 뒤 남은 부분이 지방으로 전환되어 축적되기 때문이죠. 단당류와 다당류를 포함해 탄수화물 섭취를 적절히 조절해야 합니다.

비만한 사람은 술에 잘 취하지 않는 경우가 많습니다. 씨름 선수나 야구 선수 같은 운동선수들이 술에 강한 이유는 체적이 커서 알코올이 혈관 전체에 분산되기 때문입니다. 그렇다고 간 손상이 덜하다는 뜻이 아닙니다. 오히려 혈관에 저장된 알코올이 간에 더 큰 부담을 주어, 간 손상을 심화시킬 수 있습니다. 체격이 좋고 술을 잘 마시는 사람도 방심해서는 안 됩니다.

한약은 간에 나쁘다?

한약을 복용하면 간이 나빠진다고 생각하는 분들이 많지만, 사실과 다릅니다. 오히려 한약은 대부분 간 건강에 도움을 줄 수 있습니다. 물론 간에 좋지 않은 한약재도 있을 수 있으므로, 복용 전에 반드시 한의사에게 간 상태를 알리고 적절한 처방을 받는 것이 중요합니다. 한의사는 환자의 상태에 맞게 간에 좋은 약재로 처방을 구성할 수 있습니다.

현재 간 건강을 위해 시중에서 판매되는 많은 제품은 대부분 한약에 기반한 성분으로 만들어졌습니다. 간이 좋지 않은 분들이 많이 선택하는 '우루사'는 웅담에 기반한 성분으로, 간의 피로를 덜어주는 영양제인 '아로나민 골드'는 대산이라는 마늘에서 추출한 성분으로 만들었습니다. 둘 다 한방에서 오랫동안 사용해온 약재들입니다. 알코올로 인한 지방간일 때는 사철쑥인 인진호 계열을 사용한 한약이 도움이 되는데, 차로 드셔도 좋습니다.

간질환이 있는 분들은 간에 좋다는 음식에 지나치게 의존하는 경우가 많습니다. 아무리 간에 좋은 음식이라도 과도하게 섭취하면 오히려 간에 부담을 줄 수 있습니다. 간 건강을 유지하려면 적당히 균형 잡힌 식단을 유지하며, 간 기능 개선에 도움을 줄 수 있는 한약 치료를 병행하는 것이 효과적입니다. 고량진미를 과식해 지방간이 생겼다면 체내의 불필요한 습담과 독소를 제거해주는 방풍통성산 등의 한약을 매주 한두 번 복용해 피를 맑게 해주는 것이 좋습니다.

〈갱년기·여성〉

43 갱년기
한약으로 갱년기 증상을 완화시킬 수 있을까요?

갱년기 증상 때문에 너무 힘듭니다. 시도 때도 없이 화끈거리고, 잠도 잘 안 옵니다. 너무 힘들어 병원에 갔더니 여성 호르몬 약을 복용하라 권하네요. 여성 호르몬 약을 복용하면 유방암이 발생할 위험이 높아진다고 들어 내키지 않습니다. 혹시 한약을 먹으면 갱년기 증상이 좀 나아질까요?

성호르몬이 줄어드는 시기

인간의 발달 단계는 유년기, 소년기, 청년기, 장년기, 노년기로 나뉩니다. 갱년기는 장년기에서 노년기로 넘어가는 과도기적 단계로, 가장 큰 변화는 성호르몬 감소입니다. 남성은 남성 호르몬, 여성은 여성 호르몬이 부족해지는 시기를 말하지요. 성호르몬의 변화로 인해 '변할 경(更)'의 의미를 담아 '경년기'로 부르기도 하지만, 주로 '갱년기'라는 표현이 사용됩니다. '다시 갱'의 의미로 성호르몬의 지배를 덜 받는 새로운 인생주기라는 뜻입니다.

남성과 여성 모두 호르몬 변화로 갱년기를 겪지만, 그 양상은 다릅니다. 남성은 30대 중반 이후 매년 약 1%씩 남성 호르몬(테스토스테론)이 점진적으로 감소합니다.

반면에 여성은 50세 전후로 짧게는 5년, 길게는 10년 안에 급격히 여성 호르몬(에스트로겐, 프로게스테론)이 감소합니다. 호르몬 변화가 급격하게 일어나기 때문에 갱년기 증상을 더 강하게 느끼는데요. 이를 환절기의 기온 변화에 비유할 수 있습니다. 남성은 점진적인 변화로 인해 증상이 뚜렷하지 않은 반면, 여성은 호르몬의 급감으로 인해 몸과 마음의 변화가 극명하게 달라집니다.

성호르몬의 특성에도 차이가 있습니다. 여성 호르몬은 '물'과 같아, 아이를 키우고 가정을 돌보는 데 중요한 역할을 합니다. 물처럼 갈등을 진정시키고 화합을 돕는 작용도 합니다. 반면 남성 호르몬은 '불'처럼 에너지를 제공하며, 싸우고 사냥하며 경쟁하는 데 필요한 특성을 지닙니다.

이 같은 성호르몬의 성질 차이로 인해 갱년기 증상도 달라집니다. 여성은 물의 작용을 하던 호르몬이 감소하면서 몸에 열이 나타납니다. '등에 뜨거운 화로를 얹은 것 같다'는 표현이 여성 갱년기의 전형적인 증상을 잘 설명합니다.

열은 흉부에서 많이 발생하며, 위장에 영향을 주면 역류성 식도염, 심장에 영향을 주면 두근거림과 불안증이 나타납니다. 열이 척추를 따라 올라가면 등 통증이나 머리에서 땀이 흐르는 증상이 생기기도 합니다. 열이 뇌의 송과체를 자극하면 수면 중추에 영향을 주어 불면증을 유발할 수 있습니다.

반면에 남성은 불의 작용을 하던 호르몬이 감소하면서 우울증, 무기력증, 성적 흥미 감소 등이 나타납니다. 남성 갱년기는 점진적이라 자각하기 어려울 수 있지만 기운 저하, 운동신경 약화, 배둘레 증가 같은 증상이 나타나면 갱년기를 의심할 수 있습니다. 성호르몬 감소로 지방 분해 능력이 떨어지며 복부비만(올챙이배)이 생기기도 합니다.

열을 꺼주면 증상이 완화된다

여성 갱년기의 증상은 대부분 '열'에서 비롯됩니다. 물의 성질을 갖는 여성 호르몬이 감소하면서 몸에 열이 나는 반응이 나타나는 것입니다. 여성 호르몬제를 주사나 약으로 복용하면 이러한 증상이 호전되는 것은 사실이지만, 호르몬을 무조건 공급하여 열 반응을 해결하려는 접근은 부작용의 위험이 있습니다. 호르몬 치료의 후유증으로 암, 혈전과 같은 부작용이 보고된 바 있습니다.

호르몬 약을 복용하지 않더라도, 열을 내려주는 치료로 갱년기 증상을 완화할 수 있습니다. 한방에서는 체질에 맞는 한약재를 사용하여 몸에 무리를 주지 않고 열을 내려주는 치료를 진행합니다. 한약은 갱년기 열 증상을 완화하면서도 신체의 균형을 맞춰주는 데 효과적입니다.

갱년기에는 감정 변화도 두드러지며, 우울증이나 화병이 쉽게 생길 수 있습니다. 화병은 단순히 신경정신과적 문제일 뿐만 아니라, 동북아시아 고유의 질환으로 알려져 있습니다. 전통적인 가부장적 사회 구조 속에서 지속적인 억압과 스트레스를 겪으며 참고 살아야 했던 여성들의 위치가 화병을 유발한 주요 원인으로 볼 수 있습니다.

화병 역시 열이 원인이 되는 경우가 많아, 열을 내려주는 침 치료와 한약 치료를 병행하면 대부분 증상이 호전됩니다. 한방 치료와 함께 가족이나 친구와 소통을 늘리고, 취미활동을 통해 즐거운 시간을 보내는 것도 심리적 안정을 찾는 데 큰 도움이 됩니다.

반면, 남성 갱년기는 여성 갱년기에 비해 극복이 상대적으로 쉽습니다. 증상이 심하지 않다면, 근력운동만으로도 충분히 개선될 수 있습니다. 근력운동은 근육을 강화하고 에너지를 보충하며, 활력을 되찾게 합니다. 운동을 하면 기분이 좋아지고 우울한 상태에서 벗어나는 데 도움이 됩니다. 증상이 더 두드러질 경우에는 남성 에너지인 양기를 보충해 주는 한약을 병행하여 효과를 높일 수 있습니다.

44 자궁근종
자궁에 혹이 있는데, 그냥 둬도 괜찮을까요?

> 건강검진을 했는데, 자궁에서 혹이 발견되었습니다. 크기가 아주 작지는 않아 수술하는 것이 좋다고 하는데, 꼭 수술해야 하나요? 위험한 혹은 아니라는데, 그냥 두면 안 될까요? 왜 자궁에 이런 반갑지 않은 혹이 생기는 것인지 궁금합니다.

자궁근종과 자궁선근종

평소 아무 증상이 없었는데 건강검진 중 혹이 발견되어 놀라는 경우가 많습니다. 특히 자궁에 혹이 생기는 일은 흔하며, 그 중에서도 가장 많이 발생하는 것이 '자궁근종'입니다. 자궁은 평활근이라는 근육으로 둘러싸여 있어 임신 시 근육이 늘어나 태아를 보호하는 역할을 하는데, 자궁의 근육세포가 비정상적으로 증식해서 생긴 양성 종양을 자궁근종이라고 합니다.

자궁근종이 발생하는 정확한 원인은 아직 규명되지 않았지만, 여러 요인이 결합했다는 설이 유력합니다. 임신을 준비하는 호르몬이 주요 원인으로, 여기에 스트레스, 음식, 비만, 유전적 요인이 복합적으로 작용하는 것으로 알려져 있습니다. 생리를 하지 않는 연령대에서 근종이 발생하지 않고, 폐경 후에는 이미 있던 근종이 크기가 줄거나 소멸하는 경우가 많은 걸 보면, 자궁근종이 호르몬의 영향을 받는다는 사실을 알 수 있습니다.

최근에는 자궁근종의 발병 연령이 점점 낮아지고 있는 추세입니다. 과거에는 주로 35세 이상 여성에게서 많이 발생했지만, 현재는 20대 후반이나 30대 초반에서도 흔히 발견됩니다.

자궁근종은 증상이 없는 경우가 대부분입니다. 통계에 따르면 약 80%가 증상이 없거나 경미하게 나타납니다. 근종이 발생하는 위치에 따라 증상이 다른데, 자궁근종은 자궁내막에 생기는 근종(점막하 근종), 자궁 바깥쪽인 자궁 장막에 생기는 근종(장막하 근종), 마지막으로 자궁근육 내에 생기는 근종(근층내 근종)이 있습니다.

자궁내막은 수정란이 착상하는 부위로, 기저층과 기능층으로 구성됩니다. 생리 주기 동안 두꺼워졌다가 탈락하는 기능층에 근종이 생기면, 생리 과정에서 근종이 자극을 받아 생리량 증가, 통증 등의 증상이 나타날 수 있습니다.

자궁 바깥쪽(자궁 장막)에 생긴 근종은 생리 과정에 영향을 거의 받지 않기 때문에 증상이 없는 경우가 많습니다. 증상이 없어서 꽤 클 때까지 발견되지 않는 경우가 흔해서, 건강검진에서 10㎝ 크기의 큰 혹이 발견되었다는 사례가 적지 않습니다. 자궁근육 내에 생기는 근층내 근종의 대부분도 증상을 유발하지 않습니다.

자궁근종과 비슷해 보이지만 다른 자궁질환으로 자궁선근종이 있습니다. 자궁선근종은 자궁선종이라고도 불리며, 자궁내막조직이 비정상적으로 자궁 근육층으로 파고들어 자궁근층이 두꺼워지고 자궁이 커지는 병입니다. 심한 경우에는 임신한 것처럼 아랫배가 나오는 증상이 나타날 수 있습니다. 자궁근종은 경계가 분명하지만, 자궁선근종은 경계가 불분명하고 병변이 산발적으로 퍼져 있어 치료가 쉽지 않다는 것이 특징입니다.

자궁선근종의 대표적인 증상은 출혈입니다. 자궁내막이 혈액의 원천이기 때문에 출혈량이 많고, 통증도 훨씬 심한 경우가 많습니다. 장기간 지속되는 요통이나 골반통이 나타날 수 있으며, 혹이 요도나 직장을 눌러 소변장애나 배변장애를 유발하기도 합니다.

자궁근종과 자궁선근종은 치료방법에도 차이가 있습니다. 자궁근종은 증상이 없으면 6개월에서 1년 간격으로 초음파 검사를 통해 크기와 증식 여부를 확인합니다. 만약 근종이 자궁 경부나 자궁내막에 있어 생리량 증가나 통증을 유발할 경우, 양약이나 한약으로 증상을 완화시키는 치료를 진행합니다.

자궁선근종의 경우 증상이 없더라도 빠른 치료가 필요합니다. 자궁선근종은 자궁내막조직이 비정상적으로 증식하여 발생하는 질환으로, 방치하면 암으로 진행될 위험이 있기 때문입니다. 치료방법으로는 자궁 절제술이 가장 확실하지만, 약물치료나 초음파를 이용해 자궁선근종을 태우는 시술 등 다양한 보존적 치료법도 있습니다. 크기가 크지 않은 경우, 정기 검진과 보존적 치료를 병행할 수 있습니다.

자궁근종에 도움이 되는 음식

예로부터 자궁은 따뜻하게 해주는 것이 중요하다고 했습니다. 몸이 차가우면 자궁 내 혈액순환이 원활하지 않아 기혈이 뭉쳐 근종이 생길 가능성이 있기 때문입니다. 따라서 음식의 종류를 떠나 따뜻한 음식을 섭취하는 것이 좋습니다. '얼죽아'(얼어 죽어도 아이스 아메리카노)라는 말이 나올 정도로 찬 음식을 선호하는 이들이 많은데, 입에는 즐거울지 몰라도 자궁 건강에는 해로울 수 있습니다.

콩은 자궁을 비롯한 여성 건강에 유익한 음식입니다. 콩에는 이소플라본이라는 성분이 풍부하여 일부에서는 자궁근종에 해롭다고 우려하기도 하지만, 여러 연구 결과에 따르면 이소플라본은 자궁근종뿐만 아니라 여성질환에 긍정적인 영향을 미치는 것으로 밝혀졌습니다. 여성질환이 여성 호르몬 과다와 관련이 있다는 점에서 나온 오해일 가능성이 큽니다.

녹황색 채소는 섬유질과 항산화 성분이 풍부하여 자궁근종 예방 및 완화에 도움을 줍니다. 특히 비타민B군과 비타민E는 자궁 건강을 유지하는 데 효과적이므로 꾸준히 섭취하는 것이 좋습니다. 마그네슘은 혈관을 확장시켜 기혈순환을 원활하게 하여 자궁근종 완화에 도움을 줄 수 있습니다.

오메가3는 염증을 줄이고 혈액순환을 개선하며, 인슐린 저항성을 완화하여 결과적으로 자궁근종을 호전시키는 데 도움을 줍니다. 등푸른 생선에 풍부하게 들어 있으니 자주 먹도록 합니다.

비타민D 또한 자궁 건강에 중요한 역할을 합니다. 비타민D는 동물의 간, 달걀노른자, 버섯 등에 포함되어 있지만, 햇빛을 쬐며 걷는 운동이 비타민D를 효과적으로 활성화시키는 데 더 중요합니다. 음식을 통해 섭취된 비타민D는 햇빛을 받아야 활성화되어 몸에서 제대로 작용할 수 있습니다. 또한 걷는 운동은 혈액순환을 촉진하여 자궁에 충분한 혈액이 공급되도록 도와 자궁 건강을 개선합니다.

45 요실금
재채기를 하는데 소변이 나와요

> 50대 초반 여성입니다. 건강을 위해 물을 많이 마신 탓도 있겠지만 최근 들어 소변이 너무 자주 마렵습니다. 좀 참으려 해도 소변이 찔끔찔끔 나오는 느낌이어서 참기가 어렵습니다. 어떤 때는 재채기를 좀 세게 해도 소변이 나옵니다. 너무 불편한데 치료할 수 있는 방법이 없을까요?

여성과 노인에게서 흔하다

소변을 참기 어려워 자주 화장실을 가거나 의도치 않게 소변이 흘러나온다면 요실금을 의심할 수 있습니다. 요실금은 여성에게 더 흔히 발생하며, 성인 여성의 약 35~40%가 경험하는 반면, 남성은 2.1~5.7%로 발생률이 훨씬 낮습니다. 하지만 60세 이상이 되면 남녀 모두에서 비슷한 비율로 나타납니다.

여성에게 요실금이 많이 발생하는 이유는 임신과 출산 때문입니다. 출산 시 방광을 지지하는 골반 근육이 느슨해지면서 요실금이 발생할 가능성이 높아집니다. 건강을 치명적으로 위협하는 질병은 아니지만, 삶의 질을 크게 저하시킬 수 있습니다. 소변이 자주 마렵거나 새는 바람에 속옷을 자주 갈아입어야 해서 외출을 삼가게 되고 사람들을 만나는 것도 꺼리게 되는 사회적·정신적 문제를 겪을 수 있지요.

요실금의 종류는 다양한데, 그중에서 가장 흔한 것은 복압성 요실금입니다. 기침, 웃음, 줄넘기, 무거운 물건을 들 때 배에 힘이 들어가 복압이 올라가는데 골반 기저근이 압력을 견디지 못하고 이완되면서 소변이 흘러나오게 됩니다. 여성뿐만 아니라 남성 요실금의 80~90%가 복압성 요실금입니다.

다음으로 흔한 요실금은 절박성 요실금입니다. 갑작스럽게 소변이 마려운 느낌이 들어 급히 화장실로 가는 도중 소변을 참지 못하고 흘러나오는 경우인데요. 과민성 방광이나 뇌 및 척추 신경 손상으로 인해 발생할 수 있으며, 특별한 질환 없이도 나타날 수 있습니다.

자다 2회 이상 깬다면

요실금은 소변을 참지 못하는 증상이지만, 모든 경우에 즉시 치료가 필요한 것은 아닙니다. 특정 기준을 통해 치료가 필요한지를 판단할 수 있습니다.

야간 기준으로 볼 때 전날 수박, 물, 맥주 등 수분이 많은 음식이나 음료를 과다 섭취했다면 밤중에 소변이 마려워 깨는 것은 자연스러운 생리 현상입니다. 방광 용적이 가득 찬 결과로 발생하는 정상적인 반응이죠. 하지만 수분 섭취를 조절했음에도 불구하고 자다 깬다면 요실금을 의심해볼 수 있습니다. 수분 섭취를 조절했다는 전제하에 60세 전에는 소변이 마려워 깨지 않는 것이 정상입니다.

60세 이상이면 한 번 정도 깨도 됩니다. 그 정도는 노화에 의해서 소변을 참지 못하는 것이어서 괜찮습니다. 하지만 <u>60세 이상이라도 수면 중 2회 이상 깬다면 치료가 필요하다고 봐야 합니다.</u>

만약 과민성 방광이고, 요실금이 있다면 관리가 필요합니다. 기본적으로 소변은 물이기 때문에 물의 양을 관리하는 것이 제일 중요하죠. 우선 하루에 나에게 필요한 적정 물의 양이 어느 정도인지부터 알아야 하는데요. 한국영양학회가 발표한 '2020 한국인 영양소 섭취기준'에 따르면 19~49세 남성의 하루 충분 수분섭취량은 2,500~2,600㎖, 여성은 2,000~2,100㎖ 정도입니다. 50세 이상 남성은 2,100~2,200㎖, 여성은 1,800~1,900㎖를 섭취해야 충분하다고 합니다. 단, 우리가 섭취하는 음식에도 수분이 함유돼 있으므로 이를 감안해 하루 동안 물을 어느 정도를 마셨을 때 소변을 자주 보고 덜 보는지를 살펴봅니다. 3일 정도의 양을 계산해보고 나에게 적정한 수분량을 마시면 됩니다.

잠자기 전 3~4시간 전에는 수분 섭취를 하지 말고, 소변을 볼 때 잔뇨가 없게 해야 합니다. 방광에 소변이 남아 있으면 소변을 한 번 더 보기 때문이죠. <u>방광에 문제를 일으키는 자극적인 음식들을 관리</u>

하고, 케겔 운동과 같이 골반 기저근 운동을 꾸준히 병행한다면 다른 치료를 받지 않고도 회복될 수 있습니다.

만약에 당뇨나 고혈압이 있으면 요실금이 더 쉽게 발생할 수 있습니다. 당뇨 환자는 소변을 통해 당이 배출되며, 이 과정에서 방광 괄약근이 지속적으로 당에 노출되어 손상될 가능성이 높지요. 따라서 요실금 치료와 당뇨 관리를 병행하는 것이 중요합니다.

이 외에도 장기간 복용하는 양약이 요실금을 유발할 수 있으므로, 약물 복용 중이라면 처방 의사와 상담하여 대체 약물을 고려하거나 요실금 발생 가능성을 평가받는 것이 좋습니다.

· Part 5 ·

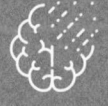

안이비인후 · 피부 건강

⟨귀⟩

46 | 이명
귀에서 삐~ 소리가 자주 나요

> 몹시 피곤할 때 귀에서 삐~ 하는 날카로운 소리가 날 때가 있습니다. 2~3초 정도 나다 금방 사라져 큰 걱정은 안 했는데, 소리가 나는 횟수가 점점 많아지고 지속하는 시간도 길어집니다. 어떤 때는 하루 종일, 심하면 며칠 동안 계속 소리가 납니다. 소리를 멈출 수 있는 방법이 없을까요?

내 귀에만 들리는 소리

이명으로 고생하는 분들이 상당히 많습니다. 이명의 사전적 의미는 '음원, 소리를 제공하는 원인이 없는데도 불구하고 내 귀에만 들리는 소리'입니다. 어쩌다 한 번 짧게 나면 괜찮은데, 귀에서 시도 때도 없이 소리가 난다면 그것만큼 괴로운 일도 없지요.

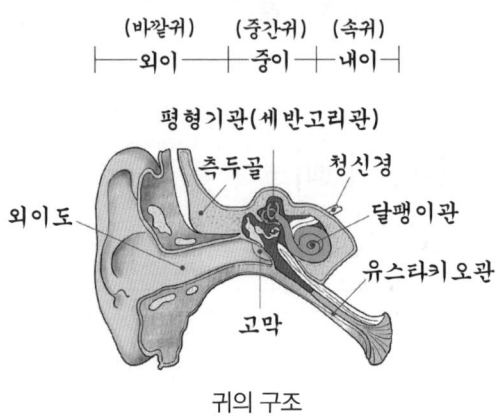

귀의 구조

왜 이명이 생기는 걸까요? 청각세포 손상, 고혈압, 심혈관 문제, 내분비 질환, 종양, 근육의 경련, 외이도의 막힘, 턱관절이나 목뼈의 이상 등 다양한 원인이 거론되고 있는데요. 어떤 요인으로 인한 청각세포의 손상이 가장 주요한 원인으로 꼽힙니다.

이명의 종류는 여러 가지입니다. 가장 많은 것이 달팽이관에서 나는 와우성 이명으로, 소리는 상당히 다양하고 지속해서 한 가지 소리가 난다는 것이 특징입니다.

귓속으로 들어온 소리는 달팽이관에서 전기신호로 바뀌어 청신경을 타고 측두엽으로 전달됩니다. 손가락 두 마디도 채 안 되는 달팽이관은 20Hz(헤르츠, 소리의 높낮이를 표현하는 단위)에서 20,000Hz까지의 주파수를 감지할 수 있는데, 달팽이관 바깥쪽은 높은 주파수를 감지하고, 안쪽으로 갈수록 낮은 주파수를 감지합니다. 달팽이관 어느 부위에서 소리를 감지하느냐에 따라 소리의 종류가 결정됩니다.

이명 환자들이 가장 많이 호소하는 '삐' 소리는 4,000Hz 정도의 주파수입니다. 이외에도 '윙'이라든지 '쉬'라든지 여러 가지 소음과 같은 소리를 듣기도 합니다. 그래서 환자들은 "TV에서 나는 소리 같다" 또는 "바람 부는 소리 같다"고 표현합니다. '쉭쉭'과 같은 거친 소리도 있는데, 바람 불 때 귀를 스쳐 가는 소리처럼 들리는 경우는 대부분 복합성 이명입니다. 여러 가지 소음이 겹쳐서 거친 소리가 나는 것입니다.

빠른 박자 또는 심장 박동처럼 느껴지는 이명도 있습니다. "귀에서 심장 소리가 들린다"고 하는데, 혈관에서 경동맥이 뛰는 소음을 인지해서 들리는 소리인데, '혈관 박동성 이명'이라고 합니다.

박자가 있지만 혈관 박동성 이명처럼 규칙적인 심장음이 아니고 떨림이 반영된 것 같은 '따따따딱 따닥따닥 따닥'하는 소리를 듣는 사람도 있습니다. 경련성 이명인데, 귓속의 근육이나 신경이 경련을 일으키며 내는 소리여서 박동성 이명과는 구별해서 치료하게 됩니다. 이 외에도 턱을 움직일 때 구겨지는 소리, 삐걱거리는 소리가 단발성으로 나타나는 고막 잡음성 이명도 있습니다.

간헐적 이명 주기가 빨라진다면

하루 종일 귀에서 이상한 소리가 들린다면 얼마나 괴로울까요? 겪어보지 않은 분들은 그 고통을 상상하기 어려울 것입니다. 이명은 계속 신경을 쓰이게 만들어 집중력을 떨어뜨리고, 밤에는 이명이 더 크게 들리면서 수면장애를 겪는 경우도 많습니다.

더 큰 문제는 이명을 제대로 치료하지 않으면 난청으로 이어질 수 있다는 점입니다. 이명과 난청이 동시에 나타나기도 하고, 처음에는 난청이 없더라도 이명이 지속되면서 난청으로 진행되기도 합니다.

이명을 악화시키는 요인은 사람마다 다를 수 있습니다. 원인을 제대로 파악하지 못하고 방치하면 청각의 유모세포가 점점 손상되면서 이명이 심해지고, 이는 결국 수면장애로까지 이어질 수 있습니다. 실제로 병원에서 입원 치료를 받은 환자들 중에는 이명이 너무 심해 잠을 이루지 못하는 경우도 많습니다.

이명이 심한 경우에는 우선적으로 악화 요인을 찾아내어 제거한 뒤, 근본적인 치료를 시작하는 것이 중요합니다. 악화 요인을 제거하지 않으면 이명이 점점 더 심각해질 수 있습니다. 그리고 이명이 악화되면 단순히 소리의 강도만 증가하는 것이 아니라 어지러움, 두통, 불안, 수면장애, 그리고 오심이나 구토 같은 소화기 문제까지 동반될 수 있습니다.

이명이나 난청을 겪은 분들은 이후 메니에르병이 추가로 나타나거나 나이가 들면서 이석증이 발생할 가능성도 높아집니다. 여러 질환이 복합적으로 발생할 위험이 있기 때문에, 이명이 점점 심해지는 경우에는 가능한 한 빨리 치료를 받는 것이 중요합니다.

이명이 악화되고 있다는 신호 중 가장 중요한 것은 발생 빈도입니다. 초기에는 간헐적으로 이명이 발생하는 경우가 많습니다. 간헐적 이명은 소리가 들렸다가 사라지는 형태로, 몇 달에 한 번씩 몇 초간만 나타나기도 합니다. 이 정도는 크게 걱정하지 않아도 됩니다.

하지만 이명의 주기가 점점 짧아져 하루에 몇 번씩 발생하기 시작한다면 위험 신호입니다. 이 단계에서는 환자분들도 이명이 심각하다고 느끼기 시작하는데, 특정 시기에 이명을 악화시키는 요인이 작용하면 간헐적 이명이 지속적인 형태로 변할 수 있습니다.

이명이 지속적으로 나타나게 되면 치료가 더 오래 걸릴 수 있으니, <u>간헐적 이명 단계에서 빠르게 치료를 시작하는 것이 좋습니다.</u> 조기에 치료를 받는다면 훨씬 더 나은 결과를 기대할 수 있습니다.

이명 환자가 꼭 지켜야 할 14계명

어떤 종류의 이명이든, 이명 환자라면 모두 반드시 알고 지켜야 할 것이 있습니다. 이것만 잘 지켜도 이명이 악화되는 것을 막을 수 있습니다. 실제로 이명이 악화돼 내원한 환자들을 보면 귀에 좋지 않은 잘못된 생활습관을 갖고 있는 경우가 많습니다.

① 컴퓨터를 많이 하지 않는다

단순히 컴퓨터라고 말했지만 스마트폰이나 컴퓨터 작업, 컴퓨터 게임 등이 모두 포함됩니다. 이명은 스트레스에 의해 발생하기도 하는데요. 게임은 재미있어서 스트레스가 아니라고 생각하지만, 귀에는 스트레스입니다. 게임을 할 때 동체시력이 발생해서 눈을 흔들게 되는데 그때 나타나는 과중한 시각 정보가 뇌에 과부하를 주면서 같이 연동되는 달팽이관이나 전정기관에 영향을 줄 수 있습니다.

② 이어폰을 많이 사용하지 않는다

지하철이나 걸어 다니면서 상시로 이어폰을 끼고 다니는 사람들이 많습니다. 이어폰은 일종의 스피커 확성기 역할을 하므로 귀에 해롭죠. 특히 전자음, 스피커를 통해서 오는 것은 목소리보다 소리가 변조되어 들어오는데, 4,000Hz 영역을 강하게 타격합니다. 많이 들리는 삐 소리가 바로 4,000Hz 영역에 해당합니다. 이어폰 사용을 가능한 한 줄이고, 40분 정도 사용했다면 10~20분 정도 쉬는 시간을 갖고, 이어폰 소리를 너무 크게 하지 않는 것이 좋습니다.

③ 7~8시간 충분한 수면을 한다

깊은 잠을 자는 동안 뇌척수액이 뇌를 씻어줍니다. 뇌와 청각은 연결되어 있으므로 뇌가 휴식하는 동안 청각도 쉬는 시간을 가져야 이명이나 난청을 막을 수 있습니다. 잠을 잘 못자면 손상된 청각세포가 밤새 쉬지 못해 더 나빠져 이명이 악화되거나 치료를 해도 잘 낫지 않습니다. 적어도 7~8시간은 충분히 자야 합니다.

충분한 시간을 잤어도 밤낮이 바뀌면 문제가 됩니다. 주로 밤 11시에서 새벽 3시 사이에 수면유도물질 멜라토닌이 나오는데, 세포를 재건하는 데 중요한 역할을 합니다. 밤이 아닌 낮에 자면 7~8시간을 자더라도 뇌에 미세한 상처가 나면서 달팽이관에도 좋지 않은 영향을 미칩니다.

④ 커피를 피하는 것이 좋다

커피를 한 잔 정도 낮에 먹는 것은 괜찮지만 두 잔이 넘어가고 저녁 6시 이후에 커피를 마시면 수면을 방해할 수 있습니다. 잠을 잘 못자면 이명이 악화될 수 있으므로 커피는 오전에 한 잔 정도만 하도록 합니다.

⑤ 적당한 소금 섭취가 필요하다

건강을 위해 짠 음식을 무조건 절제하고 저염식을 먹어야 한다고 하지만 개인적으로 반대 입장입니다. 짠 음식에 들어있는 염소와 나트륨은 체내에서 여러 가지 좋은 반응을 합니다. 염증이나 독소를 없애고 바이러스에도 저항성을 갖게 하지요. 저나트륨이 오히려 항상성, 저항성을 떨어뜨릴 수 있어서 개인적으로는 적절한 염분 섭취를 권장하고 있습니다. 다만 평소 지나치게 짜게 먹고, 짠 음식을 먹었을 때 이명이 심해진다고 느낀다면 줄이는 것이 좋습니다.

⑥ 차가운 음식을 피한다

커피나 음료수에 얼음을 넣어 먹는 분들이 많은데, 찬 음식은 혈액순환을 방해하기 때문에 이명을 악화시킬 수 있습니다. 특히 평소 손발이나 아랫배가 차고 추위를 많이 타는 사람일수록 찬 음식, 냉장 음식을 피하는 것이 좋습니다.

⑦ **외부로부터 충격을 받지 않도록 조심한다**

타박이나 손상, 교통사고로 두개골에 충격이 가해졌을 때 달팽이관이 뒤틀리고 진동을 느껴 손상이 가중될 수 있습니다. 머리를 부딪친 다음에 이명이 생겼다는 사람이 있는데, 이런 경우 침으로 경추와 승모근을 치료하고 추나로 교정하면 호전됩니다. 특히 교통사고나 타박으로 인해 턱관절이 어긋나거나 지속적인 통증이 있다면 보상성 반응으로 그 상태를 유지하려고 하는데, 굳어지면 이명이 잘 낫지 않으니 최대한 빨리 턱관절 교정과 치료를 받아야 합니다.

⑧ **소음을 최대한 차단한다**

소음으로 인한 소음성 이명과 난청이 존재하지만, 그게 아니더라도 모든 이명은 소음에 민감하게 반응합니다. 눈이 좋지 않을 때 TV나 밝은 화면을 보지 않도록 주의해야 하는 것처럼 모든 소음은 귀에 피로감을 줍니다. 따라서 이명이 있는 사람은 소음을 피해야 하지요. 이어폰이나 헤드셋을 통해 들어오는 소리도 귀에 부담을 주지만 버스, 지하철과 같은 큰 소음, 주변에서 노출되는 환경 소음, 작업 소음, 청소기 돌리는 소리, 공사장 소리에 오래 노출되지 않도록 조심해야 합니다.

⑨ **체력이 떨어지지 않도록 잘 관리한다**

운동이 이명에 도움을 주는지 의견이 분분한데요. 운동은 두 가지 측면이 있습니다. 현재 이명 치료 중이라면 과도한 운동을 피하는 것이 좋습니다. 이명 치료 자체도 힘든데, 운동으로 체력을 소모하면 이명이 심해질 수 있기 때문입니다.

그렇다고 운동을 아예 하지 말라는 것은 아닙니다. 감당할 수 있는 수준의 운동을 해주는 건 좋습니다. 일주일에 3~4일 이상 지속적으로 운동하면 근력이 향상되고, 혈액순환이 개선되고 체온이 올라가 이명을 치료하는 데 도움이 됩니다.

다만 달리기처럼 귀에 진동을 주거나 무리한 근력운동은 이명을 악화시킬 수 있습니다. 무리한 근력운동으로 두개골에 너무 많은 압력이 가해지면 달팽이관 내에 있는 림프액이 증가하고 림프관이 팽창하면서 림프액이 역류하여 이명과 어지럼증이 생길 수 있으므로 조심해야 합니다.

⑩ 코를 세게 풀지 않는다

코와 귀는 이관(유스타키오관)으로 연결되어 있습니다. 코를 세게 풀면 코의 압력뿐만 아니라 이관을 통해 압력이 귀로 전달돼 귀 안의 압력도 높아지면서 이명이 심해질 수 있지요. 코를 풀 때는 양쪽을 교대로 풀어 귀의 압력이 높아지지 않도록 해야 합니다.

⑪ 과음하지 않는다

과음은 이명에 심각한 영향을 줍니다. 특히 도수가 높은 술을 마시거나 반복적인 음주는 더욱 좋지 않은데요. 간이 술을 충분히 해독하지 못해 알코올 독소가 포함된 혈액이 달팽이관 안에 있는 혈관까지 들어오면 당연히 이명이 심해집니다.

　숙취로 두통을 느끼는 것처럼 뇌의 일부인 달팽이관 안에 있는 혈관 속에도 압력이 증가했다가 빠져나가면서 손상을 줄 수 있습니다. 이런 독성 반응과 혈관 압력 반응으로 이명이 심해질 수 있으므로 피하도록 합니다.

⑫ 담배를 삼가야 한다

　제가 만났던 이명 환자의 대략 5% 정도는 담배의 영향을 받았습니다. 흡연을 하면 담배의 나쁜 성분이 폐로만 가는 것이 아니라 위장으로도 녹아드는데요. 폐와 위장의 혈관으로 흡수된 니코틴과 타르, 전자담배의 포름알데히드, 아세트알데히드 같은 담배의 독소가 혈관에 침착되어 이명을 악화시킵니다. 담배가 신경을 흥분시켜 이명에 좋지 않다는 이론도 있는데, 어느 쪽이든 이명 환자의 5%는 흡연할 때 이명이 심해지므로 금연하는 것이 좋습니다.

⑬ 스트레스를 잘 관리한다

　'모든 질환의 60~70%는 스트레스성이다'라는 말이 있습니다. 당연히 이명도 스트레스에 의한 유발률이 굉장히 높지요. 한방에서는 감정을 칠정, 즉 일곱 개의 감정으로 구분하는데 다른 사람에 비해 감정이 활발하고 과도하게 작용했을 때 뇌에서는 감정과 신경전달물질을 많이 분비합니다. 이 신경전달물질이 신경을 혹사하고 청신경과 전정신경에도 영향을 주면서 이명이나 어지럼증, 난청까지도 유발하고 악화시키므로 스트레스를 잘 조절해야 합니다.

⑭ 감기약(독감, 코로나 포함)을 조심한다

감기약을 복용할 때 부작용으로 이명이 발생할 수 있습니다. 감기약 중에는 부작용으로 이명이 생기는 것이 생각보다 많은데요. 특히 코로나 확진이나 백신에 의해서도 혈전과 함께 이명, 난청, 어지럼증이 점점 보고되고 있습니다. 감기, 독감, 코로나에 걸렸을 때 부작용을 잘 살펴보고 이명이 없는 약을 선택하거나 부작용이 보고된 양약 감기약 대신 한약을 복용하는 것도 좋겠습니다. 감기는 한약으로 잘 조절되는 편입니다.

이 14가지 생활습관만 잘 지켜도 이명을 예방하고 악화되는 것을 막을 수 있습니다. 석창포차, 원지차, 산조인차 등의 한방차를 마시는 것도 도움이 됩니다. 이명으로 스트레스가 심할 때는 마음을 안정시키는 국화차를 마시는 것도 좋습니다.

47 난청
TV 소리가 잘 안 들려 볼륨이 자꾸 높아져요

> 나이가 들면서 청력이 자꾸 나빠지는 것을 느낍니다. 대화를 할 때 상대방 소리가 잘 안 들려 자꾸 되묻게 되고, TV 볼륨도 예전보다 많이 높여야 들립니다. 이런 사정을 모르는 사람들은 "가는 귀가 먹었어?" 혹은 "사오정이냐"고 농담처럼 이야기하는데 정말 속이 상합니다. 어떻게 해야 청력이 좋아질 수 있을까요?

25데시벨부터 못 듣는다면

이명과 함께 많은 분들이 걱정하는 청력 관련 질환이 바로 '난청'입니다. 난청이라는 단어는 '어려울 난(難)'과 '들을 청(聽)' 자를 사용하여, 말 그대로 '소리를 잘 듣지 못하는 상태'를 의미합니다. 특정 질환의 이름이라기보다는, 소리를 듣는 데 어려움이 있는 증상 자체를 가리키는 말입니다.

그렇다면 어느 정도로 소리가 들리지 않아야 난청으로 진단할 수 있을까요? 소리의 강도는 데시벨(dB)이라는 단위로 측정합니다. 귀에서 소리를 감지하고 뇌에 전달하는 역할을 하는 달팽이관 안에는 청각 유모세포라는 세포들이 빽빽이 자리 잡고 있습니다. 한쪽 귀에만 약 3만 개 이상의 유모세포가 존재하며, 이 세포들은 똑바로 서 있다가 특정 주파수의 소리가 들어오면 반응하며 쓰러집니다. 이러한 과정에서 소리가 전자신호로 변환되어 뇌로 전달됩니다. 그런데 청각에 문제가 생기면 작은 소리에는 유모세포들이 반응하지 못하고, 점점 더 큰 소리(높은 데시벨)에서만 반응하기 시작합니다. 이것이 바로 난청입니다.

일반적으로 사람이 들을 수 있는 주파수는 아주 낮은 20Hz부터 높은 20,000Hz까지입니다. 건강한 청력을 가진 분들은 250Hz에서 8,000Hz 사이에서 25dB 미만의 소리도 들을 수 있지만, 적어도 25dB 이상의 소리는 들을 수 있어야 정상적인 청력으로 간주됩니다. 만약 25dB 이상의 소리에도 반응하지 못한다면 난청으로 판단할 수 있습니다.

만약 60dB 이상의 소리도 잘 듣지 못한다면, 심각한 난청에 해당하며 보청기의 도움이 필요할 수 있습니다. 70dB부터 고도난청으로 분류하고 더 심해져서 90dB 수준의 소리조차 듣지 못하면 '전농(全聾)'으로 불리는 심도난청 상태에 해당합니다. 청력이 거의 기능하지 못하는 수준인 것이죠. 참고로 90dB은 귀에 통증을 느낄 정도로 큰 소리입니다. 집회 현장이나 노래방, 또는 운동장의 스피커 앞을 지나가며 느끼는 '꽝' 하는 소리가 약 90dB 정도입니다.

가는 귀가 먹는 것과 돌발성 난청의 차이점

흔히 잘 들리지 않을 때 "가는 귀가 먹었다"라는 표현을 쓰곤 합니다. 그런데 많은 분들이 가는 귀가 먹는 것과 돌발성 난청이 같은 것인지 궁금해하는데요. 두 개는 전혀 다른 개념입니다.

먼저 '가는 귀 먹는다'라는 표현에서 '가는'은 '가늘다'는 뜻으로, 아주 미세하고 높은 소리가 점점 안 들린다는 것을 의미합니다. 이 경우 주로 고주파음부터 듣지 못하게 되는데, 8,000Hz, 6,000Hz, 4,000Hz으로 들을 수 있는 고주파 음역이 점차적으로 떨어집니다. 시간이 지나면 어느 순간 미세한 격음(숨이 거세게 나오는 자음)부터 듣지 못하게 되어 '난청'을 '난정'으로 잘못 알아듣는 경우도 생길 수 있습니다. 양쪽 귀가 동시에 서서히 고주파 영역을 듣지 못하게 되는 것은 대부분 노인성 난청에 해당합니다.

반면, 돌발성 난청은 진행 과정이 완전히 다릅니다. 돌발성 난청은 서서히 청력이 떨어지는 것이 아니라, 갑작스럽게 나타납니다. 주로 3일 이내에 청력이 급격히 감소하며, 한꺼번에 80~90dB까지 떨어지는 특징을 보입니다. 이 때문에 노인성 난청과는 전혀 다른 질환으로 구분됩니다.

노인성 난청은 노화로 인해 발생하는 것으로, 나이가 들면 누구나 어느 정도는 청력이 저하될 수 있습니다. 마치 나이가 들면 시력이 떨어지는 것처럼, 귀도 많이 사용할수록 점점 기능이 약해지게 되니까요. 실제로 16,000Hz 이상의 고주파 영역을 들을 수 있는 청력은 10살 전후부터 이미 기능이 약해지기 시작됩니다.

일상적인 대화에서 사용하는 소리의 높은 주파수는 약 2,000Hz 정도이고, 자연에서 들을 수 있는 소리는 약 8,000Hz 수준이어서 고주파 청력이 감소해도 이를 인지하지 못한 채 생활하는 경우가 많습니다. 하지만 청력이 4,000Hz 수준까지 떨어지면 스스로 소리가 잘 들리지 않는다는 것을 느끼고 병원을 찾게 됩니다.

노인성 난청은 손상된 청각 유모세포를 회복시키는 치료를 통해 개선될 수 있습니다. 노화 자체를 완전히 막을 수는 없지만, 노화를 촉진하는 요인을 줄이고 관리하면 증상을 완화할 수 있습니다.

돌발성 난청은 조기 치료가 가장 중요합니다. 치료 시기를 놓치면 회복이 어렵기 때문에, 증상이 나타나면 즉시 병원을 방문해야 합니다. 주로 신경계의 흐름과 림프액의 순환 문제에서 기인하므로, 이를 치료하여 청력을 회복시킬 수 있습니다.

귀가 먹먹하다면 전음성 난청일 수 있다

노인성 난청과 돌발성 난청은 모두 달팽이관의 문제로 발생합니다. 하지만 달팽이관에 문제가 없더라도 소리가 잘 들리지 않을 수 있습니다. 귀 내부 구조를 살펴보면 달팽이관 외에도 고막, 이소골, 이관 등이 있는데, 이들 기관에 이상이 생기면 난청이 발생할 수 있습니다.

이처럼 달팽이관 외부의 문제로 인해 발생하는 난청을 '전음성 난청'이라고 합니다. '전달하다(傳)'와 '소리 음(音)'이라는 한자를 사용하여, 소리를 전달하는 과정에서 문제가 생긴 경우를 뜻합니다.

전음성 난청의 주요 특징은 귀가 '먹먹하다'는 느낌입니다. 이 먹먹함은 주로 저주파 음이 제대로 전달되지 않을 때 나타나는데, 반면에 고주파 음은 진동수가 빠르기 때문에 먹먹함보다는 소리가 왜곡되거나 불분명해지는 경우가 많습니다.

전음성 난청의 주요 원인 중 하나는 고막 문제입니다. 고막은 북처럼 소리를 받아 진동하는 역할을 합니다. 하지만 고막의 탄력이 떨어지거나 늘어지면 소리가 제대로 전달되지 않습니다. 고막에 구멍이 생기면 소리가 달팽이관으로 전달되지 않아 청력 저하가 나타날 수 있습니다.

이소골의 문제 또한 전음성 난청을 일으킬 수 있습니다. 이소골은 고막에서 전달된 소리를 달팽이관으로 전달하면서 잡음을 제거하는 역할을 합니다. 하지만 이소골이 딱딱하게 경화되면 소리를 제대로 전달하지 못하고, 잡음 제거 기능도 저하됩니다.

이관의 장애로 인해 난청이 발생하기도 합니다. 고막 안쪽의 고실은 외부 소음과 공기에 의해 바람이 드나드는 구조로, 압력을 일정하게 유지해야 합니다. 침을 삼키거나 하품을 할 때 이관이 잠시 열려 공기의 압력을 조정합니다. 하지만 이관이 굳거나 근육의 힘이 약해져 제대로 닫히지 않으면, 고실의 압력이 불안정해지면서 소리가 왜곡되고 귀가 먹먹하게 느껴집니다.

<u>전음성 난청은 중이염과 함께 나타나는 경우가 많습니다.</u> 따라서

염증을 가라앉히는 치료가 중요하며, 한방 치료로는 화농을 제거하는 시호제를 주로 사용해 좋은 효과를 볼 수 있습니다. 중이염이 없어도 전음성 난청이 생기는 경우가 많은데 기혈부족과 수면장애 등으로 발생하며 한약을 투여해서 쉽게 회복시킬 수 있습니다.

이명이 생기면 무조건 난청이 생길까?

이명은 난청의 전조증상이라고 말하는 분들이 있습니다. 실제로 이명이 발생한 후에 난청으로 이어지는 경우가 많긴 하지만, 이명만 있고 평생 평균 청력을 유지하는 분들도 있습니다. 따라서 이명을 난청의 전조증상으로 단정 짓기는 어렵습니다.

그럼에도 불구하고 이명과 난청이 서로 영향을 주고받는 관계라는 것은 부인할 수 없습니다. 지속적으로 청각을 과도하게 자극하는 소음에 노출되면 소음성 이명이 발생하기 쉽습니다. 예를 들어 군인들이 사격 훈련 중 발생하는 강한 소음으로 인해 이명을 경험하는 경우가 흔합니다. 더 나아가, 이런 소음은 이명뿐만 아니라 난청도 유발할 수 있습니다. 이명이 난청을 유발했다고 보기보다는, 소음이 이명과 난청을 동시에 유발한 것으로 이해하는 것이 맞습니다.

나이가 들어 청력이 저하되는 노인성 난청의 경우, 이명이 동반되는 사례가 많습니다. 귀가 노화될 때 처음부터 난청이 나타나기보다는, 이명이 먼저 발생하고 이후 난청이 이어지는 경우가 흔합니다. 따라서 이명이 노인성 난청의 초기 신호로 작용할 가능성이 큽니다.

48 돌발성 난청
갑자기 청력이 확 떨어졌는데, 빨리 회복할 수 있을까요?

> 자고 일어났는데 한쪽 귀가 먹먹하고 소리가 잘 들리지 않습니다. 자는 동안 귀가 눌려서 그런가 생각하며 며칠 기다려보았는데 영 회복할 기미가 보이지 않습니다. 요즘 특별히 스트레스를 받은 적도 없는데 왜 이럴까요? 좀 기다리면 괜찮을까요?

치료의 적기가 있다

돌발성 난청은 아직 정확한 원인이 밝혀지지 않은 질환입니다. 특별한 원인 없이 갑자기 발생하며, 보통 2~3일 이내에 증상이 나타납니다. 한국에서도 10만 명당 10명 이상이 겪을 정도로 비교적 흔한 질환으로, 주로 30~50대에서 가장 많이 발생합니다. 돌발성 난청은 이명이나 귀가 꽉 찬 느낌 같은 증상을 동반하기도 합니다.

이 질환에서 가장 중요한 것은 골든타임입니다. 돌발성 난청이 발생하면 최대한 빨리 치료를 시작하는 것이 중요합니다. 정확히 정해진 골든타임은 없지만, 첫 3주가 회복에 있어 매우 중요한 시기로 여겨집니다.

돌발성 난청은 일반적인 난청과 달리 사람의 가청 주파수 범위(20~20,000Hz)의 모든 영역대가 영향을 받습니다. 어떤 분들은 증상이 하루 만에 회복되기도 하고, 1~2주일 정도에 걸쳐 자연스럽게 돌아오기도 합니다. 통계에 따르면, 돌발성 난청 환자의 약 30%가 3주 안에 회복됩니다. 하지만 3주가 지나도 회복되지 않는 경우, 즉시 치료를 받는 것이 매우 중요합니다.

처음 3주 동안은 무엇보다도 안정이 중요합니다. 과로하거나 수면 부족, 과도한 다이어트 등이 돌발성 난청의 회복을 방해할 수 있으니, 이런 상황에서는 모든 활동을 멈추고 푹 쉬는 것이 가장 좋습니다. 3주 이내에 적극적으로 치료를 병행하면 더 빨리 회복할 가능성이 높습니다.

3주가 지나면 본격적인 치료가 필요합니다. 한방에서는 돌발성 난청의 골든타임을 3개월로 봅니다. 치료 없이 방치할 경우 약 1/3은 완전히 회복되며, 1/3은 절반 정도만 회복되고, 나머지 1/3은 거의 변화가 없습니다. 하지만 회복되지 않은 경우라도 3개월 안에 치료를 시작하면 증상이 호전될 가능성이 큽니다.

비록 청력이 3주 안에 회복되더라도, 이전만큼 회복되지 않았다고 느껴지면 가능한 한 빨리 추가 치료를 받는 것이 좋습니다. 심지어 6개월이나 1년 후에 치료를 시작해도 청력이 회복된 사례가 있기 때문에, 골든타임을 놓쳤다고 체념하지 말고 꾸준히 치료를 받는 것이 중요합니다. 빠른 대처와 적절한 치료는 돌발성 난청의 예후를 크게 개선시킬 수 있습니다.

올바른 생활요법이 회복을 돕는다

돌발성 난청은 달팽이관의 전 영역에 걸쳐 림프액이나 신경에 문제가 생겨 발생하는 경우가 많습니다. 따라서 신경에 자극을 줄 수 있는 스트레스를 피하는 것이 중요합니다.

림프액은 임파성 백혈구가 들어 있는 액체로, 우리 몸에서 손상이 일어나면 안 되는 중요한 부위를 보호하는 역할을 합니다. 예를 들어 뇌는 뇌척수액이라는 림프액으로 채워져 있으며, 손상을 복구하고 보호하는 기능을 합니다. 돌발성 난청에서 림프액과 신경이 손상되면 회복이 어려울 수 있지만, 치료가 전혀 불가능한 것은 아닙니다. 림프액은 면역체계와 밀접하게 관련되어 있으므로, 면역력을 높이는 것이 회복에 도움이 될 수 있습니다.

면역력을 높이는 가장 좋은 방법은 충분한 수면을 취하는 것입니다. 하루 7~8시간 정도 푹 자는 것만으로도 면역체계가 활성화되며, 손상된 신경 복구에 크게 기여합니다. 또한 따뜻한 물로 샤워를 하면 긴장을 완화시키고 스트레스를 줄이는 데 도움이 됩니다. 스트레스를 받았다면 빨리 해소할 수 있는 방법을 찾는 것이 중요합니다.

이와 함께 술과 패스트푸드는 반드시 피해야 하며, 소음이 많은 환경도 피하는 것이 좋습니다. 이어폰 사용을 줄이는 것도 도움이 됩니다. 이러한 생활습관은 림프액과 신경에 가해지는 부담을 줄여 회복을 돕습니다(앞서 소개한 '이명 환자가 지켜야 할 14계명'을 참고하면 도움이 될 겁니다).

물론 생활요법만으로 돌발성 난청을 완전히 치료할 수는 없고 손상 정도에 따라 회복 속도가 달라집니다. 하지만 처음 3주 동안에는 자연 회복을 돕고, 치료가 필요한 시기에도 병행하면 치료 효과를 높이고 재발을 방지하는 데 중요한 역할을 합니다.

49 고막 손상
귀를 팠는데 소리가
잘 안 들리고 귀가 아파요

> 귀가 막힌 느낌이 들어 귀이개로 귀를 팠는데, 너무 깊이 넣었는지 찌릿하면서 귀가 몹시 아팠습니다. 면봉으로 파면 좋았을 텐데, 쇠로 된 귀이개로 파다 귀를 크게 건드린 것 같습니다. 시간이 지나도 통증이 가라앉지를 않는데, 고막이 찢어진 것일까요?

찢어진 고막, 자연치유 가능할까?

귀 안쪽에 있는 고막은 소리를 듣는 데 매우 중요한 역할을 합니다. 고막은 귓속 구조를 외이, 중이, 내이로 나눌 때 외이와 중이를 구분하는 경계에 위치합니다. 소리가 귀로 들어오면 고막에 부딪혀 고막이 진동하게 되며, 이 진동은 고막 안쪽의 고실이라는 빈 공간을 통해 증폭되어 소리를 전달합니다. 마치 북을 두들겼을 때 소리가 울리는 것처럼, 고막도 소리를 효과적으로 전달하는 역할을 합니다.

그런데 고막에 구멍이 나면 이 과정에 문제가 생겨 소리가 제대로 전달되지 않아 귀가 먹먹하게 느껴지거나 소리가 잘 들리지 않게 됩니다. 고막은 얇고 약하기 때문에 생각보다 쉽게 손상될 수 있습니다. 흔히 사용하는 "고막이 찢어졌다"는 표현은 고막에 구멍이 났다는 것을 의미합니다.

고막이 손상되는 원인은 다양합니다. 귀에 염증이 있거나, 따귀를 맞거나, 세게 부딪히는 등 귀 주변에 큰 충격이 가해질 경우 고막이 찢어질 수 있습니다. 또한 면봉으로 귀를 파거나 코를 세게 푸는 행동도 고막 손상의 원인이 될 수 있습니다.

고막 손상의 치유 과정은 구멍의 크기와 상처의 상태에 따라 달라집니다. 만약 구멍이 작고 상처 단면이 깨끗하다면, 특별한 약물 치료 없이도 시간이 지나면서 자연스럽게 회복될 수 있습니다. 이 경우 고막이 건조한 상태를 유지하는 것이 중요하며, 보통 1~2개월 정도면 고막이 재생되고 청력도 회복됩니다. 자연치유를 기대하기 어려울 때는 고막 재생을 촉진하는 약물을 바르거나, 패치(얇은 막)를 붙이는 치료를 병행하기도 합니다.

하지만 모든 고막 손상이 자연치유되는 것은 아닙니다. 예를 들어 중이염이 지속되어 염증이 심할 경우 고막의 재생이 어려울 수 있습니다. 또한 허약 체질이거나 나이가 들어 재생 능력이 저하된 경우에는 고막이 쉽게 재생되지 않아 장기간 고막 없는 상태로 지내는 경우도 있습니다.

시간이 많이 지나더라도 포기하지 않고 치료를 받으면 고막 재생이 가능할 수 있습니다. 늦었다고 생각하지 말고, 적절한 치료를 받아볼 것을 권합니다.

고막 재생 방해요인을 없애면 치료 가능하다

한방에서는 찢어진 고막을 치료한 사례가 많습니다. 점막을 재생하고 염증을 제거하고 면역을 증강시키는 한방 치료는 고막이 자연적으로 재생되는 것을 돕습니다.

고막이 재생되기 위해서는 적절한 환경을 마련하는 것이 중요하며, 한방 치료는 이를 효과적으로 도울 수 있습니다. <u>고막이 스스로 복구될 수 있도록 몸 상태를 개선하고 필요한 기반을 만들어주는 것이 한방 치료의 핵심입니다.</u>

고막 손상의 가장 큰 원인은 염증입니다. 외이도에서 발생한 염증이 고막을 약화시키거나, 비염이 이관을 통해 귀까지 염증을 번지게 하여 고막을 손상시키는 경우가 많습니다. 따라서 고막 재생을 위해서는 먼저 염증 상태를 조절하는 것이 필수적입니다. <u>염증이 있는지 확인한 후, 염증이 있다면 이를 가라앉히는 치료를 우선적으로 진행해야 합니다.</u>

염증을 치료했음에도 불구하고 고막이 잘 재생되지 않는 경우도 있습니다. 이는 면역력 저하가 원인일 수 있습니다. 이런 경우에는 면역력을 높이는 치료를 통해 재생 능력을 강화할 수 있습니다. 또한 오장육부나 신경적 문제로 인한 내분비 불균형도 고막 재생을 방해할 수 있습니다. 예를 들어 당뇨병이나 고지혈증이 있는 경우 염증을 해결했더라도 고막이 잘 재생되지 않을 수 있습니다. 이런 상황에서는 당뇨병이나 고지혈증을 함께 치료하면서 고막 치료를 병행하면 효과를 높일 수 있습니다.

고막을 재생하기 위해서는 재생을 방해하는 요인을 정확히 찾아 해결하는 것이 중요합니다. 다만, 손상이 오래 방치된 경우에는 10~20% 정도에서 재생이 어려울 수 있습니다. 종양 등의 재발요인이 존재해도 반복될 수 있습니다. 하지만 대부분의 경우 적절한 치료를 통해 고막 재생이 가능하며, 좋은 치료 결과를 기대할 수 있습니다.

50 이석증

머리가 빙빙 돌고,
움직일 수가 없어요

> 집안일을 하다 전화가 와서 급하게 가다 문에 부딪쳤습니다. 그렇게 심하게 부딪친 것도 아닌데 하늘이 빙빙 돌기 시작했습니다. 잠시 쉬면 낫겠지 싶어 한참을 쉬었는데도 어지럼증이 사라지지 않습니다. 병원에 가려고 해도 어지러워 꼼짝도 할 수 없으니 갈 수도 없습니다. 부딪치면서 머리에 문제가 생긴 것일까요?

귓속 돌이 떨어져 나갔다고?

어지러우면 흔히 뇌에 문제가 생겼다고 생각하기 쉬운데, 뇌가 아닌 귀에 문제가 생긴 경우도 많습니다. 우리 몸이 균형을 유지할 수 있는 데는 귀 안쪽(내이)에 포함된 전정기관의 역할이 큰데요. 이 전정기관에는 작은 주머니처럼 생긴 부위가 있고, 그 안에는 아주 작은 돌멩이가 있습니다. 칼슘이 뭉쳐 만들어진 돌멩이인데, 귀에 있는 돌이라고 하여 '이석(耳石)'이라 부릅니다. 이석은 몸의 중심을 잡아주는 역할을 하는데, 원래 있어야 할 자리를 벗어나 반고리관으로 가면 어지러움, 메스꺼움, 구토 등의 증상이 나타납니다.

떨어져 나온 이석은 시간이 지나면서 풀어져 없어지면서 어지럼증도 사라집니다. 아주 작은 이석은 건강한 경우 1~2일이나 며칠 안에 융해되지만, 이석이 크고 노령이나 갱년기인 경우 오래 걸려서 몇 주 동안 어지럼증이 반복해서 발생하기도 합니다.

이석증과 같이 전정기관의 문제로 생긴 어지럼증은 한방에서 '현훈'이라 부릅니다. 현훈은 현기증보다 어지럼의 정도가 더 심한데요. 갑자기, 짧은 시간 동안 빙빙 돌거나 심하게 흔들리는 느낌이 들 정도입니다. 누웠다가 일어나거나 고개를 돌리거나 머리를 뒤로 젖히는 등 머리를 특정 방향으로 움직일 때 어지럼증이 더 심해집니다.

이석증은 비교적 흔한 질환으로, 100명 중 2~3명은 평생 한 번쯤 경험할 수 있습니다. 이석증이 생기는 가장 기본적인 원인은 외상입니다. 여기서 외상이란 큰 충격만을 의미하는 것이 아니라, 일상생활에서 발생할 수 있는 가벼운 충격도 포함됩니다. 예를 들어 문에 부딪치거나, 작은 돌에 걸려 넘어지거나, 머리를 살짝 부딪치는 정도의 충격으로도 이석이 떨어질 수 있습니다.

이석증은 누구에게나 생길 수 있지만, 특히 여성, 운동을 장기간 하지 못하는 사람, 노약자에게서 더 자주 나타납니다. 젊고 건강한 사람의 경우, 이석이 이석막에 강하게 접착되어 있어 쉽게 떨어지지 않지만, 나이가 들거나 운동량이 부족하면 이석의 접착력이 약해져 작은 충격에도 떨어질 수 있습니다.

50대 갱년기 여성에게도 이석증이 잘 발생합니다. 이는 단순히 노화의 영향뿐만 아니라 갱년기 자체와도 관련이 있습니다. 갱년기에는 여성 호르몬이 급격히 감소하는데, 이 호르몬은 점막 접착력을 유지하는 데 중요한 역할을 합니다. 호르몬이 감소하면서 몸 곳곳에서 상열감이 증가하고, 이로 인해 전정기관이 건조해지면서 칼슘의 접착력이 떨어져 이석증이 쉽게 발생하게 됩니다.

또한 몸이 약한 사람에게도 이석증이 자주 나타날 수 있습니다. 예를 들어 골다공증 환자처럼 비타민 D와 칼슘이 부족한 경우 이석증 발생 위험이 높아집니다. 전반적으로 체내 칼슘과 관련된 균형이 깨질 경우, 전정기관의 유리 칼슘의 농도가 높아져 이석 융해가 늦어지므로 이석증이 자주 발생할 가능성이 큽니다.

이석증 예방과 치료

이석증이 생기면 대개 3~4일 정도 안정을 취하며 가만히 누워 있으면 증상이 자연스럽게 사라지는 경우가 많습니다. 그러나 어지럼증이 너무 심해 3~4일을 견디기 어려운 경우도 있고, 이석이 크거나 위치가 복잡하면 더 오랜 시간이 걸릴 수도 있습니다.

증상을 조금 더 빠르게 해결하고 싶다면 복원술인 애플리 요법, 바베큐 요법, 구포니 요법, 아피아니 요법, FPP 요법을 시도해보는 것도 좋습니다. 이런 요법은 몸을 특정 방향으로 움직여 떨어져 나온 이석을 원래 위치로 되돌리는 방법입니다. 성공하면 즉시 어지럼증이 사라질 수 있는데, 요법이 잘 되지 않거나 제대로 시행되지 않으면 후유증이 남을 가능성도 있습니다.

이런 요법은 혼자서도 시도할 수 있지만, 어지러운 상태에서 정확히 수행하기는 쉽지 않습니다. 따라서 어지럼증이 심하거나 스스로 요법을 시행하기 어려운 경우에는 전문가의 도움을 받는 것을 권합니다. 전문가가 요법을 시행하면 더 안전하고 효과적으로 이석을 복원할 수 있습니다.

가장 흔히 활용되는 애플리 요법을 시행하는 방법은 다음과 같습니다. 이러한 복원술을 시행할 때는 머리를 바닥으로 숙이지 않도록 주의해야 합니다.

① 어깨 높이로 베개를 두고 누운 다음 머리를 이석증이 있는 귀 방향으로 45도 돌린다.
② 그 상태에서 머리가 약간 뒤로 젖혀지게 하고 30초간 유지한다.
③ 머리를 반대방향으로 45도 돌리고, 다시 30초간 유지한다.
④ 몸을 옆으로 돌려 눕고, 머리를 45도 더 돌려 30초간 유지한다.
⑤ 천천히 일어나 앉는다.

이석증을 호전시키려면 샤워하거나 머리를 감을 때도 서서 하는 것이 좋으며, 잠을 잘 때도 머리를 직각으로 세워 앉아서 자는 것이 도움이 됩니다. 이를 위해 허리에 이불이나 베개를 여러 개 겹쳐 세워놓고, 다리와 허리가 약 135도의 각도를 유지하도록 하면 자세를 안정적으로 유지할 수 있습니다.

이석증은 치료되더라도 재발 가능성이 높은 질환입니다. 따라서 재발을 방지하기 위해 원인을 찾아 치료하는 것이 중요합니다. 한방에서는 이석이 포함된 림프액의 밀도를 낮추고, 영양분과 진액을 보충하는 것이 치료의 핵심으로 보고 있습니다.

애플리 요법과 같은 복원술로 이석증을 완화시켰더라도, 이후 일주일 정도 재발 여부를 관찰하는 것이 필요합니다. 만약 일주일 내에 증상이 다시 나타난다면 다시 애플리 요법과 같은 복원술을 통해 치료를 이어갈 수 있습니다. 재발 가능성을 염두에 두고 꾸준히 관찰하고 관리하는 것이 이석증 치료에서 매우 중요합니다.

51 메니에르
어지럽고 귀가 잘 안 들려요

> 몸이 피곤해서 그런지 자꾸 어지럽습니다. 20~30분 정도 안정을 취하면 괜찮아지곤 했는데, 이제는 어지럽기만 한 것이 아니라 귀가 잘 안 들립니다. 귀가 먹먹한 것 같기도 하고, 이명이 들리기도 합니다. 병원에서는 메니에르라고 하는데, 치료하면 나을 수 있겠지요?

어지럼증과 함께 이명, 난청이 나타난다

메니에르는 귀의 가장 안쪽 부분인 내이에서 발생하는 질환입니다. 내이에는 청각과 평형 기능에 중요한 역할을 하는 내림프관이 있는데, 이 안에는 림프액이 포함되어 있습니다. 메니에르는 이 림프액의 순환에 문제가 생겨 비정상적으로 림프액이 많아지면서 내림프관이 부풀어 올라 발생합니다. 이로 인해 어지럼증, 청력 저하,

이명 같은 증상이 나타납니다.

메니에르라는 병명은 1861년 프랑스의 메니에르 박사가 림프액 순환 문제로 인해 이명, 난청, 어지럼증이 발생할 수 있다는 것을 발견하면서 유래했습니다.

메니에르가 발생하면 대개 이명, 이중청(二重聽, 하나의 소리 자극을 시간차 혹은 음의 높이차가 있는 두 개의 분리된 소리로 받아들이는 증상), 어지럼증, 난청이 함께 나타납니다. 일반적으로 환자들은 먹먹함(난청)을 가장 먼저 호소하며 이후 이중청, 어지럼증과 이명이 동반되는 경우가 많습니다. 심한 경우에는 두통, 메스꺼움, 구토 같은 증상도 발생할 수 있습니다. 그러나 환자마다 증상은 매우 다양하며, 처음부터 모든 증상이 한꺼번에 나타나는 경우는 드뭅니다.

어지럼증은 특별한 전조증상 없이 갑작스럽게 발생하는 경우가 많으며, 지속시간은 20분에서 하루 이상으로 다양합니다. 어지럼증의 빈도도 환자에 따라 다르며, 한 달에 한 번 발생하기도 하고, 며칠에 한 번 나타날 수도 있습니다.

청력 감소는 주로 저주파(낮은 음)부터 잘 들리지 않게 시작해, 점차 고주파(높은 음)까지 영향을 미칩니다. 청력 저하와 함께 귀울림(이명)이 동반되며, 양쪽 귀에 동시에 메니에르가 나타나는 경우도 드물지 않습니다.

메니에르가 발견된 지 160여 년이 지났지만, 정확한 원인은 아직 밝혀지지 않았습니다. 결국 림프액 순환 문제에서 비롯되는데, 한방에서는 림프액과 체액이 특정 부위에서 정체될 때 순환을 도와주는 다양한 치료법을 적용하여 메니에르를 효과적으로 치료한 사례가 많습니다.

　메니에르는 초기 치료를 놓치면 먹먹한 이색감이 영구적인 난청으로 이어질 수 있으므로, 증상이 나타나면 가능한 한 빠르게 진단과 치료를 받는 것이 중요합니다. <u>메니에르의 원인이 명확히 밝혀지지 않았기 때문에 한방에서는 이명이 심한지, 어지럼증이 심한지, 먹먹함이 심한지에 따라 처방을 달리합니다.</u>

　한방에서는 림프액이나 체액의 정체로 나타나는 증상과 질병을 '수독성 장애'로 분류합니다. 림프액 순환이 잘되지 않을 경우 피부 부종, 통증, 면역력 저하, 염증 등이 동반될 수 있으며, 이를 치료할 수 있는 한약재들이 있습니다. 메니에르 역시 수독성 장애로 간주되며, 림프액 순환을 도와주는 한약재를 통해 충분히 치료가 가능합니다.

메니에르와 이석증의 차이

　메니에르와 이석증은 어지럼증이라는 공통점을 가지고 있지만, 증상과 원인은 분명히 다릅니다. 메니에르는 내림프관이 팽창하면서 먹먹함, 이명, 어지럼증이 동시에 발생하는 질환입니다. 반면 이석증은 주증상이 심한 어지럼증이지만, 그 양상이 메니에르와 다르게 나타납니다.

　이석증에서 나타나는 어지럼증은 한쪽 방향으로 빙빙 도는 느낌이 특징입니다. 어지럼증이 너무 심해 몸을 움직이지 못하고 바닥에 바짝 엎드려 있어야 할 정도로 심각할 수 있습니다. 특히 이석증은 '양성 두위 변환성 현훈'이라는 표현으로 설명되는데, 머리를 특정 방향으로 돌릴 때 어지럼증이 더 심해지는 현상을 말합니다. 예를 들어 한쪽으로 누웠을 때는 어지럽지 않다가, 반대 방향으로 누우면 갑자기 어지럼증이 심해진다면 이석증을 의심해야 합니다.

<u>이석증에서도 간혹 이명이나 먹먹함이 나타날 수 있지만, 메니에르에서처럼 두드러지게 나타나지는 않습니다.</u> 또한 이석증과 메니에르는 복원술에 대한 반응에서도 차이를 보입니다. <u>이석증은 애플리 요법 등으로 어지럼증이 깨끗하게 사라지는 경우가 많지만, 메니에르에서는 이석치환(복원술) 요법이 큰 효과를 발휘하지 못합니다.</u>

이처럼 메니에르와 이석증은 증상이 비슷하면서도 명확한 차이점을 가지고 있으므로, 정확히 구분하고 적절한 치료를 받는 것이 중요합니다. 증상을 자세히 관찰하여 어지럼증의 특징을 파악하는 것이 진단과 치료에 큰 도움이 됩니다.

⟨눈 · 코 · 기관지 · 입⟩

52 안구건조증
눈이 금방 피곤해지고 뻑뻑해요

> 시력이 나쁘지도 않은데, 모니터를 오래 보면 눈이 금방 피곤해져요. 눈이 뻑뻑한 느낌이 들고, 충혈이 되기도 해요. 어떤 때는 눈에 모래가 들어간 것처럼 까끌까끌하고 나도 모르게 눈물이 흘러 민망할 때도 있습니다. 눈을 좀 편하게 할 수 있는 방법은 없을까요?

눈이 피로하면 눈물이 마른다

우리 눈은 자연적인 자정 기능을 통해 건조해지지 않도록 눈물을 분비하여 안구를 촉촉하게 유지합니다. 하지만 눈물이 부족하거나, 눈물의 성분에 변화가 생기거나, 눈물이 지나치게 증발하면 안구가 건조해지기 쉽습니다.

안구가 건조해지면 눈이 쉽게 피로해지고, 마치 모래가 낀 것 같은 이물감이 느껴지며, 심할 경우 따가운 느낌이 들기도 합니다. 이렇게 안구가 건조해지면서 여러 불편한 증상이 나타나는 것을 '안구건조증'이라고 합니다.

안구건조증이 발생하는 가장 흔한 이유는 노화입니다. 나이가 들면 눈물이 충분히 분비되지 않거나, 눈물의 성분이 변하기 쉽습니다. 하지만 요즘에는 젊은 층에서도 안구건조증이 흔하게 나타납니다. 휴대폰이나 모니터를 과도하게 사용하는 생활습관 때문인데, 아무리 건강한 눈이라도 피로해질 수밖에 없습니다.

눈은 많이 사용될수록 혈액을 더 많이 필요로 합니다. 이는 시신경이 계속 활성화되면서 에너지를 많이 소모하기 때문입니다. 혈액이 눈으로 많이 몰리면 눈이 열을 받아 뜨끈뜨끈해지고, 이로 인해 건조해지기 쉽습니다. 결국 눈이 꺼끌꺼끌해지고, 심할 경우 통증과 함께 충혈이 생기기도 합니다.

인공눈물이 만능은 아니다

안구건조증이 있으면 인공눈물을 많이 사용하게 됩니다. 인공눈물은 증상을 일시적으로 완화하는 데 도움이 되지만, 눈물이 거의 마른 상태에서는 큰 효과를 보지 못하는 경우가 많습니다. 특히 인공눈물을 넣고 바로 활동을 시작하면 금방 말라버려 반복적으로 사용하게 되고, 이로 인해 결막에 염증이나 손상이 생길 가능성도 있습니다. 따라서 눈물이 잘 분비되지 않거나, 눈물의 기능이 떨어져 있는 상태에서는 인공눈물이 큰 효과를 발휘하지 못할 수 있습니다. 그래서 인공눈물을 수시로 사용하기보다는 휴대폰이나 모니터를 장

시간 사용해 눈이 피로할 때 한 번 넣는 것이 좋습니다.

인공눈물을 사용하지 않고도 눈의 건조함을 완화할 수 있는 간단한 방법도 있습니다. 가장 기본적인 방법은 눈 외부의 온도를 높여주는 것입니다. 손을 비벼서 따뜻하게 만든 후, 양쪽 눈을 덮고 가볍게 눌러줍니다. 이때 눈 주위의 안륜근(눈둘레근)이라는 근육을 부드럽게 비벼주면, 혈액순환이 촉진되어 눈에 필요한 영양분이 더 잘 공급됩니다.

이 동작은 눈물샘을 자극하고 눈 주위를 따뜻하게 만들어주어, 면역력을 높이는 데도 효과적입니다. 특히 아침에 신진대사가 시작되는 시간대에 이 동작을 하면 더 큰 효과를 볼 수 있고, 시력 개선에도 도움이 됩니다.

안구건조증을 예방하려면 충분한 수면을 취하고 스트레스를 받지 않아야 합니다. 스트레스를 받을 때는 약성이 찬 결명자차가 좋습니다. 눈의 피로도가 높은 사람이 과로하고 수면장애가 있다면 구기자차를, 염증으로 인해 충혈된 사람들은 국화차를 마시는 것이 도움이 됩니다.

53 천식
숨이 차고
쌕쌕 소리가 나요

> 평소에는 괜찮은데, 갑자기 숨이 차서 죽을 것 같은 기분이 들 때가 있습니다. 너무 힘들어서 그런지 가슴이 답답하면서 쌕쌕 소리가 나기도 합니다. 공황장애인가 싶었는데, 병원에서는 천식이라고 하네요. 왜 천식에 걸린 것이고, 고칠 수는 있는 병인가요?

천식은 왜 생길까?

가끔 TV 드라마에서 갑작스럽게 숨을 못 쉬며 쌕쌕 소리를 내는 장면이 나오곤 합니다. 금방이라도 숨이 멎을 것처럼 힘들어하다가, 무언가를 입에 물고 숨을 크게 쉬면서 조금씩 안정이 되는 모습은 천식 환자들에게 흔히 보이는 증상입니다.

천식은 폐로 연결되는 기관지에 염증이 생겨 통로가 심하게 좁아지면서 나타나는 질환입니다. 이로 인해 기침, 호흡곤란, 천명(쌕쌕

거리는 소리), 가슴 답답함 등의 증상이 반복적으로 발생합니다. 이러한 증상은 기관지 점막이 염증으로 인해 부어오르고, 경련을 일으킬 때 나타나게 됩니다.

증상이 한두 번 나타났다고 해서 바로 진단되지는 않고, 특정한 유발 요인(항원)이 작용할 때마다 반복적으로 발작이 나타나는 경우에 천식으로 진단됩니다. 알레르기 질환인 만큼 가장 큰 원인은 먼지입니다. 동물 털, 꽃가루, 진드기 등도 알레르기를 유발하지만, 먼지가 천식 원인의 대부분을 차지합니다. 또한 대기에 떠다니는 오염 물질, 담배 연기, 매트나 카펫 속의 진드기와 먼지 등도 모두 천식을 유발하는 원인이 될 수 있습니다.

온도 변화도 천식 발작을 유발하는 주요 원인 중 하나입니다. 일교차가 10도 이상 변하거나, 실내외 온도 차가 10도 이상 나는 환경에 노출되면 천식이 발생하기 쉽습니다. 특히 기온이 낮아질수록 영향을 많이 받는데, 추운 날씨에 체온이 떨어지면 혈액순환이 저하되고 기관지가 위축되기 때문입니다. 그래서 천식은 겨울철에 더 심해지는 경향이 있습니다.

천식은 어린이와 노인에게 더 쉽게 발생합니다. 천식 환자의 약 30%는 10세 이하 어린이인데, 이들 연령대에서 면역체계가 완전히 발달하지 않았고, 점막이 약해 외부 항원에 취약하기 때문입니다. 반면, 노인의 경우 노화로 인해 폐의 호흡량과 저항력이 감소하여 만성폐쇄성 폐질환을 동반하면서 호흡능력이 급격히 떨어지는 노인성 천식이 발생하기 쉽습니다.

호흡곤란이 일어날 때의 대처방법

천식의 기본 증상은 호흡곤란입니다. 갑자기 호흡곤란이 찾아오면 누구나 당황할 수밖에 없지만, 이때 올바르게 대처하지 않으면 증상이 더 악화될 수 있습니다. 많은 경우 숨이 막혀 숨을 억지로 내뱉으려 하거나 숨을 빨리 쉬려고 하는데, 이는 문제를 더 심화시킬 수 있습니다.

천식은 알레르기성 비염과 같은 기전으로 발생합니다. 두 질환 모두 점막이 부어오르고, 항원이 침투해 면역 반응이 일어나면서 점액이 과도하게 분비됩니다. 이로 인해 비염에서는 콧물이 나오고 코가 막히는 증상이 나타납니다. 그러나 비염은 코가 막혀도 입으로 숨을 쉴 수 있어 생명에 지장이 없습니다. 반면, 천식은 기도와 폐가 부으면서 숨을 제대로 쉬지 못해 생명을 위협할 수 있습니다.

천식에서 나타나는 기침, 쌕쌕거림, 호흡곤란은 기도를 확장하려는 몸의 방어 반응입니다. 이는 점액을 배출하고 기도를 넓혀 산소를 더 들이마시려는 작용입니다. 이러한 반응은 몸이 생명을 유지하기 위해 나타나는 자연스러운 과정입니다.

하지만 기도가 부어 호흡곤란이 발생했을 때, 숨을 너무 빨리 쉬면 증상이 더 심해질 수 있습니다. 산소가 부족하다고 빠르게 호흡을 하면, 오히려 체내 산소가 과다해지고 혈액 중 이산화탄소 농도가 낮아져 문제가 발생합니다. 우리 몸은 산소를 들이마시고 이산화탄소를 내뱉는 과정을 통해 균형을 유지해야 합니다. 그러나 이산화탄소가 부족하면 손발 저림, 어지러움이 발생하거나 심지어 기절할 수도 있습니다.

천식 발작 시 증상을 완화하려면 호흡을 천천히 해야 합니다. 호흡을 조절하기 어렵다면 종이봉투를 이용한 호흡법을 시도해볼 수 있습니다. 종이봉투를 입에 대고 숨을 쉬면, 내가 내뱉은 이산화탄소를 다시 들이마시게 돼 체내 이산화탄소 부족을 완화할 수 있습니다. 이를 통해 손발 저림과 어지러움을 줄이고, 증상을 안정시키는 데 도움이 됩니다.

원인별 처방이 다르다

천식의 원인은 다양하며, 한방에서는 원인에 따라 처방하는 약재가 달라집니다. 찬바람으로 인해 천식이 발생할 경우 '풍한천'으로 분류하고 폐를 따뜻하게 해주는 '마황, 행인' 등의 약재를 사용합니다. 가래 분비물이 많이 나오는 천식은 '담천'으로 분류하고 거담제인 '반하, 남성, 진피' 등의 약재를 처방합니다. 이 약재들은 가래를 없애고 기도를 깨끗하게 하는 데 효과적입니다.

기운이 없고 호흡이 약한 노인에게 천식이 발생하면 기를 보강하는 약을 사용합니다. 위장이 약한 경우에도 천식이 발생할 수 있는데, 음식물이 위에 오래 남아 폐의 운동을 방해하기 때문입니다. 이때는 위장을 강화하는 약재를 통해 천식을 완화할 수 있습니다.

전신 노화로 인해 호흡이 약한 사람에게는 노화 방지 약을 처방하여 천식을 치료하기도 합니다. 또한 천식이 폐렴으로 악화되어 열성 증상이 동반되는 경우, 폐의 열을 식혀주는 약을 사용합니다.

열이 기관지와 기도를 좁아지게 하거나 부어오르게 만들어서인데, 이런 경우 열을 식혀주는 대표적인 약재로 더덕과 도라지가 사용됩니다.

천식 치료와 예방에서 가장 중요한 것은 일상생활에서 천식을 일으키는 항원을 제거하려는 노력입니다. 고양이나 강아지 털이 원인이라면 반려동물을 키우지 않아야 하고, 먼지와 진드기가 원인이라면 집안을 깨끗이 청소하고, 침대 매트리스를 자주 교환해야 합니다. 간접흡연 또한 천식을 악화시킬 수 있으므로, 담배 연기에 노출되지 않도록 주의해야 합니다.

운동은 건강에 좋지만, 천식 환자는 무리한 운동을 피해야 합니다. 예를 들어 달리기를 하면 천식 발작이 발생할 수 있고, 무리한 근력운동은 증상을 악화시킬 수 있습니다. 이러한 경우에는 운동을 쉬는 것이 좋습니다.

54 축농증
냄새를 잘 못맡고,
코가 답답해 자주 킁킁거려요

> 냄새를 잘 못맡은 지는 좀 오래 됐습니다. 크게 불편하지는 않아 그냥 살았는데, 얼마 전 친한 친구가 제가 자꾸 킁킁거린다며 축농증이 있는 거 아니냐고 묻습니다. 냄새를 잘 못맡는 것은 둘째 치고, 저도 모르게 킁킁거린다니 다른 사람이 보았을 때는 불편할 수도 있을 것 같습니다. 축농증 검사를 해봐야 할까요?

심한 감기 끝에 축농증이 생겼다고?

축농증의 한자를 보면 '쌓을 축(蓄)'과 '고름 농(膿)'이라는 글자로, 고름이 쌓였다는 의미입니다. 정확한 의학적 질병명은 '부비동염'입니다. 얼굴 뼛속에는 몇 개의 빈 공간이 있는데, 이를 '부비동'이라 합니다. 부비동에는 상악동, 접형동, 사골동, 전두동의 4가지가 있으며, 각각 좌우에 위치해 총 4쌍(8개)이 존재합니다. 부비동은 공기의 환기와 목소리의 울림을 조절하는 역할을 하지만, 이곳에 고름(농)이 쌓이면 축농증이 발생합니다.

'감기를 심하게 앓고 축농증이 생겼다'는 말을 들어본 적 있을 겁니다. 실제로 감기를 오래 앓으면 축농증으로 진행할 수 있습니다. 특히 코감기로 인해 콧물이 부비동에 쌓이면, 세균이 증식하면서 염증이 생겨 축농증으로 이어지기 쉽습니다.

코감기와 축농증의 가장 큰 차이점은 콧물의 상태에서 드러나는데요. 코감기는 콧물이 많이 나오지만 주로 맑은 콧물인데 반해, 축농증은 염증이 발생하면서 콧물이 누렇고 끈적하며 냄새가 나는 것이 특징입니다. 따라서 코감기가 오래 낫지 않고 콧물이 누렇다면 축농증을 의심해야 합니다.

축농증은 감기뿐만 아니라 비염에서도 자주 발생합니다. 특히 만성 비염이 있는 경우 오랜 기간 콧물, 코막힘, 재채기 등의 증상이 반복되면서 콧물이 부비동으로 넘어가 염증을 일으킬 가능성이 높아집니다. 부비동은 뼛속에 위치하며, 입구가 매우 작아 일반적으로는 염증이 쉽게 침투하지 않습니다. 부비동 내부는 점막으로 덮여 있으며, 점막의 선모는 세균이나 곰팡이를 제거하고 찌꺼기를 점액과 함께 배출하는 역할을 합니다. 그러나 비염으로 인해 염증이 발생하면, 부비동 입구가 막혀 농이 쌓이게 됩니다.

농의 원인은 대부분 세균 감염입니다. <u>바이러스가 직접 침투해 발생하는 급성 축농증도 있지만, 대개는 알레르기성 비염 이후에 세균이 재침입하거나 만성 비염이 오래 지속되면서 발생합니다.</u> 비염으로 인해 부비동의 입구가 막히고, 이로 인해 농이 쌓이며 축농증으로 진행됩니다.

염증을 없애고 농을 배출하는 치료가 기본

축농증이 생기면 코막힘과 함께 농(고름)이 쌓이는 증상이 나타나며, 피로감이 동반되는 경우가 많습니다. 부비동은 눈과 가까운 부위에 위치해서, 염증이 생기면 눈의 피로감을 함께 느끼게 됩니다. 예를 들어 전두동은 눈 위에, 접형동과 사골동은 눈 안쪽에, 상악동은 눈 아래에 위치합니다. 따라서 부비동 염증은 눈 주위의 불편함과 함께 두통을 유발할 수 있으며, 심한 경우 눈 주변에서 합병증이 생기기도 합니다.

축농증의 가장 두드러진 증상은 염증으로 인해 가래처럼 끈적하고 누런 농이 나오는 것입니다. 농이 푸른색을 띠거나 심할 때는 냄새가 나기도 합니다. 축농증을 치료하려면 무엇보다도 염증을 가라앉히고 농을 배출하는 것이 중요합니다.

양방 치료에서는 주로 항생제를 사용해 세균을 없애는 치료를 진행합니다. 통증이 동반될 경우 진통제를 함께 사용하기도 합니다. 항생제는 세균을 제거하는 데 효과적이지만, 몸에 좋은 균까지 함께 죽이는 부작용이 있어 장기간 사용하면 면역력이 약해지고 여러 부작용이 나타날 수 있습니다.

한방 치료에서는 염증을 가라앉히고 농을 배출하는 데 효과적인 여러 한약재를 사용합니다. 동시에 코 점막을 건강하게 만들고 면역력을 강화시키기 위해 침 치료를 병행합니다. 이러한 치료법은 염증을 완화시키는 동시에 몸 전체의 면역체계를 강화하여 축농증을 근본적으로 치료하는 데 도움을 줍니다.

55 환절기 비염
계절이 바뀔 때마다
콧물, 재채기로 고생해요

> 봄만 되면 비염 때문에 고생합니다. 어디서 날아오는지도 모르는 꽃가루 때문에 재채기를 해대고, 콧물이 줄줄 흐릅니다. 꽃가루가 다 날리고 사라지는 여름이 되어야 증상이 사라지는데, 여간 불편한 것이 아닙니다. 이 지긋지긋한 비염을 끝낼 수 있는 방법이 있을까요?

봄과 가을에 특히 취약하다

봄이나 가을이 되면 비염으로 고생하는 분들이 많습니다. 평소에는 괜찮다가도 계절이 바뀌면 비염 증상이 나타나 힘들어하는 경우가 많은데, 이는 온도와 습도의 변화가 알레르기를 유발하는 주요 원인이기 때문입니다.

계절 변화로 인해 심해지는 비염은 주로 알레르기성 비염입니다.

알레르기성 비염은 사람마다 알레르기를 일으키는 항원이 다르기 때문에, 병원에서 알레르기 항원 검사를 통해 나를 위협하는 항원을 확인할 수 있습니다. 하지만 항원의 종류가 워낙 많아, 검사만으로 모든 항원을 완벽히 알아내기는 어렵습니다.

봄철 알레르기 비염의 주요 원인은 꽃가루입니다. 꽃가루가 항원으로 작용해, 공기 중에 꽃가루가 날리면 콧물이 흐르고, 재채기를 하며, 코가 막히는 증상이 나타납니다. 또한 봄철에 흔히 발생하는 황사 역시 알레르기 반응을 유발하는 주요 원인입니다.

가을철 비염은 주로 먼지와 춥고 건조한 날씨가 원인입니다. 습도가 낮아지면 코 점막이 건조해져 자극에 더욱 민감해져서 증상이 심해집니다. 알레르기성 비염의 대표적인 증상으로는 콧물, 코막힘, 재채기가 있으며, 심한 경우 눈 충혈, 기관지 부종, 호흡곤란이 동반되기도 합니다.

사실 알레르기성 비염은 내 몸을 보호하기 위한 코 점막의 자연스러운 방어 반응이라 할 수 있습니다. 코 점막에는 비만세포(mast cell)가 있는데요. 비만세포는 면역세포의 일종으로 외부에서 내 몸에 들어오면 안 되는 항원이 침투했을 때 이를 인지하고, 히스타민을 분비하여 알레르기 반응을 유발합니다.

히스타민 자체는 몸에 해로운 물질이 아닙니다. 항원을 적으로 간주하여 이를 제거하기 위해 몸에 부종을 일으키고, 백혈구를 끌어들여 면역 반응을 활성화하는 역할을 합니다. 이 과정에서 재채기나 콧물 같은 반응이 나타나는데, 항원을 배출하려는 몸의 자연스러운

작용입니다. 그러나 이러한 반응이 불편하기 때문에, 양방에서는 히스타민을 억제하는 항히스타민제를 처방하여 증상을 완화합니다.

빨리 치료할수록 완치 가능성 높다

계절이 바뀌는 봄이나 가을에만 알레르기 비염이 나타나는 경우, 이를 적극적으로 치료하지 않고 항히스타민제로 증상을 완화하며 그 계절을 견디는 분들이 많습니다. 하지만 항히스타민제는 일시적으로 증상을 완화해줄 뿐, 알레르기 비염의 근본 원인을 제거하지는 못합니다.

알레르기 비염의 근본 원인을 해결하지 않으면 증상이 점점 악화될 수 있습니다. 처음에는 봄에만 증상이 나타나다가 봄과 가을로 확대되고, 더 심해지면 겨울까지 포함하여 사계절 내내 비염 증상이 나타날 수 있습니다. 이 단계에서는 재채기 같은 증상은 줄어들지만, 비후성 비염이나 축농증으로 발전할 가능성이 커지기 때문에 초기 치료가 매우 중요합니다.

알레르기 비염은 단순히 코 점막만 치료하는 것으로는 충분하지 않습니다. 면역력을 강화하는 치료를 병행해야 합니다. 알레르기 비염은 면역체계가 항원에 과도하게 반응하여 생기는 질환이므로, 면역체계를 진정시키고 강화해주는 치료가 필요합니다.

증상이 나타나기 전에 미리 한방 치료를 시작하면 더 효과적입니다. 예를 들어 봄에 비염이 심해진다면 겨울부터, 겨울에 심해진다면 가을부터 치료를 시작하는 방식입니다. 이런 예방적 접근은 증상이 심해지는 것을 막고 비염을 더 효과적으로 관리하는 데 도움이 됩니다.

마스크 착용도 비염 예방에 큰 도움이 됩니다. 알레르기 비염은 주로 꽃가루, 먼지, 찬 기온 등 외부 요인에 의해 발생하므로 마스크를 착용하면 이러한 항원의 노출을 상당 부분 줄일 수 있습니다.

적절한 환기 역시 중요합니다. 황사나 미세먼지가 심하거나 꽃가루가 많이 날리는 날에는 창문을 닫아두는 것이 좋지만, 공기가 깨끗한 날에는 하루에 3번 정도 환기를 시켜 실내 공기를 정화하는 것이 좋습니다. 알레르기를 유발하는 항원은 실내에도 많아서 환기를 통해 공기를 순환시키는 것이 도움이 됩니다.

56 구취
음식을 안 먹었는데도 입에서 냄새가 나요

> 요즘 입냄새가 나는 것 같아 신경이 많이 쓰입니다. 처음에는 식사를 한 직후라 냄새가 나는 것이라 생각했는데, 아무것도 안 먹었을 때도 입냄새가 납니다. 이젠 다른 사람들 앞에서는 냄새가 날까봐 입을 떼지도 못하겠습니다. 입냄새를 없앨 수 있는 방법을 알려주세요.

입냄새 원인, 생각보다 다양하다

흔히 입냄새가 나면 입에 문제가 있다고 생각하기 쉽습니다. 물론 잇몸이나 구강 내에 염증이 생기면 당연히 냄새가 나는데요. 충치가 있거나 입 안에 박테리아가 많아도 냄새가 날 수 있습니다. '아' 하고 입을 벌리면 안에 편도선이 있는데, 여기에 염증이 생겨 노란 곱이 끼는 '편도결석'이 있어도 냄새가 납니다.

입 안의 염증이 심해지면 피가 나고, 피가 썩기도 합니다. 이런 상태에서는 썩은 냄새가 나고, 양치질을 깨끗하게 해도 냄새가 완전히 가시지 않지요. 30분 후에 다시 냄새를 맡아보았을 때 아무 음식도 먹지 않았는데 냄새가 많이 난다면 잇몸에서 계속 피가 난다고 봐야 합니다.

만약 구강 내에 문제가 없다면 우리 몸 다른 곳에 이상이 있는지 살펴봐야 합니다. 우선 입과 가장 가까운 것이 코인데요. 코 근처에 있는 부비동 비염과 축농증 때문에 입냄새가 날 수도 있고, 기관지염과 폐렴으로 인해 가래가 있을 때 호흡기를 통해 냄새가 올라오기도 합니다.

역류성 식도염이나 위궤양이 있을 때도 입냄새가 날 수 있습니다. 소화불량으로 인해 입냄새가 나기도 합니다. 이 외에 당뇨병, 간질환, 신장질환이 입냄새의 원인일 수도 있고, 복용하는 약물 때문에 냄새가 날 수도 있습니다.

입냄새의 원인 질환이 무엇인가에 따라 냄새가 달라지기도 합니다. 아세톤 냄새나 과일향과 같은 냄새는 당뇨 환자에게서 나는 편입니다. 당뇨 환자의 경우 구취뿐만 아니라 몸에서도 냄새가 납니다. 간질환 환자에게서는 달걀 썩은 냄새가 납니다. 신장질환 환자에게서는 암모니아 냄새가 나지요. 신장질환이 있으면 소변보러 갔을 때 화장실에서 나는 냄새가 몸과 입에서 납니다.

퀴퀴한 냄새는 소화불량으로 체했을 때 주로 납니다. 일반적으로 음식을 먹고 신트림을 하면 먹은 음식의 모든 냄새가 섞여서 나오는

데 위산 냄새가 더해지면 신 냄새가 납니다. 기관지염이나 폐렴일 때는 곰팡내가 납니다. 가래가 눅눅해진 상태가 되면 곰팡내와 함께 가래 냄새가 함께 납니다.

이처럼 입냄새는 많은 정보를 갖고 있습니다. <u>입냄새는 건강의 바로미터이기도 하니 어떤 종류의 입냄새인지 잘 파악하고 적절한 치료를 하는 게 필요합니다.</u>

> **내 입냄새 확인하기**
>
> 입냄새가 나도 당사자는 모르는 경우가 많습니다. 그래서 다른 사람으로부터 입냄새가 난다는 소리를 들으면 당황하기 쉬운데, 스스로 자기 입냄새를 맡는 방법이 있습니다. 수저나 손등을 깨끗하게 씻어서 냄새가 안 나는지 확인한 다음 혀 안의 침을 바릅니다. 침이 다 마른 다음 냄새를 맡아보면 확실하게 '내 구취가 이런 거구나'를 알 수 있습니다.

골치 아픈 입냄새 깔끔하게 없애는 방법

구강이 아닌 코나 위장을 비롯한 다른 장기에 문제가 있어 입냄새가 나는 것이라면 원인 질환을 치료하는 것이 우선입니다. 하지만 대부분의 입냄새는 잇몸에 생긴 염증 때문인 경우가 많으므로 양치질을 잘해 입 안을 청결하게 유지하는 것이 중요합니다. 염증의 원인인 치석이 끼지 않게 하려면 칫솔뿐만 아니라 치간 칫솔과 치실을 사용하고, 불소와 플라보노이드가 많이 들어간 치약을 사용하는 것이 급선무이지요.

보통 입냄새가 많이 나는 사람은 껌을 많이 씹거나 사탕을 많이 먹는데, 구취를 없앨 수 있는 차가 많이 있습니다. 구취에 좋은 차는 민트차, 캐모마일차, 녹차, 생강차, 레몬차 등으로 따뜻하게 마시면 더 효과가 좋습니다. 티백차일 경우 너무 여러 번 우려먹으면 효능이 떨어집니다.

염증을 완화시키는 데 도움이 되는 차도 생강차, 강황차, 녹차, 쑥차, 민트차, 감초차, 계피차 등 다양합니다. 염증은 기본적으로 면역력이 약할 때 잘 생기고 악화되기 쉬우므로 면역력을 올려주는 치료를 병행하면 더욱 좋습니다.

입이 건조하면 박테리아나 세균이 번식하기 쉽습니다. 따라서 입이 잘 마르고 구강이 건조한 사람은 몸 안에 수액을 보충해주는 치료와 함께 수분을 충분히 섭취해야 합니다.

이외에도 구취를 일으키는 음식을 알아내고 그 음식을 피하는 것이 바람직합니다. 구취를 일으키는 대표적인 음식은 향신료와 술인데요. 술에는 당이란 성분이 들어있는데, 당은 분해되는 과정에서 수분을 많이 빼앗아갑니다. 술을 마셨을 때 입이 마르면서 입냄새가 나는 것은 이런 이유 때문이지요.

입냄새가 전혀 나지 않을 수는 없을 것입니다. 누구나 매끼 음식을 먹기 때문에 입냄새가 납니다. 하지만 입냄새 때문에 다른 사람에게 피해를 끼치고, 스스로 대인관계에서 위축된다고 느낀다면 적극적으로 치료하는 것이 좋습니다.

한방에서 구취는 원인별 치료로 쉽게 없어지는 편이지만, 치주질환의 경우엔 치과의 도움을 받아야 합니다. 치과 치료를 받을 때 생지황, 목통, 감초, 죽엽 등으로 만든 도적산 등의 한약을 복용하면 구내염과 구취를 예방하는 데 도움이 됩니다.

퀴퀴한 냄새는 위장의 열을 없애주고 역류성 식도염을 치료하면 많이 없어집니다. 당뇨환자의 아세톤 향은 혈당을 내리는 '생진거소탕'을 사용해 치료합니다. 곰팡이 냄새는 '소청룡탕'이나 '형개연교탕'을 사용하고, 달걀 썩는 냄새는 '생간건비탕'이나 '인진호탕'을 사용하면 호전될 수 있습니다.

증상에 맞는 한약을 복용하면서 침 치료를 병행하면 치료기간이 단축되기도 합니다.

〈피부〉

57 다한증
손에 너무 땀이 많이 나서 사회생활 하기가 힘들어요

> 땀을 잘 흘리는 체질이기는 한데, 유독 손에 땀이 많이 납니다. 사회생활을 하다 보면 악수해야 할 일이 많은데, 땀 때문에 손이 축축해 여간 조심스러운 게 아닙니다. 땀이 나지 않게 할 수 있는 방법이 없을까요?

본인이 느끼는 불편함이 다한증의 기준

다한증은 땀이 과도하게 나는 증상을 말합니다. 그렇다면 어느 정도 땀이 나야 다한증이라고 할 수 있을까요? 사실 명확한 기준은 없습니다. 땀의 양과 관계없이, 땀이 나서 일상생활에 불편함을 느낀다면 이를 다한증으로 간주할 수 있습니다.

다만, 수족다한증은 예외입니다. 수족다한증은 교감신경 흥분상태에서 많이 발생하는데, 장기적 치료와 관리가 필요합니다. 일반적인 다한증은 병역 면제 기준에 포함되지 않지만, 손에 땀이 나는 수족다한증은 병역에 영향을 줄 수 있습니다. 수류탄 투척 시 손에서 미끄러지는 사고를 방지하기 위해 병역 판정 때 구체적인 기준이 적용됩니다.

(진단 후 3개월 이상 지속적 치료에도 불구하고) 주먹을 쥐고 3분이 지나 땀이 떨어지면 경증으로 1급, 30초~3분 사이에 땀이 떨어지면 중등도로 4급, 30초 이내에 땀이 떨어지면 중증(고도)으로 5급, 이렇게 구분합니다. 이처럼 손에 땀이 나는 기준은 있지만, 전신성 다한증이나 다른 부위의 다한증은 특별한 기준이 없습니다. 본인이 생활에 얼마나 불편함을 느끼는지가 다한증 진단의 기준이 됩니다. 예를 들어 땀이 나는 부위에 염증이 자주 생기거나, 겨드랑이 땀으로 인해 옷이 젖어 불편하거나, 사회생활에 지장이 있을 때 이를 다한증으로 보고 치료할 수 있습니다. 실제로 다한증으로 진단받는 사람은 100명 중 1명에서 200명 중 1명 정도입니다.

다한증의 원인은 연령과 상황에 따라 다릅니다. 예를 들어 60대 중반 환자가 움직이기만 하면 땀이 난다며 내원했다면, 증상이 나타난 시기를 파악하는 것이 중요합니다. 최근에 땀이 많이 나는 경우라면 스트레스나 체력 저하로 인해 기가 허해진 경우일 가능성이 높습니다. 특히 60대 이후에는 양기(陽氣)가 부족해 모공이 열린 상태로 땀이 나고 닫히지 않아 다한증이 발생할 수 있습니다. 50대부터 증상이 나타난 경우라면 갱년기 후유증으로 인한 다한증일 가능성이 큽니다.

젊은 시절부터 땀이 많았다면 몸에 열이 많아서일 수 있는데, 나이를 먹으면서 땀이 줄어드는 경우도 있습니다. 이럴 때 원인은 주로 두 가지입니다. 첫 번째는 자율신경 실조입니다. 자율신경은 체온, 혈압, 호흡 등을 조절하는데, 스트레스나 긴장으로 인해 교감신경이 과도하게 흥분하면 땀이 많아질 수 있습니다. 대개 사회경험이 적은 10대 후반~20대 초반에서 나타납니다. 특히 어린 여학생에게서 많이 발생하고, 수험생 중에도 다한증으로 고생하는 분들이 많습니다.

두 번째는 사춘기 호르몬 분비인데요. 청소년기에 과다하게 분비된 호르몬이 땀샘을 자극해 땀을 많이 나게 합니다. 이 과정에서 땀샘 중 피지가 많은 '대한선'이 활성화되면서 땀과 함께 냄새도 날 수 있습니다. 이는 나이가 들며 호르몬이 감소하면 자연스럽게 줄어듭니다.

다한증, 생각보다 잘 치료된다

손에 다한증이 심해서 많은 노력을 했지만 낫지 않아 수술까지 고민했던 분들이 종종 있습니다. 그러나 수술의 부작용과 효과의 불확실성 때문에 망설이다가 한의원을 찾는 경우도 많습니다.

양방에서 주로 시행하는 수술은 '신경차단술'로, 교감신경을 차단해 땀의 분비를 막는 방법입니다. 특정 부위에서 땀이 나지 않도록 할 수 있지만, 다른 부위에서 땀이 과도하게 나는 부작용이 나타날 수 있습니다. 자율신경의 특성상 손에서 땀을 내지 못하면 얼굴, 몸통, 겨드랑이, 발 등 다른 부위로 땀이 몰리기 때문인데요. 실제로 손 다한증 때문에 수술을 받은 뒤, 발이나 다른 부위의 땀이 많아져 고통을 호소하는 경우가 있습니다.

한방에서는 땀을 소변이나 호흡을 통해 자연스럽게 배출하도록 치료합니다. 빠르면 1~2개월 만에 증상이 호전되는 경우도 많은데, 이런 경우가 1/3 정도 됩니다. 지속적인 관리를 통해 재발을 관리해야 하는 분들은 약 40% 정도 됩니다.

재발하는 경우에도 꾸준히 치료를 받으면 다시 증상이 완화됩니다. 한의학적으로는 계절마다 한 번씩 치료를 권장하며, 1년에 2~3번 치료를 받으면 2~3년 내 완치가 가능하다고 봅니다.

다한증의 흔한 후유증 중 하나는 땀띠입니다. 땀이 많이 나면 피부에 발진이 생기고 염증이 나타날 수 있습니다. 이를 방지하려면 땀이 난 부위를 최대한 빨리 닦아주는 것이 중요합니다. 수건을 항상 휴대하며 땀이 피부에 오래 머물지 않도록 관리해야 합니다.

목 부위의 열이 다한증의 원인이 될 수도 있습니다. 목에 열이 많으면 땀이 계속 날 수 있기 때문에 한방에서는 목의 열을 꺼주는 치료를 시행합니다. 목의 열은 혈관, 림프선, 경락, 근육 등 다양한 부위에서 발생할 수 있습니다. 어디에서 열이 발생하는지 확인하면 해당 부위의 열을 끄기는 어렵지 않습니다. 오장육부에서도 목으로 열을 보낼 수 있는데, 이 경우에는 목으로 가는 열을 분산시켜 다른 곳으로 유도하면 증상이 개선될 수 있습니다.

다한증에 좋은 음식과 한약재

근본적인 치료는 안 되지만 다한증 증상을 완화시킬 수 있는 음식과 한약재가 있습니다. 여름에는 맥문동, 인삼, 오미자가 들어 있는 생맥산 차가 좋습니다. 기력이 부족하거나 모공이 열렸을 때 오미자가 좋고, 진액을 보충하는 건 맥문동, 원기를 보강해주는 건 인삼입니다. 그런데 생맥산에서 인삼은 기가 허해지는 여름에는 좋지만, 평상시에 늘 복용하는 건 좋지 않은데요. 홍삼이나 인삼의 성분은 거의 비슷한데 인삼과 홍삼은 열을 내는 성분이므로 너무 오래 먹으면 다한증 환자에게 좋지 않습니다.

예외적으로 60대 후반 노인의 경우나 허약체질인 경우, 오히려 홍삼을 먹어서 땀이 줄기도 합니다. 양기가 허해 다한증이 생겼기 때문에 효험이 있는 것인데, 이 경우를 제외하면 인삼이나 홍삼을 장기적으로 먹으면 다한증에 좋지 않습니다. 나이 들어서 기운이 없다면 황기 백숙이나 황기를 다려서 황기차를 마시면 급격히 호전됩니다.

58 한랭 두드러기
찬바람을 쐬면 두드러기가 올라와요

> 나이가 들어 피부가 민감해져서 그런지 겨울에 찬바람을 쐬면 두드러기가 생깁니다. 하필이면 손등에 두드러기가 잘 생겨 사람들을 만나면 손을 감추기 급급합니다. 밖에 나갈 때는 눈만 내놓고 머플러와 장갑으로 꽁꽁 싸매는데도 조금만 찬바람을 쐬면 두드러기가 올라옵니다. 춥다고 안 돌아다닐 수도 없고, 어떻게 해야 할까요?

여름에도 생길 수 있다

날씨가 차가워지면 두드러기가 올라오는 사람들이 있습니다. 이를 '한랭 두드러기'라고 합니다. 한랭 두드러기는 피부가 찬 공기나 차가운 물질에 노출될 때 발생하며, 이로 인해 혈관에 있는 혈장 성분이 혈관 밖으로 빠져나오면서 피부가 붉게 부어오르고, 가려움증이 동반됩니다. 전체 두드러기 환자 중 약 5% 정도가 찬 곳에 노출되었을 때 이러한 반응을 보입니다.

한랭 두드러기는 주로 일교차가 심한 가을이나 추운 겨울에 많이 발생하지만, 여름에도 나타날 수 있습니다. 여름철에 찬물에 들어가 수영하거나 에어컨 바람을 쐰 후 두드러기가 발생하면, 이를 한랭 두드러기로 분류할 수 있습니다.

한랭 두드러기와는 반대로, 체온이 올라갔을 때 발생하는 두드러기도 있습니다. 이를 '콜린성 두드러기'라고 하며 뜨거운 목욕, 과도한 운동, 정신적 스트레스 등이 주요 원인입니다.

일반적으로 두드러기는 음식이나 화학물질로 인해 발생하는 경우가 많지만, 한랭 두드러기와 콜린성 두드러기는 음식과 직접적인 연관이 적습니다. 다만, 음식이 전혀 영향을 미치지 않는 것은 아닙니다. 본인이 특정 음식을 먹고 두드러기가 발생한다면, 그 음식을 피하는 것이 중요합니다. 한랭 두드러기는 차가운 음식을 피하는 것이 도움이 되고, 콜린성 두드러기는 뜨거운 음식이나 매운 음식을 피하는 것이 좋습니다.

겨울철 한랭질환 중에서 많이 언급되는 질환으로는 동상이 있습니다. 동상은 0도 이하의 온도에 피부가 노출되어 조직이 손상되는 상태를 말합니다. 하지만 기온이 0도 이하가 아닌 0~10도 정도에서 발생하는 증상이 있는데, 이를 '동창'이라고 합니다. 한랭 두드러기 역시 동창의 일종으로 볼 수 있습니다.

동창과 동상의 차이는 다음과 같습니다. 한랭 두드러기와 동창은 가려움증과 따끔거림이 특징이고, 찬 기운에 노출된 부위가 붉게 부어오릅니다. 반면에 동상은 피부 조직이 얼어 손상되기 때문에 가려움을 느끼지 못하며, 대신 무감각과 뻣뻣함을 호소합니다. 손상된 피부는 회색이나 검은색 빛을 띠며, 죽어가는 조직으로 변화합니다.

한랭 두드러기는 약이 없다?

한랭 두드러기는 발생 기전이 명확히 밝혀지지 않아, 이를 완전히 뿌리 뽑을 수 있는 치료법이 양방에는 아직 없는 것이 사실입니다. 양방 치료에서는 주로 항히스타민제나 스테로이드를 사용하여 가려움증을 완화시킵니다. 이러한 방법은 증상을 잠시 가라앉히는 데는 효과적이지만, 근본적인 원인을 해결하지는 못합니다.

한랭 두드러기가 처음 나타날 때는 긁거나 비비지 않는 것이 중요합니다. 긁으면 피부에 상처가 나서 2차 세균 감염이 발생할 수 있습니다. 가려움증을 참기 어렵다면, 긁는 대신 두드려주거나 따뜻한 물로 씻어주는 방법이 좋습니다. 또한 핫팩을 이용해 따뜻하게 유지하는 것도 증상 완화에 도움이 됩니다.

만약 이러한 방법으로도 증상이 반복되고, 가려움증이 심하거나 피부에 자극이 남는 경우에는 한방 치료를 고려하는 것이 좋습니다. 한랭 두드러기는 기온이 꼭 0도 이하일 때만 발생하는 것이 아니기 때문에, 많은 사람들이 찬 기운과 관련이 있을 것이라는 생각을 하지 못해 치료 시기를 놓치는 경우가 많습니다.

한방에서는 몸의 심부 온도가 떨어져 한랭 두드러기가 생긴 경우

심부 온도를 높이는 치료를 합니다. 적외선 체열 진단기를 이용하면 냉기가 어느 부위에 머물러 있는지, 어느 부위 체온이 낮은지 확인할 수 있습니다. 진맥으로도 알 수 있는데, 음맥과 양맥을 비교하여 음맥이 월등히 높다면 몸 내부가 냉한 상태임을 알 수 있습니다.

심부 온도가 정상이더라도, 표피 온도가 낮아 한랭 두드러기가 발생할 수 있습니다. 표피 지방이 적거나 열이 잘 빠져나가는 체질의 경우, 표피 온도를 따뜻하게 유지하는 치료를 병행합니다. 옷을 따뜻하게 입고 실내 온도를 높여서 피부의 혈액순환을 촉진시키는 것도 필요합니다.

몸속에 열이 많아 더위를 많이 타는 사람들도 한랭 두드러기가 생길 수 있습니다. 외부의 차가운 기운을 한방에서는 '한사'라고 표현하며, 이 경우 표피의 한사를 발산시키는 '발산지제'를 사용하여 치료합니다. 초기 증상이 두세 번 반복될 때마다 치료하면 근본적인 뿌리를 뽑을 수 있습니다.

한랭 두드러기는 주로 빨갛게 부어오르는 형태(양진)로 나타나지만, 경우에 따라 색깔 변화가 없는 형태(음진)로 나타날 수도 있습니다. 한방에서는 두 가지 모두를 정확히 진단하여 치료에 접근합니다.

얼음을 피부에 3~5분 올려놓은 후, 해당 부위가 두드러기 형태를 보이면 한랭 두드러기로 진단합니다. 또는 찬바람이나 찬물에 노출되었을 때 증상이 나타나면 거의 한랭 두드러기로 볼 수 있습니다.

내부 온도의 문제인지, 외부 온도의 문제인지에 따라 약재를 다르게 사용합니다. 침, 뜸, 적외선 광선 요법을 병행하여 치료하면 치료기간을 단축할 수 있습니다.

건선

59 피부에 하얀 각질이 생겨 지저분해요

> 팔꿈치가 가려워서 긁었더니 붉은 반점이 올라왔습니다. 시간이 지나면 가라앉을 줄 알았는데, 가라앉기는커녕 비듬 같은 하얀 각질이 생겼습니다. 긁으면 우수수 각질이 떨어지는 게 영 보기가 싫습니다. 시간이 지날수록 부위가 점점 넓어지는 것 같은데, 어떻게 치료해야 할까요?

각질이 비정상적으로 증식하는 자가면역질환

건선은 이름 때문에 건조한 피부에서 발생하는 병으로 오해하기 쉽지만, 실제로는 훨씬 복잡한 병입니다. 간단히 설명하자면, '각질의 껍질에 앉는 피부병'이라고 할 수 있습니다.

원래 각질은 일정한 생명주기를 가집니다. 3~4주 동안 자라고 떨어져 나가며, 그 자리에 새로운 각질이 자연스럽게 자라납니다.

그런데 기존 각질의 생명주기가 아직 끝나지 않았는데 새로운 각질이 3~4일 간격으로 계속 밀고 올라오는 경우가 있습니다. 면역체계가 각질을 적으로 간주하고, 죽이기 때문에 발생하는 현상이죠. 각질이 채 떨어져나가기 전에 새로운 각질이 덕지덕지 쌓이면서 붉고 두꺼운 반점이 생기고, 그 위를 은백색의 각질이 덮게 됩니다. 이러한 증상이 바로 건선입니다.

건선은 형태에 따라 다양한 종류로 나뉩니다. 건선이 덩어리 형태가 아닌 물방울 모양으로 여러 점 형태를 보이는 물방울 건선, 판처럼 넓게 퍼져 대륙이 이어진 것처럼 보이는 판상 건선, 드물게 농포(고름)가 생기는 형태인 농포형 건선 등입니다.

건선은 주로 팔꿈치, 무릎처럼 주름이 있으면서 원래 살이 살짝 두꺼운 부위에 잘 생깁니다. 톡 튀어나와 외부로부터 충격을 받거나 긁힐 수 있는 자리에 많이 생기고, 심해지면 엉덩이나 두피에도 나타납니다. 더 심해지면 유두, 손가락 관절, 음부, 성기까지 침범할 수 있습니다.

꾸준한 관리가 최선이다

건선은 완치가 어렵지만 꾸준한 관리와 치료로 증상을 완화하고 재발을 방지할 수 있습니다. 양방 치료는 주로 스테로이드 연고와 면역억제제를 사용해 염증을 줄이고 증상을 조절하지만, 장기 사용 시 부작용이 나타날 수 있어 주의가 필요합니다. 한방 치료는 면역체계를 정상화하는 데 중점을 두며, 백혈구와 림프구 같은 면역세포를 건강하게 만들어 비정상적으로 작동하는 면역 반응을 조절합니다.

일상생활에서는 보습 유지가 가장 중요합니다. 각질을 긁거나 벗겨내는 것은 증상을 악화시키므로 자극을 피하고 보습제를 충분히 발라 피부를 촉촉하게 유지해야 합니다. 술, 담배, 카페인, 자극적인 음식은 건선을 악화시킬 수 있으니 절제하는 것이 좋습니다. 특히 술과 흡연의 정도가 건선의 심각도와 비례한다는 연구 결과도 있으므로 주의가 필요합니다.

고지혈증, 고혈압, 당뇨병 같은 대사증후군을 잘 관리하는 것도 중요합니다. 대사증후군이 있는 사람들에게 건선 발생률이 높은 이유는 명확히 밝혀지지 않았지만, 이러한 상태를 개선하면 건선 관리에도 긍정적인 영향을 미칩니다.

스트레스와 과로를 피하는 것도 필수적입니다. 스트레스는 건선을 유발하고 악화시키는 주요 요인이므로, 명상이나 심리 상담 같은 방법으로 정서적 안정을 유지하는 것이 도움이 됩니다. 장기적인 관리를 통해 증상을 조절하고 삶의 질을 높일 수 있는 만큼 건선의 치료와 관리에 지속적으로 신경 쓰는 것이 중요합니다.

60 아토피 피부염
너무 가려워서
일상생활을 할 수가 없어요

> 어렸을 때는 괜찮았는데, 나이가 들면서 몸이 가렵기 시작했습니다. 긁으면 더 가려워 미친 듯이 긁다 보면 피부에 상처가 나고 진물까지 흐릅니다. 낮보다 밤에는 더 가렵습니다. 어떤 때는 밤새도록 긁다 한숨도 못 자는 날도 있습니다. 너무 힘들어 직장도 그만둔 상태입니다. 어떻게 해야 이 지긋지긋한 가려움증에서 벗어날 수 있을까요?

서구화된 생활방식, 성인도 위험하다

국민건강보험공단 자료에 따르면 아토피 환자가 해마다 꾸준히 증가하고 있으며, 최근 5년 사이에 5.5% 늘어났다고 합니다. 이와 같은 증가는 서구화된 생활방식과 깊은 관련이 있습니다.

나무와 흙으로 지어진 한옥에서 살 때는 아토피 환자가 드물었습니다. 나무와 흙은 자연의 일부여서 몸에 해로운 영향을 끼치지 않았기 때문이죠. 반면, 현대 건축물에 사용되는 시멘트에는 유해물질이 포함되어 있고, 화강암에서는 라돈 계열의 발암물질이 배출됩니다. 이는 아토피 발생률을 높이는 원인 중 하나로 꼽힙니다.

식습관의 변화 또한 큰 요인입니다. 과거에는 가공되지 않은 자연식품을 섭취했지만, 현대에는 방부제와 첨가물이 포함된 소시지나 햄 같은 가공식품의 소비가 늘어났습니다. 이러한 음식은 면역체계와 피부 건강에 악영향을 미칠 수 있습니다.

공기의 질 역시 문제입니다. 매연, 황사, 분진 등으로 인해 깨끗한 공기를 마시기 어려워졌고, 스트레스와 수면장애를 겪는 사람들도 증가하고 있습니다. 주거환경, 식습관, 생활습관 모두 아토피 증가의 주요 원인으로 작용하고 있습니다.

환경 변화는 아토피가 발생하는 연령층에도 영향을 미쳤습니다. 과거에는 주로 아이들에게 발생했고, 면역체계가 성숙해지면서 자연스럽게 사라지기도 했습니다. 하지만 최근에는 성인이 되어도 낫지 않거나, 성인이 된 이후에 아토피가 발생하는 사례가 늘고 있습니다.

아토피의 주증상은 소양증, 즉 가려움증입니다. 2세 미만의 아이들에게는 피부가 울긋불긋해지고, 등과 팔 같은 부위에 증상이 나타납니다. 2세를 넘어서면 목이나 팔꿈치 같은 접히는 부위에 많이 생기며, 급성기에는 진물이 흐르거나 딱지가 앉습니다. 증상이 오래 지속되면 피부가 딱딱해지는 태선화 현상이 생길 수 있습니다.

증상이 경미한 아토피도 있습니다. 예를 들어 귀 주변에서 끈적한 분비물이 나오거나, 눈 주위가 붉어지거나, 비듬이 많아지는 정도로 나타날 수 있습니다. 이런 증상은 어릴 때는 알아차리지 못하다가 성인이 되어 손가락, 얼굴, 두피, 여성의 경우 유두 같은 부위에 습진 형태로 나타나기도 합니다.

아토피를 완화시키는 생활요법

아토피는 열과 자극에 민감하게 반응하는 질환입니다. 이는 몸이 특정 자극에 대해 과민하게 반응하는 것으로, 면역체계가 피부에 닿는 물질을 외부에서 침입한 적으로 간주하고 공격하기 때문에 발생합니다. 이러한 면역 반응으로 인해 열이 발생하고 가려움증이 동반됩니다. 심할 경우 딱지, 물집, 피부가 헐게 되는 증상이 나타납니다.

피부 염증 반응을 완화시키려면 습도 조절이 중요합니다. 사실 어떤 피부염이든지 간에 낮은 습도, 높은 습도 모두 좋지 않습니다. 대개 실내 습도 50%가 적정기준으로 권고되는데요. 아토피는 습도와 땀이 악화인자인 만큼 다소 낮은 40%까지도 괜찮다고 보고 있습니다. 따라서 습도는 40~50% 정도로 유지해야 하며, 순면 옷을 입어 피부 자극을 줄이는 것이 좋습니다. 목욕 후에는 3분 이내에 보습제를 바르는 습관을 들여야 피부가 건조해지는 것을 예방할 수 있습니다.

식이요법도 아토피 관리에 중요합니다. 음식은 몸 안에서 열을 일으키거나 이상 반응을 유발할 수 있습니다. 일반적으로 달걀, 단백질 계열, 초콜릿, 면 요리 등이 이상 반응을 일으키는 경우가 많습니다. 사람마다 이상 반응을 일으키는 음식이 다를 수 있으므로, 아토피 반응이 나타나는 음식을 피하는 것이 중요합니다. 보통 음식 섭취 후 30분~1시간 내 혹은 몇 시간 이내에 반응이 나타납니다.

열을 내리는 음식은 아토피 완화에 도움이 됩니다. 매실과 오미자는 대표적으로 열을 낮추는 음식입니다. 반면 후추, 고추, 마늘과 같은 열을 올리는 음식은 피해야 합니다. 과일과 비타민C는 피부 건강에 유익하므로 꾸준히 섭취하는 것이 좋습니다.

일반적으로 운동은 건강에 도움이 되지만 아토피 환자들은 신중히 접근해야 합니다. 운동으로 땀을 많이 흘리면 몸의 열이 증가하고, 모공이 열리면서 열과 염분이 피부에 자극을 줄 수 있습니다. 땀에 남아 있는 염분이나 비누, 샴푸가 피부에 남아 있을 경우에도 증상이 악화될 수 있으므로 주의해야 합니다.

이러한 생활요법은 증상 완화에 도움을 줄 수 있지만, 근본적인 치료가 되지는 않습니다. 한방에서는 점막을 강화하는 치료를 진행합니다. 아토피는 눈 주위, 겨드랑이, 무릎 오금, 팔목 등 점막이 있는 부위에 잘 나타납니다. 점막 기능이 약해지면 아토피가 발생하기 쉬우므로 한약재를 통해 눈, 코, 귀, 이관, 호흡기, 소화기 점막의 기능을 함께 강화하는 치료를 시행합니다.

이와 함께 면역을 올려주는 치료도 함께 합니다. 아토피는 면역체계가 제 역할을 하지 못해 생기는 피부질환이므로, 면역체계를 정상화하는 치료가 중요합니다. 면역체계를 강화하여 외부 자극에 과민하게 반응하지 않도록 돕습니다.

61 지루성 피부염
머리가 미친 듯이 가렵고 비듬이 우수수 떨어져요

> 오랫동안 염색을 해서 그런지 두피가 가려울 때가 많습니다. 긁으면 더 가렵고, 두피가 벌겋게 변합니다. 가렵기만 한 것이 아니라 긁다 보면 하얀 비듬 같은 것이 떨어지기도 하는데, 여간 지저분한 것이 아닙니다. 비듬이라고 하기에는 너무 가려워 미치겠습니다. 어떻게 하면 고칠 수 있을까요?

두피에 가장 잘 생긴다

지루성 피부염은 쉽게 낫지 않는 만성적인 질환으로, 습진의 일종에 속합니다. 이 질환은 몸 안의 열 대사 이상으로 인해 피부가 빨갛게 일어나며, 그 위에 피지가 쌓여 비늘처럼 하얗게 떨어지는 조각(인설)이 형성되는 특징이 있습니다. 어린이부터 성인까지 전 연령대에서 발생하지만, 피지가 많아지는 40대 이후에 발생하는 경우도 많고, 피지선이 발달한 부위에 잘 생깁니다.

가장 흔히 발생하는 부위는 두피입니다. 지루성 피부염이 두피에 생기면, 홍반(빨갛게 올라온 피부) 위에 인설이 나타납니다. 가려워서 긁으면 인설이 비듬처럼 떨어지는데, 지루성 피부염이 없어도 머리카락이 빠질 때 가렵기 때문에 단순한 비듬으로 착각할 수도 있습니다.

정상적인 비듬인지, 지루성 피부염인지를 확인하려면 비듬이 생기거나 인설이라는 껍질이 벗겨질 때 그 밑이 빨간지 봐야 합니다. '피부가 빨갛다'는 것은 몸 안에 노폐물이나 여러 가지 반응으로 내 몸에 남아 있는 열이 배출되지 못해 피부염이 발생한 흔적입니다.

건선과도 착각하기 쉬운데, 건선은 지루성 피부염보다 덜 가렵습니다. 그리고 딱지를 떼어봤을 때 딱지 밑이 여드름 자국처럼 빨긋하지 않고 혈관이 보인다면 건선일 확률이 높지요.

지루성 피부염은 두피 외에도 코 주변, 입 주변, 귀 주변, 겨드랑이, 가슴, 사타구니에도 생깁니다. 두피에서는 모낭이 있는 부위에 가장 잘 생깁니다. 다른 부위에 생긴 지루성 피부염도 치료하기가 어렵지만 두피에 생긴 지루성 피부염은 머릿속에 있다 보니 더욱 치료가 어렵고, 무엇보다 오래 지속되면 탈모를 유발할 수 있다는 문제가 있습니다.

지루성 피부염이 발생하는 원인은 밝혀지지 않았는데요. 여러 가지 이론들이 있는데, 직간접적으로 피지가 관여할 것이라는 이론이 지배적입니다. 실제로 피지선이 발달해 기름기가 많은 부위에 잘 생기고, 피지선의 활동이 활발한 신생아와 성인기에 많이 발병합니다.

오염에 의해 발생한다는 설이 있고, 스트레스나 곰팡이균의 번식으로 생긴다고도 합니다. 열을 내는 음식에도 원인이 있지요. <u>지루성 피부염은 온도와 습도에 의해 영향을 많이 받는데 건조할수록 많이 생깁니다.</u> 심부 온도는 떨어지는데 머리 쪽 열은 울체되어 나가지 않는 사람들의 경우, 겨울에 집 밖이 차가워도 집 안 온도가 따뜻하고 건조하니까 지루성 피부염이 발생하기 쉽습니다.

긁을수록 악화된다

지루성 피부염에 걸리면 무척 가렵습니다. <u>견디기 힘들 정도로 가려운 경우가 많지만 절대 긁으면 안 됩니다.</u> 긁으면 상처가 나고, 손톱에 있는 세균이나 곰팡이균 때문에 염증이 심해져 진물이 흐르기도 하고 냄새가 나기도 합니다.

두피에 지루성 피부염이 생겼을 때는 더욱 조심해야 하는데요. 지루성 피부염이 없는 사람도 머리를 감을 때 긁으면 매우 시원하기 때문에 손끝에 힘을 주어 긁는 경우가 많습니다. 하지만 2차 감염으로 지루성 피부염이 악화될 우려가 있으니 손끝으로 누르지도 말고 피지와 기름기만 빼는 느낌으로 가볍게 감는 것이 좋습니다.

지루성 피부염이 없어도 손끝으로 머리를 긁는 건 좋지 않습니다. 우리의 손에 약 2억 마리의 바이러스가 있고, 심지어 손을 씻고 난 다음에도 1억 마리 정도가 있다고 합니다. 세균도 10만 마리 이상이 있다고 합니다. 무의식적으로 긁어서 바이러스나 세균, 진균에 감염되면 염증이 생길 수 있습니다. 자칫 피부염으로 진행되고, 심해지면 지루성 피부염으로 이어질 수 있지요.

<u>지루성 피부염에는 반신욕이 도움이 되지 않습니다.</u> 땀을 내면 건강에 좋을 것 같지만 지루성 피부염은 열로 인해 생기는 것이므로 열을 더하는 것은 좋지 않기 때문입니다. 열을 빼는 치료로 땀이 나는 것은 괜찮지만 땀을 내서 치료가 되는 것이 아니기 때문에 반신욕이나 목욕은 별로 권하지 않습니다. 건조한 가을이나 겨울에는 더욱 목욕을 하거나 머리를 자주 감지 않는 것이 좋습니다. 머리를 감거나 목욕을 할 때 샴푸나 비누 같은 잔여물을 깨끗하게 헹구지 않거나 덜 말리면 피부 방어벽이 깨지면서 재발하는 경우가 많습니다.

적당한 습도를 유지하는 것도 중요합니다. 습도가 너무 낮거나 온도가 너무 낮아서 피부가 갈라지는 느낌에도 가려울 수 있는데요. 외부의 온도와 방 안의 온도가 너무 차이 나지 않도록 잘 조절하고, 지루성 피부염은 건조할 때 더 악화되는 만큼 습도를 50~60% 정도로 유지하는 것이 좋습니다.

가려움을 달래주는 연고와 면역을 올려주는 한약

양방에서는 소염제, 항생제, 스테로이드를 사용해 치료합니다. 한방에서는 우선 연고를 사용합니다. 양방 연고와는 달리 가려움을 없애주는 한약재 성분으로 만들어진 연고로, 보통 손으로 가려운 곳을 긁게 되면 2차 감염을 일으킬 수 있지만 한방 연고는 세균을 살균하는 작용을 하므로 가려움도 가라앉고 안전한 편입니다.

대부분은 한방 연고로 호전이 되는데, 고질적인 상태가 되어 진물이 나오는 수준이 되면 면역력을 올려주는 한약을 복용하는 것이 좋습니다. 면역력이 약해진 원인에 따라 사용하는 한약재는 다른데요. 스트레스가 원인인 경우 기가 잘 흐르도록 돕는 '시호' 등의 한약재를 씁니다. 음주로 간의 피로도가 높은 사람에게는 간의 해독 기능을 높여주는 '인진호' 같은 한약재를 처방합니다. 기름진 음식이나 고기를 많이 먹은 것이 원인이면 장의 독소를 빼주고 유익균이 많아질 수 있는 '대황', '망초' 등의 한약재를 씁니다. 이처럼 지루성 피부염의 원인을 없애주는 치료를 하면 잘 나을 수 있습니다.